Thieme

Neurodermitis – Atopisches Ekzem

Johannes Ring

164 Abbildungen
53 Tabellen

Georg Thieme Verlag
Stuttgart · New York

Bibliografische Information
Der Deutschen Nationalbibliothek

Die Deutsche Nationalbibliothek verzeichnet diese Publikation in der Deutschen Nationalbibliografie; detaillierte bibliografische Daten sind im Internet über http://dnb.d-nb.de abrufbar.

Anschrift des Autors

Prof. Dr. med. Dr. phil. Johannes Ring
Klinik und Poliklinik für Dermatologie
und Allergologie am Biederstein
Christine Kühne-Center for Allergy Research
and Education (CK-CARE)
Technische Universität München
Biedersteinerstr. 29
80802 München

Wichtiger Hinweis: Wie jede Wissenschaft ist die Medizin ständigen Entwicklungen unterworfen. Forschung und klinische Erfahrung erweitern unsere Erkenntnisse, insbesondere was Behandlung und medikamentöse Therapie anbelangt. Soweit in diesem Werk eine Dosierung oder eine Applikation erwähnt wird, darf der Leser zwar darauf vertrauen, dass Autoren, Herausgeber und Verlag große Sorgfalt darauf verwandt haben, dass diese Angabe **dem Wissensstand bei Fertigstellung des Werkes** entspricht.
Für Angaben über Dosierungsanweisungen und Applikationsformen kann vom Verlag jedoch keine Gewähr übernommen werden. **Jeder Benutzer ist angehalten**, durch sorgfältige Prüfung der Beipackzettel der verwendeten Präparate und gegebenenfalls nach Konsultation eines Spezialisten festzustellen, ob die dort gegebene Empfehlung für Dosierungen oder die Beachtung von Kontraindikationen gegenüber der Angabe in diesem Buch abweicht. Eine solche Prüfung ist besonders wichtig bei selten verwendeten Präparaten oder solchen, die neu auf den Markt gebracht worden sind. **Jede Dosierung oder Applikation erfolgt auf eigene Gefahr des Benutzers**. Autoren und Verlag appellieren an jeden Benutzer, ihm etwa auffallende Ungenauigkeiten dem Verlag mitzuteilen.

Rüdigerstraße 14
70469 Stuttgart
Deutschland
Telefon: +49/(0)711/8931-0
Unsere Homepage: www.thieme.de

Printed in Germany

Zeichnungen: Christiane und Dr. Michael von Solodkoff, Neckargemünd
Umschlaggestaltung: Thieme Verlagsgruppe
Redaktion: Dr. Antje Merz-Schönpflug
Satz: stm | media GmbH, Köthen
gesetzt aus Adobe InDesign CS5.5
Druck: Grafisches Centrum Cuno GmbH & Co. KG

ISBN 978-3-13-146661-7   1 2 3 4 5 6

Auch erhältlich als E-Book:
eISBN (PDF) 978-3-13-167041-0

Vorwort

Neurodermitis (atopisches Ekzem, atopische Dermatitis, Ekzem, endogenes Ekzem, Prurigo Besnier, Neurodermitis constitutionalis u. a. m.) ist eine der häufigsten – im Kindesalter die häufigste – entzündliche Hauterkrankung. Obschon für den Erfahrenen leicht zu erkennen, macht die Krankheit durch ihre Diversität und Vielfalt bei wenig präzise ausgeprägten Erscheinungen oft Schwierigkeiten in der Diagnostik. Die Betroffenen leiden erheblich, nicht nur durch die Entstellung, wenn insbesondere Gesicht und Hände betroffen sind, sondern durch den quälenden und scheinbar unstillbaren Juckreiz. Er führt zu Schlaflosigkeit, Übermüdung, Leistungsminderung und einer ganz erheblichen Beeinträchtigung der Lebensqualität nicht nur für die Betroffenen, sondern auch für das familiäre und soziale Umfeld. Viele Ärzte sind hilflos und sprechen von „unheilbarer" Krankheit. In kaum einem anderen Gebiet der Medizin werden so viele so genannte alternative, komplementäre oder unkonventionelle Verfahren eingesetzt wie bei der Neurodermitis. Viele Betroffene haben eine ganze Odyssee dieser Prozeduren auf der Suche nach einer „Wunder"-Salbe oder -Pille hinter sich.

Die Krankheit ist sehr häufig; 10–20% der Einschulungskinder sind betroffen und das in fast allen Ländern der Welt. Das war vor 40 Jahren noch nicht so, als ich als Medizinstudent zum ersten Mal durch den unvergessenen Professor Alfred Marchionini davon hörte. Frühe epidemiologische Studien aus dieser Zeit berichten über eine damalige Häufigkeit von ca. 1–2%. Die Krankheit gehört zum atopischen Formenkreis, zusammen mit Asthma und Heuschnupfen, unterscheidet sich jedoch in wesentlichen Punkten, insbesondere auch im Verständnis der Mechanismen, die wir bei Heuschnupfen und allergischem Asthma sehr gut kennen. Für den Hautarzt gehört die Neurodermitis nicht zu den Krankheiten, die sich durch eine besonders charakteristische, d.h. im Idealfall typische „schöne" Effloreszenz auszeichnen – so nennt der Dermatologe die Hauterscheinungen (= „Hautblüten") –, wie wir sie bei der Schuppenflechte als rote scharf begrenzte schuppende „Areale", bei der Knötchenflechte als vieleckige leicht erhabene rötliche Papeln oder beim Herpes simplex in Form der charakteristischen gruppiert stehenden Bläschen kennen. Die Neurodermitis zeigt ein „verwaschenes" Bild mit unscharfer Morphologie, hauptsächlich charakterisiert durch sekundäre Veränderungen infolge des anfallsartigen Kratzens bei starkem Juckreiz. So erklärt sich, dass vor 40 Jahren das Interesse der dermatologischen Forschung für diese Krankheit nicht so ausgeprägt war. An der Spitze der damals modernen Forschung standen andere Gebiete, was in den USA zum Teil immer noch gilt. Am Weltkongress für Dermatologie (Congressus Mundi Dermatologiae), der alle fünf Jahre (seit Kurzem alle vier) an verschiedenen Orten der Welt stattfindet, gab es 1977 in Mexiko unter vielen Tausenden von Beiträgen lediglich einen „Workshop" (Arbeitssitzung), der sich mit dem Thema Neurodermitis (Atopic Dermatitis) befasste und an dem ca. 12 Personen teilnahmen. Ich durfte dort meinen ersten 10-minütigen Kurzvortrag in der internationalen Dermatologengemeinde halten.

Was mich dazu brachte, auf diesem Gebiet zu forschen, war die Herausforderung, die diese Krankheit für Wissenschaftler – ich war fertiger Immunologe –, aber auch Ärzte verschiedener Fachrichtungen (Hautärzte, Allergologen, Kinderärzte) darstellte. Natürlich spielen persönliche Bekanntschaften mit schwer betroffenen Menschen eine Rolle. Kurzum, als ich 1977 während meines von der Deutschen Forschungsgemeinschaft unterstützten Forschungsaufenthaltes in La Jolla, San Diego, an der Scripps Clinic and Research Foundation begann, auf diesem Gebiet zu forschen, wusste ich nicht, dass mich dies so intensiv über die kommenden Jahrzehnte begleiten würde. Dies ist umso überraschender, als die Fortschritte in der Erkennung der Ursachen sowie insbesondere in der Behandlung dieser Krankheit extrem langsam vonstatten gingen. Es war nicht so, dass man auf einen fahrenden Zug in glänzende Richtung aufsprang, es erforderte eine hohe Frustrationstoleranz, bei der Stange zu bleiben. Ein Hauptmotiv war die überraschende und immer steigende Zunahme der Häufigkeit dieser Erkrankung und die Konfrontation mit der Verzweiflung von Betroffenen und Eltern in der täglichen hautärztlichen Praxis auf der Kinderstation der Dermatologischen Klinik und Poliklinik der Ludwig Maximilians Universität, wo ich nach meiner Rückkehr aus den USA 1978 meine dermatologische Weiterbildung fortsetzte.

Als der Thieme Verlag an mich herantrat, ein kurzes Lehrbuch der Dermatologie im Taschenformat als Herausgeber wesentlich mitzugestalten und zu verfassen, wurde mir nach einigen Vorarbeiten klar, dass ich viel lieber ein Buch über „Neurodermitis“ schreiben würde. Ich selbst liebe Bücher, die von *einer* Person als Autor verantwortlich geschrieben sind, man kann darin einen roten Faden finden, unnötige Wiederholungen oder widersprüchliche Aussagen werden vermieden, freilich auf Kosten aktuellster Objektivität. Ich glaube, dass es für den Leser vielleicht auch reizvoll ist, nicht nur die lexikonartigen neuesten Arbeiten vorgestellt zu bekommen, sondern ein Gesamtbild dieser Erkrankung kennen zu lernen, wie es sich in der Erfahrung eines Forschers und Arztes über Jahrzehnte entwickelt hat. So bitte ich den Leser, ähnlich wie bei einer Urlaubsreise, sich meiner mehr oder weniger kundigen Führung anzuvertrauen und in der Subjektivität der Auswahl und Betonung verschiedener Fakten, Hypothesen und Argumentationen ein Gegenmittel gegen Langeweile zu erkennen.

Natürlich hätten viele andere dieses Buch ebenso gut oder wahrscheinlich besser schreiben können; deshalb ist es auch angebracht, an dieser Stelle den Menschen zu danken, die mir auf dem langen und beschwerlichen Weg der Auseinandersetzung mit dem Krankheitsbild Neurodermitis geholfen haben. Da steht an erster Stelle mein experimenteller Lehrer Walter Brendel, der mich über die Transplantationsforschung zur Immunologie und über das Antilymphozytenserum zur Begeisterung für allergische Hauterscheinungen brachte. Eng Tan von der Scripps-Klinik in La Jolla danke ich für die Offenheit, mit der er meine Untersuchungen zu „Atopic Eczema“ unterstützte. Meinem verehrten klinischen Lehrer Otto Braun-Falco danke ich für die meisterliche Begleitung, die er so vielen jungen Dermatologen zuteilwerden ließ, insbesondere für die absolute Freiheit der Forschung, die neben einer straff strukturierten Hierarchie in der klinischen Versorgung an einer Universität gegeben sein muss.

Meinem verehrten Vorgänger im Amt als Gründer und Direktor der Hautklinik am Biederstein, Siegfried Borelli danke ich für seine frühen Arbeiten zur Neurodermitis und vielfältige Unterstützung. Ohne meinen Freund Bernhard Przybilla als Co-Assistent auf der Kinderstation und langjährigen Mitstreiter in der Allergologie wäre vieles unmöglich gewesen. Thomas Bieber war ein Glücksfall für die Dermatologie und Allergologie und ich bin stolz, dass ich ihn kurze Zeit „oberärztlich“ betreuen und mit ihm forschen durfte. Schön, dass diese Forschung von Andreas Wollenberg weitergeführt wird. Neben Dieter Vieluf und Barbara Kunz, die in Hamburg blieben, waren es vor allem Ulf Darsow und Knut Brockow, die die Neurodermitis-Forschung nach unserem Wechsel an die TU-München am Biederstein vorantrieben. Hier sind auch Heidelore Hoffmann, Dietrich Abeck und Christina Schnopp zu erwähnen, die die Fahne der Kinderdermatologie hochhielten und zusammen mit Claudia Kugler in München und Martina Premerlani und Mathias Möhrenschlager in Davos für eine hervorragende Betreuung der neurodermitischen Kinder und eine exzellente „Neurodermitis-Schulung“ sorgen.

Ohne Torsten Schäfer und Ursula Krämer wäre die Epidemiologie der Neurodermitis in verschiedenen Gegenden Deutschlands deutlich ärmer. Markus Ollert in der In-vitro-Allergiediagnostik und Bernadette Eberlein in der Hautfunktionsforschung haben Wesentliches beigetragen. Ohne die hervorragende Zusammenarbeit mit dem ebenfalls am Biederstein angesiedelten ZAUM – Zentrum Allergie und Umwelt unter der Leitung von Heidrun Behrendt und seit 2010 von Carsten Schmidt-Weber wäre die experimentelle immunologisch-allergologische Forschung nicht möglich gewesen, die durch die Arbeiten von Thilo Jakob, Martin Mempel, Claudia Traidl-Hoffmann, Johannes Huss-Marp und Florian Pfab, Jan Gutermuth und Kilian und Stefanie Eyerich doch einige Mosaiksteinchen zum besseren Verständnis beigetragen hat. Stephan Weidinger hat zusammen mit Thomas Illig und Stefan Wagenpfeil durch die Kooperation mit Irvin McLean (Glasgow) und Alan Irvine (Dublin) ganz erheblich zum Verständnis der Rolle der Filaggrin-Mutation bei der Neurodermitis beigetragen. Herrn Andreas Mauermeyer danke ich für die exzellenten klinischen Fotoarbeiten, Frau Brigitte Engelmann, Frau Sybille Walter und Frau Daniela Bolocan für nimmermüden Einsatz im Sekretariat!

Keine Arbeitsgruppe steht für sich allein; das Schöne an der Forschung sind die internationalen Kontakte und Freundschaften, die das Denken beleben und über den Austausch von Erfahrungen, aber auch Materialien zu wirklichen Fortschritten führen. Hier danke ich Thomas Platts-Mills in Charlottesville Virginia USA, Donald Leung in Denver, Jon Hanifin in Portland, Hikotaro Yoshida in Nagasaki, Hirohisa Takigawa in Matsumoto, Matsutaka Furue in Kumamoto, Hideoki Ogawa in Tokyo, Jose Caraballo in Bogota, Yoshi Miyachi in Kyoto, Jean-Hilaire Saurat in Genf, Alain Taïeb in Bordeaux, John Harper in London, Agostin Alomar in Barcelona, Alberto Giannetti und Stefania Seidenari in Modena, Carlo Gelmetti in Mailand, Kristian Thesdrup-Pedersen in Aarhus, Georg Stingl in Wien, Alexander Kapp und Thomas Werfel in Hannover, Margita Worm und Torsten Zuberbier in Berlin, Uwe Gieler in Gießen, Yves DeProst in Paris, Anne Broberg in Göteborg, Carla Bruijnzeel in Utrecht, Jan Bos in Amsterdam, Peter Schmidt-Grendelmeier in Zürich und vielen anderen. Dank auch an Georg Rajka, der durch die von ihm in Norwegen ausgerichteten und in seiner Tradition weitergeführten internationalen Symposien zum Thema „Atopic Dermatitis" ganz entscheidend zum Fortschritt auf dem Gebiet beigetragen hat.

Frau Dr. Antje Merz-Schönpflug danke ich für die sachkundige redaktionelle Bearbeitung sowie Frau Heide Addicks, Thieme Verlag, für die jederzeit unkomplizierte Zusammenarbeit bei der Herstellung dieses Buches.

Wenn sich ein Mediziner bemüht, allgemeinverständlich zu schreiben, heißt das noch lange nicht, dass alle Menschen – selbst nicht spezialisierte Ärzte – solches verstehen. Dennoch hoffe ich, dass dieses Buch auch für viele Betroffene und deren Angehörige interessante Informationen und Hilfestellungen im praktischen Umgang mit dieser schwierigen Krankheit geben möge.

München, August 2011
Johannes Ring

Abkürzungen

APT	Atopie-Patch-Test
ASIT	allergenspezifische Immuntherapie
BHR	bronchiale Hyperreagibilität
CFU	koloniebildende Einheiten
CLA	Cutaneous Lymphocyte Antigen
CMV	Zytomegalievirus
DC	dendritische Zellen
DIELH	Deutsches Instrument zur Erfassung der Lebensqualität bei Hautkrankheiten
DLQI	Dermatology Life Quality Index
DMSO	Dimethylsulfoxid
DTH	Delayed Type Hypersensitivity
EAACI	Europäische Akademie für Allergologie und Klinische Immunologie
EBV	Epstein-Barr-Virus
ECP	eosinophiles kationisches Protein
EDC	epidermaler Differenzierungskomplex
ETFAD	European Task Force Atopic Dermatitis
FcεRI	hochaffiner Rezeptor für Immunglobulin E
FDA	Food and Drug Administration
GALT	Gut associated lymphoid Tissue
GM-CSF	Granulocyte Monocyte Colony-stimulating Factor
GvHD	Graft-versus-Host-Erkrankung
GWAS	Genome-wide Association Study
HIV	humanes Immundefizienz-Virus
HPV	humanes Papillom-Virus
HSV	Herpes-simplex-Virus
IBD	Inflammatory Bowel Disease
IDDM	Insulin-dependent Diabetes mellitus
IDEC	inflammatorische dendritische epidermale Zellen
Ig	Immunglobulin
IL	Interleukin
IR	Index of Reactivity
LTT	Lymphozyten-Transformations-Test
MHC	Major Histocompatibility Complex
MMF	Mycophenolatmofetil
MVA	modifiziertes Virus Ankara
NMF	Natural moisturizing Factors
PDE	Phosphodiesterase
PLD	polymorphe Lichtdermatose
PUFA	Polyunsaturated fatty Acids, ungesättigte Fettsäuren
RAST	Radio-Allergo-Sorbens-Test
SALT	Skin associated lymphoid Tissue
SCF	Stammzellfaktor
SCID	Severe combined Immuno-Deficiency
SCORAD	Scoring Atopic Dermatitis
SPT	Skin-Prick-Test
TARC	Thymus and Activation regulated Chemokine
TCI	topische Kalzineurininhibitoren
TDT	Transmissions-Disequilibriums-Test
TEWL	Transepidermal Water Loss
TGF	Tumor Growth Factor
TLR	Toll-like-Rezeptor
TNF	Tumornekrosesfaktor
VOC	volatile organische Compounds
WAO	World Allergy Organization

Inhalt

1 Allgemeine Einführung und Epidemiologie

1.1 Einleitung

Allergische Erkrankungen gehören zu den großen gesundheitlichen Herausforderungen unserer Zeit. Dabei haben insbesondere die drei Krankheiten aus dem Formenkreis der Atopie, nämlich Asthma, Rhinokonjunktivitis (Heuschnupfen) und Neurodermitis (atopisches Ekzem, atopische Dermatitis) in den letzten Jahrzehnten dramatisch an Häufigkeit zugenommen (Borelli und Schnyder 1962, Rajka 1989, Ring et al. 2001a, Williams 2000, Wüthrich 2001). Neurodermitis als die Hautmanifestation der atopischen Veranlagung stellt heute eine der häufigsten chronischen Erkrankungen dar, im Kindesalter ist sie die häufigste entzündliche Hauterkrankung (Ring et al. 2006, Wüthrich 1975).

Neurodermitis beginnt meist in der Kindheit oder frühen Jugend und ist durch quälenden Juckreiz und entstellende entzündliche Hautveränderungen gekennzeichnet. Die Krankheit geht mit einer erheblichen Einschränkung der Lebensqualität einher. Gerade in Zeiten, in denen aus ökonomischen Gründen nur noch Mortalitätsstatistiken mit in Euro fassbaren Kosten gegengerechnet werden, müssen wir uns zum Anwalt unserer Patienten machen, die an einer chronischen Hautkrankheit leiden. Die Haut als Oberfläche und Grenzorgan des Menschen besitzt neben einer Vielzahl von physikalischen, chemischen und biologischen Funktionen ganz besondere Bedeutung für die Integrität des Menschen in seiner leiblich-seelischen Gesamtheit. Hautkrankheiten beeinträchtigen dieses Selbstgefühl erheblich (Gieler 2006). Wenn sie im Kindesalter beginnen, können sie die Lebensgeschichte eines Menschen richtungsweisend und nachhaltig ungünstig prägen.

Am Anfang dieses Buches sollen einige ganz persönliche Worte stehen: Ich habe mich seit 1977 wissenschaftlich mit dieser Krankheit beschäftigt, als ich anlässlich eines Forschungsaufenthaltes mit einem Stipendium der Deutschen Forschungsgemeinschaft an der Scripps Clinic and Research Foundation in La Jolla, California, USA, in der Division of Allergy and Immunology unter Leitung von Dr. Eng Tan feststellte, dass in der damals aktuellen dermatologischen Forschung viele andere und weitaus seltenere Krankheiten wesentlich mehr Aufmerksamkeit fanden als die Neurodermitis. Mein klinisch-dermatologischer Lehrer Prof. Otto Braun-Falco hatte sich der Psoriasis (Schuppenflechte) verschrieben; für ihn war die Neurodermitis „unscharf, verwaschen“. Er hat mir jedoch immer die Freiheit gelassen, meinen wissenschaftlichen Interessen zu folgen, und hat die Ergebnisse stets mit sehr wachem Geist und kritischem Kommentar begleitet und verfolgt.

Am Congressus Mundi Dermatologiae (Dermatologischer Weltkongress) 1977 in Mexico City fand sich im Programm unter über 1000 Beiträgen lediglich *ein* Workshop zum Thema „Atopic Dermatitis“, geleitet von den Professoren Georg Rajka und Jon Hanifin mit ca. 12 Teilnehmern. Fast alle haben sich wie ich in der Folgezeit dieser Krankheit verschrieben; wir haben uns öfters getroffen und sind gute Freunde geworden. Viele werden im Verlauf dieses Buches zitiert werden.

Man kann nicht die Neurodermitis studieren wollen, ohne das Phänomen der Allergie genauer zu hinterfragen. In der Zwischenzeit hat die Krankheit – wohl in Folge der rapiden Häufigkeitszunahme – wesentlich mehr Interessenten und Forscher gefunden. Auch wenn man damals davon ausging, dass Allergie bei dieser Krankheit keine entscheidende Rolle spielte, sondern vielmehr die trockene Haut und die psychische Beeinflussbarkeit die wesentlichsten Faktoren seien, war es klar, dass man diese atopische Erkrankung ohne allergologische Grundkenntnisse nicht würde verstehen können.

So widmete ich dem atopischen Ekzem in meinem ersten Buch „Angewandte Allergologie" 1982 bereits ein umfangreiches Kapitel. 1991 erschien die erste Auflage des „Handbook of Atopic Eczema" (Herausgeber Ruzicka, Ring, Przybilla), 2006 die zweite (Herausgeber Ring, Ruzicka, Przybilla), 1993 wurde ich vom Bundesminister für Gesundheit aufgefordert, eine Expertise zur „gesundheitlichen Versorgung und Vorsorge bei Kindern mit atopischem Ekzem" zu erstellen, die 1998 als Buch veröffentlicht wurde und den Anstoß zur Entwicklung der Neurodermitis-Schulung als Edukationsprogramm für Eltern und Kinder gab (Ring 1998). Im Jahr 2000 erschien das für Laien allgemein verständlich geschriebene Büchlein „Neurodermitis – Ursachen und Therapien", verfasst zusammen mit Frau Dr. Annette von Zumbusch (Ring und von Zumbusch 2000).

Neue Krankheitskonzepte und Therapiestrategien

Warum brauchen wir ein neues Buch über das atopische Ekzem?

Der Stand des Wissens hat sich über Fortschritte in der Molekulargenetik und in der experimentellen Dermatologie und Allergologie in den letzten Jahren dramatisch erweitert. Neue Krankheitskonzepte erlauben die Vision von neuen therapeutischen Strategien.

Dazu kommt die große Not vieler Betroffener und Ärzte im Umgang mit dieser Krankheit; es genügt nicht, einfach schnell ein Rezept über den Tisch zu schieben. Diese Patienten sind „anstrengend", bedürfen einer intensiven Aufklärung und Einführung in Ursachen und individuelle Provokationsfaktoren. Es gibt eben keine „Wunderspritze" oder „Wundersalbe", die man einmal aufträgt, und das Problem ist für immer gelöst.

Es ist aber auch kein Anlass zur Verzweiflung. Ich wehre mich gegen den so oft gehörten Satz „Neurodermitis ist unheilbar". Der wahre Kern dieses Satzes beschreibt die genetische Prädisposition der Überempfindlichkeit des Hautorgans, die leichter zur Bildung von Ekzemen Anlass geben kann. Das Ekzem selbst kann jedoch zur Abheilung gebracht werden, und bei vielen Patienten verschwindet es auch dauerhaft über Jahre und Jahrzehnte; sie „wachsen aus der Neurodermitis heraus".

Auch jetzt schon gibt es eine Fülle von Fortschritten in der antientzündlichen, dermatologischen und immunologischen Therapie, die leider immer noch nicht allen Patienten zugute kommt. Diese darzustellen, mit dem praktischen Bezug für die Betroffenen, ist Ziel dieses Buches.

1.2 Geschichtlicher Rückblick

Erste Beschreibungen

In den meisten dermatologischen Lehrbüchern gehen die historischen Rückblicke bei der Beschreibung des atopischen Ekzems auf Robert Willan zurück, der 1808 den Ekzembegriff wissenschaftlich morphologisch aufgriff (Schadewaldt 1980–1984, Wallach et al. 2004, Willan 1808). Der Name *Ekzem* selbst wurde im 6. Jahrhundert n. Chr. von dem griechischen Arzt Aetios von Amida geprägt und beschreibt das Aufwallen oder Aufbrausen (ekzeo = ich walle auf), wie man es bei einer Suppe beobachtet (Aetios von Amida 1542). Aetios von Amida war sich wohl dessen nicht bewusst, wie plastisch er die tatsächliche Pathophysiologie der Spongiose bereits vorwegnahm, nämlich der interzellulären Ödembildung, die ausgehend von der Dermis die Epidermis durchtränkt und bis zur Blasenbildung führen kann.

Frühe Beschreibungen finden sich in dem Buch des italienischen Arztes Girolamo Mercuriali (De morbis cutaneis) mit der Beschreibung des *„Lactumen"* als krustiger Hautveränderung am Kopf (Mercuriali 1601), die wie angebrannte Milch in der Pfanne aussieht und später als „Milchschorf" (englisch „cradle cap") bezeichnet und oft als Erstmanifestation der Neurodermitis beim Säugling betrachtet wurde.

Der erste individuell betroffene und dokumentierte Patient der Weltgeschichte dürfte Kaiser Octavian Augustus (Abb. 1.**1**) aus dem Julisch-Claudischen Kaiserhaus gewesen sein (Mier 1975,

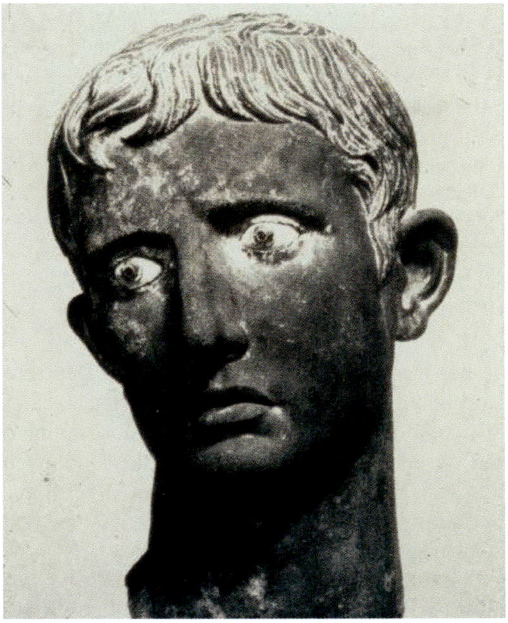

Abb. 1.**1** Kaiser Octavian Augustus aus dem Julisch-Claudischen Kaiserhaus (Foto mit freundlicher Genehmigung von Prof. G. Zanker).

Ring 1985), der nach einer Beschreibung von Suetonius („Vita caesarum") neben „Katarrh zur Zeit der Frühlingswinde und anfallsartiger Brustenge" auch an „quälendem Juckreiz mit flechtenartigen Hautveränderungen" litt, die er mittels eines langen Instrumentes (einer Art Kratzhand) am Rücken kratzte (Ring 1985). Nachdem sich im Julisch-Claudischen Kaiserhaus auch eine sogar nach heutigen Standards passable Familienanamnese für Atopie eruieren lässt – mit Kaiser Claudius mit perennialer Rhinokonjunktivitis und Britannicus als Pferdeallergiker – scheint die Diagnose „atopisches Ekzem" für Octavian Augustus ziemlich plausibel. Leider geben die zahlreichen Statuen und Bildnisse des Kaisers keine Hilfestellung, da sie damals immer idealisiert und nicht als individuelle Porträts gedacht waren (Prof. Paul Zanker, persönliche Mitteilung).

Der große Rivale von Robert Willan, Jean-Louis Alibert in Paris, beschrieb juckende und nässende Hautveränderungen bei Säuglingen unter dem Namen *„teigne muqueuse"*, wobei Teigne wie Tinea einfach den Begriff „Flechte" als entzündliche Hautveränderung beschrieb (Taïeb et al. 2002).

Meilensteine und Terminologie

In Tab. 1.**1** sind die wichtigsten Meilensteine der Historie dieser Erkrankung wiedergegeben, die sich bis heute auch in den vielfältigen Namen spiegeln.

Erasmus Wilson beschrieb sehr genau ein *„infantile eczema"*, wobei er auch Hautveränderungen ohne Bläschen und so auch die trockenen Ekzeme mit erfasste. Ferdinand von Hebra, der große Wiener Dermatologe, beschrieb eine *„konstitutionelle Prurigo"*, die wir heute als Prurigo-Form des atopischen Ekzems einordnen können. Der große Durchbruch kam durch die französische Schule mit den Namen Vidal, Jacquet, Brocq und Besnier. Von Besnier stammt der Begriff der *„Prurigo diathésique"* (Dermatites multiformes prurigineuses chroniques exacerbantes et paroxystiques du prurigo de Hebra) (Besnier 1892, 1901). Lange Zeit hieß die Krankheit auch „Prurigo Besnier".

Von Brocq und Jacquet rührt der Name *Neurodermitis* (Brocq 1903, Jacquet 1904), wobei sie

Tabelle 1.**1** Atopisches Ekzem: Namensgebung in der Geschichte (Literatur s. Ring et al. 2006).

Begriffe	Geprägt von
Ekzem	Aetios von Amida
Eczema	Willan
Konstitutionelle Prurigo	Hebra
Neurodermite diffuse	Brocq
Prurigo diathésique	Besnier
Früh- bzw. spätexsudatives Ekzematoid	Rost
Asthma-Ekzem	Rost und Marchionini
Atopic dermatitis/atopic eczema	Wise und Sulzberger
Endogenes Ekzem	Korting
Neurodermitis constitutionalis sive atopica	Schnyder und Borelli
Atopic Eczema Dermatitis Syndrome (AEDS)	EAACI Task Force (Johansson et al.)
Eczema	WAO Consensus, World Allergy Organization, (Johansson et al., JACI 2004)

sich auf die trockenen lichenifizierten Herde konzentrierten und in Erweiterung des von Vidal als Lichen simplex chronicus beschriebenen Phänomens eine ähnliche mehr generalisierte Eruption meinten.

In Deutschland war der von Czerny geprägte Begriff der *„Diathese"* sehr gut aufgenommen worden (Czerny 1905). Rost definierte einen „exsudativen Status" als *„früh- bzw. spät-exsudatives Ekzematoid"* (Rost 1929). Bald wurde jedoch in Deutschland der Begriff der Neurodermitis übernommen, der später in Frankreich in Vergessenheit geriet.

Die Entdeckung der Übertragbarkeit der „Allergie" mit Serum durch Prausnitz und Küstner (Prausnitz und Küstner 1921) und die Aufdeckung der familiären Häufung der atopischen Erkrankungen mit der darauf folgenden Bildung des Begriffs *„Atopie"* durch Coca und Cooke (Coca und Cooke 1923) in USA führten dazu, dass allergische Reaktionen bei dieser Erkrankung mehr Beachtung fanden. 1906 war von dem Wiener Kinderarzt Clemens von Pirquet der Begriff „Allergie" geprägt worden. Allergie ist eine Umweltkrankheit, bei der es auf dem Boden einer genetischen Prädisposition zur Reaktion gegen Umweltstoffe kommt (Abb. 1.**2** und Abb. 1.**3**).

Die Morphologie machte vielen Dermatologen wegen ihrer Vielfalt und wegen der fehlenden Primäreffloreszenz eine klare Zuordnung schwer, sodass sich auf den nationalen und internationalen Kongressen zu dieser Krankheit immer heftige Debatten entwickelten. 1933 war es der Amerikaner Marion Baldur Sulzberger, der – nachdem er bei Joseph Jadassohn und Bloch in Deutschland und der Schweiz gelernt hatte – nach seiner Rückkehr in die Vereinigten Staaten zusammen mit Wise ein einheitliches Konzept des kindlichen und erwachsenen Krankheitsbildes als *„Atopic Dermatitis"* oder *„Atopic Eczema"* schuf (Wise und Sulzberger 1933).

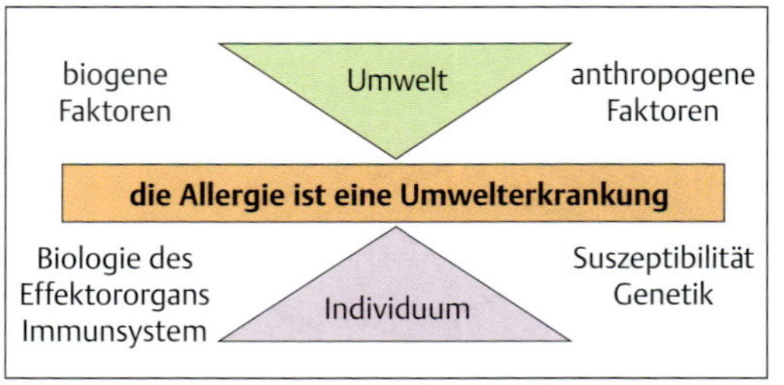

Abb. 1.**2** Allergie als Umweltkrankheit (nach H. Behrendt).

Dieses Konzept wurde in Europa zunächst wenig beachtet. Robert Degos in Paris bevorzugte nach wie vor den Begriff „konstitutionelles Ekzem" (Degos 1953). Urs Schnyder und Siegfried Borelli schrieben wegweisende Handbuchartikel im Ergänzungswerk von Jadassohn, herausgegeben von Alfred Marchionini über *„Neurodermitis diffusa constitutionalis sive atopica"* (Borelli und Schnyder 1962, Schnyder und Borelli 1962). Korting habilitierte sich mit einer beachtlichen Arbeit über *„Endogenes Ekzem"*, in der er die vegetativen abnormen Reaktionsmuster beschrieb, die sich nicht nur auf das Hautorgan beschränken, sondern auch kardiovaskuläre, ja sogar die Pupillenmuskulatur einschließende ad-

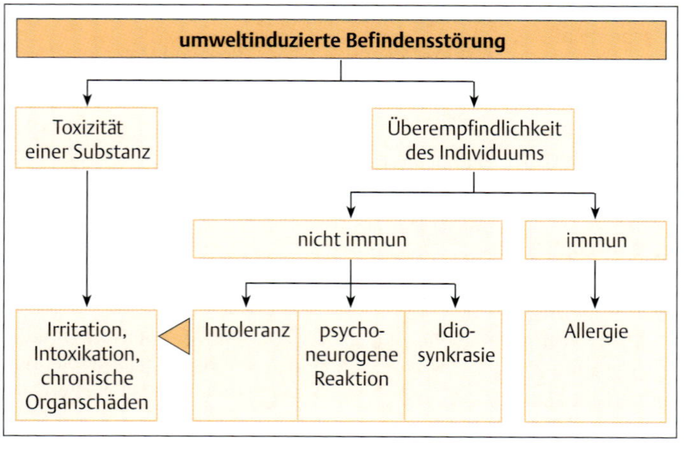

Abb. 1.**3** Nicht jede Befindensstörung gegen Umweltstoffe ist eine Allergie.

renerge bzw. cholinerge Mechanismen mit betreffen (Korting 1954). Hans-Jürgen Bandmann war als Allergologe und Dermatologe ein Verfechter des Begriffs *„Neurodermitis"* (Bandmann 1962). Die Überwindung der transatlantischen Differenzen gelang den Pionieren Georg Rajka in Oslo und Jon Hanifin in Portland/Oregon, die auf den von Georg Rajka organisierten internationalen Symposien, welche ausschließlich der Krankheit „Atopic Dermatitis" gewidmet waren, einheitliche *diagnostische Kriterien* entwickelten, die bis heute Gültigkeit besitzen (Hanifin und Rajka 1980). Diese Symposien waren auch die Plattform der an Neurodermitis interessierten Forscher und Kliniker der Welt für freie Diskussion und Austausch neuer Informationen. Dort wurde auch das „Scoring-System for Atopic Dermatitis" (SCORAD) geboren, das eine objektive Schweregradermittlung dieser chronischen Hauterkrankung erlaubt (Kunz et al. 1997, European Task Force on Atopic Dermatitis 1993).

In den Jahrzehnten um die Jahrtausendwende waren die von Brunello Wüthrich vorgeschlagenen Begriffe der intrinsischen gegenüber einer extrinsischen Variante dieser Erkrankung (IgE-assoziierte vs. nicht mit IgE-Erhöhung einhergehende Variante) (Wüthrich 1983, 1989) im Vordergrund der Nomenklaturdebatte, was sich in z.T. schwierigen neuen Definitionsversuchen einer *„Nomenclature Task Force"* der Europäischen Akademie für Allergologie und klinische Immunologie (EAACI) (Johansson et al. 2001) niederschlug, die dann von einer weiteren Gruppe der World Allergy Organization (WAO) verbessert wurden (Johansson et al. 2004).

Eigentlich erregt der Kampf der Terminologien nur wenige Hautärzte oder Patienten. Andererseits geht es nicht um Sophisterei, vielmehr verbergen sich hinter den Namen eben pathophysiologische Konzepte mit entsprechend unterschiedlichen therapeutischen Ansätzen, sodass es auch für den Patienten wichtig ist zu wissen, wovon die Ärzte und Forscher reden.

Zusammenfassung

Das Krankheitsbild des atopischen Ekzems ist wahrscheinlich nicht neu, der Begriff „Ekzem" wurde ungefähr im Jahre 600 geprägt. Erste Beschreibungen der Krankheit finden sich im 19. Jahrhundert unter verschiedenen Namen. Erst um das Jahr 1900 wurde die Neurodermitis eindeutig abgegrenzt von anderen Ekzemformen und 1933 von Wise und Sulzberger als „Atopic Eczema" oder „Atopic Dermatitis" klarer definiert.

1.3 Begriff der Atopie

In einem Buch über die Krankheit, die in weiten Teilen der Welt atopisches Ekzem oder atopische Dermatitis genannt wird, ist es unumgänglich, im Rahmen einer kurzen Allergie-Geschichte (Tab. 1.**2**) auch den Begriff der „Atopie" etwas genauer zu beleuchten.

Der Begriff Atopie hat in den 80 Jahren seit seiner Prägung unterschiedliche Bedeutungen erfahren. Atopische Erkrankungen werden in der Klassifikation dem Typ I (Sofortreaktion) zugeordnet (Abb. 1.**4**).

1923 haben Coca und Cooke den Begriff als „vererbbare Überempfindlichkeit gegen Umweltallergene, die sich meist in Form von Asthma oder Heuschnupfen" äußert, erstmals beschrieben (Coca und Cooke 1923). Anders als viele Mediziner, die sich selbst für Sprachwissenschaftler halten, bemühten sie hierzu den Altphilologen Perry von der Columbia-Universität mit der Bitte um einen Vorschlag, den dieser mit Bezug zum Griechischen als *„nicht am richtigen Platz"* („außerhalb der Ordnung") machte (Ring 1983).

Zwei Jahre später schlugen Coca und Grove den Begriff der „atopischen Reagine" für die Substanzen im Serum vor, mit denen man die Überempfindlichkeit vom Soforttyp nach den Experimenten von Prausnitz und Küstner übertragen konnte (Coca und Grove 1925) und fügten diese Eigenschaft dem Atopiebegriff hinzu. Ins Heutige übertragen heißt das, dass die IgE-Antikörper eine wesentliche Rolle bei der Atopie spielen.

1933 wurde von Wise und Sulzberger auch das Krankheitsbild der Hautmanifestation, das bei diesen Familien gehäuft auftrat, als „atopic eczema" oder „atopic dermatitis" bezeichnet und so in den Formenkreis der Atopie mit aufgenommen. 1943 modifizierte Coca seine Definition dahingehend, dass „Atopie" eine Gruppe von allergischen Erkrankungen beschreibt, die auf einen gemein-

Tabelle 1.**2** Meilensteine in der Geschichte der „Allergie“ (Literatur s. Ring 2005).

„Meilensteine“	**Autoren**	**Jahr**
Pollen: Haut- und Provokationstest	Blackley	1873
Mastzelle	Ehrlich	1877
Neurodermite diffuse	Brocq	1891
Prurigo diathésique	Besnier	1892
Läppchentest (Patch-Test)	J. Jadassohn	1895
Anaphylaxie	Richet, Portier	1902
Allergie	von Pirquet	1906
Histamin	Dale, Laidlaw	1910
Hyposensibilisierung	Noon, Freeman	1911
Übertragbarkeit der Überempfindlichkeit	Prausnitz, Küstner	1921
Atopie	Coca, Cooke	1923
Reagine bei Atopie	Coca, Groove	1925
Allergische Diathese	Kämmerer	1928
Bronchiale Hyperreaktivität	Tiffeneau	1945
Schockfragment	Hansen	1941
Kortison	Hench, Kendall	1949
Vegetative Dysregulation	Korting	1954
Genetische Basis	Schnyder	1960
Typ-I-Reaktion	Coombs, Gell	1963
Immunglobulin E	Ishizika K. u. T. Johansson	1966 1967
Hausstaubmilbe	Vorhoorst, Spieksma	1967
Betablockade	Szentivanyi	1968
Fcε-Rezeptor I	Metzger	1977
Th 1-Th 2-Konzept	Mossmann	1987
Interleukin-4	Coffmann	1988

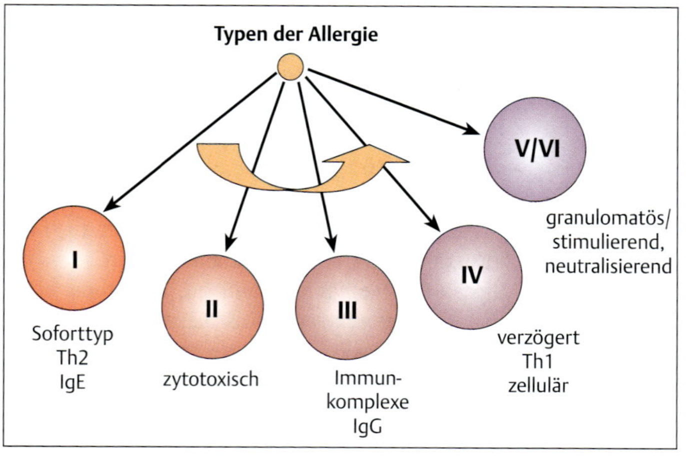

Abb. 1.**4** Typen der Allergie in der Klassifikation nach Coombs und Gell, modifiziert nach Ring.

samen hereditären Einfluss zurückzuführen sind und bei denen atopische Reagine oft nachweisbar sind (Coca 1943).

Rolle des Immunglobulin E

Nach der Entdeckung von Immunglobulin E (IgE) als Träger der Überempfindlichkeit vom Soforttyp durch die Arbeitsgruppen Ishizaka (Ishizaka und Ishizaka 1967) und Johansson (Johansson 1967) war für viele die Gleichsetzung von Atopie mit IgE-vermittelter Erkrankung üblich (Juhlin et al. 1969, Ohmann und Johansson 1974).

Bald konnte man jedoch feststellen, dass dies zu sehr simplifizierte. Es gibt Individuen, die IgE-vermittelte Krankheitsbilder zeigen, ohne dass der familiäre Hintergrund und das Auftreten der klassischen oben genannten Krankheiten dazu gehören, wenn wir z. B. an IgE-vermittelte Penizillinallergie oder Insektengiftanaphylaxie denken (Ring 2005).

In den 80er Jahren war es J. Pepys, der darauf hinwies, dass alle Menschen unter bestimmten Bedingungen IgE-Antikörper gegen Proteinallergene entwickeln können, wenn sie mit diesen in besonders starker Exposition in Kontakt kommen, während sich Atopie dadurch auszeichnet, dass sich IgE-Antikörper gegen Umweltallergene bei üblicher Exposition in normalen Konzentrationen bilden (Pepys 1975).

Definition von Untergruppen. Der normale Bezug von Atopie zu IgE-Antikörpern wurde durch neue Definitionen von Untergruppen allergischer Krankheitsbilder, z. B. als „atopisches" Asthma, d. h. mit IgE-Nachweis, gegenüber dem „nicht atopischen" Asthma, verstärkt.

Es war klinische Erfahrung, dass dieselbe Krankheitsausprägung von „Asthma bronchiale" oder „nicht infektiöser Rhinokonjunktivitis" bei vielen Patienten auch ohne Nachweis von IgE-vermittelten Reaktionen zu beobachten war. Hierfür waren die Begriffe „intrinsisch" (= ohne Nachweis von IgE-Antikörpern) gegenüber „extrinsisch" (= IgE-assoziiert) üblich geworden. Wüthrich hatte diese Begriffe auch in die Pathophysiologie der Neurodermitis als „extrinsische" versus „intrinsische" Variante eingebracht (Wüthrich 1983).

Definitionen der EAACI und WAO. Die neuen Überlegungen der Subgruppierung in „atopisch" versus „nicht atopisch" in Bezug auf den Nachweis von IgE-Antikörpern führten bei der Hautmanifestation der Atopie zu so skurrilen Begriffen wie „nicht atopisches" atopisches Ekzem oder hätten dazu geführt, wenn diese Nomenklatur übernommen worden wäre. Tatsächlich waren dies jedoch eher „polemische" Diskussionsbeiträge, um einer neuen Atopie-Definition den Weg zu bereiten. Diese erfolgte dann auch in einer „Task Force" zunächst der Europäischen Akademie für Allergologie und Klinische Immunologie (EAACI) und später der World Allergy Organization (WAO) mit der folgenden Definition:

„Atopie ist eine persönliche oder familiäre Tendenz, üblicherweise in der Kindheit und Jugend, sich zu sensibilisieren und IgE-Antikörper zu produzieren auf normale Exposition gegenüber Allergenen, üblicherweise Proteinen. In der Folge können diese Personen typische Symptome wie Asthma, Rhinokonjunktivitis oder Ekzem entwickeln." („Atopy is a personal and/or familial tendency, usually in childhood or adolescence, to become sensitized and produce IgE antibodies in response to ordinary exposure to allergens, usually proteins. As a consequence, these persons can develop typical symptoms of asthma, rhinoconjunctivitis or eczema.") (Johansson et al. 2004).

Nach dieser Definition wären alle Patienten mit Asthma, Rhinokonjunktivitis oder Ekzem *ohne* nachweisbare IgE-Antikörper nicht länger als „atopisch" zu betrachten. Folgerichtig hätte die Terminologie dann ein „atopisches" versus „nicht atopisches" atopisches Ekzem fordern müssen. Es war deshalb nötig, hierfür – d. h. für die Hautmanifestation der Atopie – einen neuen Namen zu finden. Er wurde zunächst in der Definition der EAACI als „atopic eczema dermatitis syndrome AEDS" vorgeschlagen, was aber auf heftige Kritik und wenig Gegenliebe stieß, nicht zuletzt wegen der fehlenden inneren Logik, da ja wieder das Adjektiv „atopic" in die Krankheitsdefinition eingegangen war und darüber hinaus eine Assoziation mit dem Immundefizienzsyndrom „AIDS" anklang.

Deshalb einigte sich die Task Force der WAO schließlich auf die Neudefinition und Trennung der Begriffe „Dermatitis" und „Ekzem" dahingehend, dass der Begriff „Ekzem" der Krankheit vorbehalten sein sollte, die bislang als „atopisches Ekzem" bezeichnet wurde, und das Adjektiv „atopisch" nur dann gegeben werden sollte, wenn der Nachweis von IgE-Antikörpern erfolgte (Johansson et al. 2004) (Tab. 1.**1**). Es würde demnach ein „atopisches" versus „nicht atopisches" Ekzem ähnlich der von Wüthrich vorgeschlagenen „extrinsischen" und „intrinsischen" Variante der Neurodermitis geben. Ob diese Definition von praktizierenden Dermatologen angenommen wird, muss die Zukunft zeigen (Bos 2002, Wüthrich 1999a).

Pathophysiologische versus klinische Betrachtungsweise

Das ganze Problem liegt darin begründet, dass man mit dem Begriff „Atopie" zur gleichen Zeit versucht, sowohl klinische Krankheitsbilder als auch pathophysiologische Mechanismen zu definieren:

- Die WAO-Definition (s. oben) geht vom Laborbefund des IgE-Nachweises aus und schließt dann erst die typischen Krankheitsbilder ein.
- Unsere ursprüngliche Definition beginnt mit der klinischen Symptomatik der Krankheit, mit der ein Patient den Arzt aufsucht, und schließt dann die Messung der IgE-Antikörper mit ein.

„Atopie ist eine familiär auftretende Tendenz zur Entwicklung bestimmter Krankheiten (Rhinokonjunktivitis, Asthma bronchiale, Ekzem) auf der Basis einer Überempfindlichkeit von Haut und Schleimhäuten gegen Umweltstoffe, assoziiert mit erhöhter IgE-Produktion und/oder veränderter unspezifischer Reaktivität" (Ring 1991a).

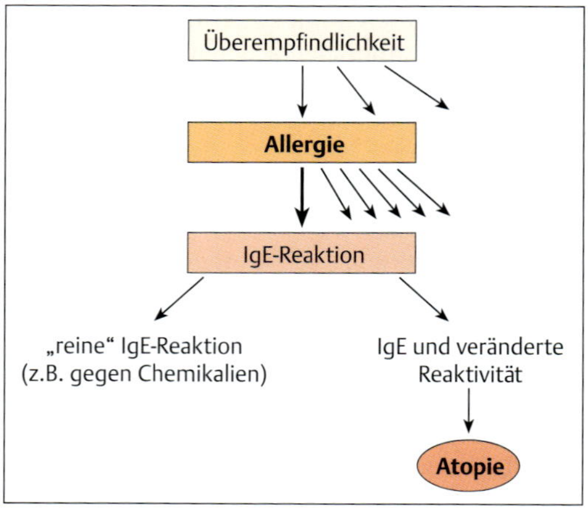

Abb. 1.**5** Atopie als Untergruppe von IgE-vermittelten Allergien.

Atopie ist also auch eine Untergruppe der IgE-vermittelten Erkrankungen (Abb. 1.**5**). Mit dieser Definition gelingt es auch, Übergangsstadien besser zu beschreiben, die in der Art einer „Gauß-Verteilung" von atopischen Erkrankungen bzw. IgE-vermittelten Reaktionen beobachtet werden, wenn man die zwei Dimensionen „vermehrte IgE-Produktion" und „veränderte unspezifische Reaktivität" gegeneinander aufträgt (Abb. 1.**6**). Wo die

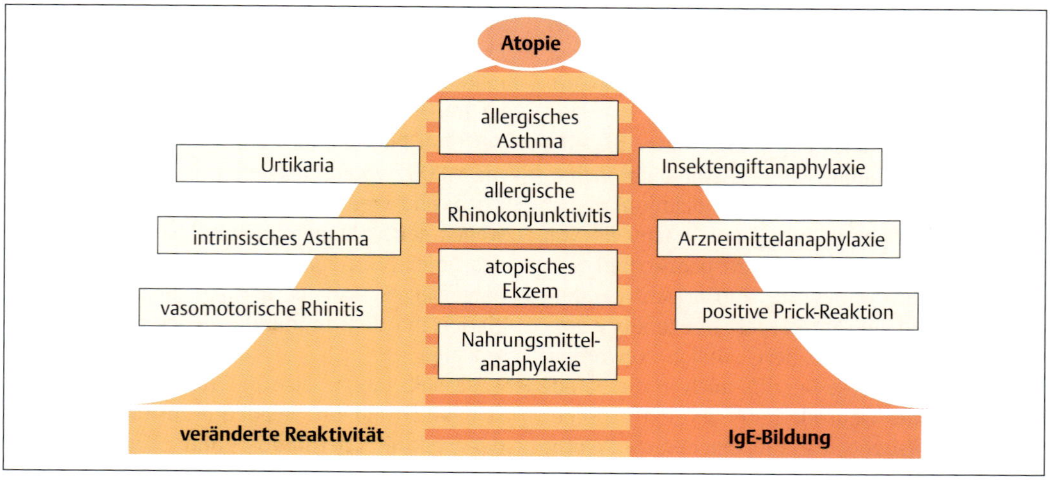

Abb. 1.**6** „Gauß-Verteilung" atopischer Reaktivität.

beiden Parameter sich überlappen, steht es außer Zweifel, dass es sich um atopische Erkrankungen handelt. Auf den beiden Seiten der Kurve aber kommen wir zu zunehmend unschärferen Entitäten bis hin zu „latenter Atopie" (lediglich Nachweis positiver Hauttests oder Antikörper im Serum ohne klinische Symptome). Auf der anderen Seite finden sich die sog. intrinsischen Formen der atopischen Erkrankungen (Ring 1982a, 2005).

Eine Lösung des Dilemmas wird sich erst ergeben, wenn es gelingt, die Begriffe „intrinsisch" oder „nicht atopisch" nicht nur negativ durch Ausschluss, sondern positiv durch Nachweis von charakteristischen Markern zu definieren. Bis dahin erscheint uns die letztgenannte Atopie-Definition für die klinische Praxis am geeignetsten.

Zusammenfassung

Der Begriff „Atopie" wurde 1923 von Coca und Cooke geprägt und hat seither verschiedene Bedeutungen erfahren. Das Problem ist das Fehlen eines eindeutigen Biomarkers. Wenn man Immunglobulin E als Marker verwendet, gibt es klar IgE-assoziierte Erkrankungen, die nicht zur „Atopie" gehören, wie z. B. Insektengiftanaphylaxie. Auf der anderen Seite gibt es die atopischen Krankheitsbilder Asthma, Rhinokonjunktivitis und Ekzem auch ohne IgE-Erhöhung. Deshalb ist die von der World Allergy Organization (WAO) zuletzt in einem Konsensus gegebene Definition, die ganz auf dem Nachweis von IgE basiert, in der Klinik manchmal wenig hilfreich. Sie schließt die klinisch identischen Krankheitsbilder ohne IgE-Assoziation (= „intrinsisch") aus. Der Autor ist mit vielen anderen der Meinung, dass nicht nur die Neigung zur IgE-Bildung, sondern auch die veränderte unspezifische Reaktivität von Haut und Schleimhäuten ein Grundcharakteristikum der „Atopie" darstellt.

1.4 Epidemiologie des atopischen Ekzems

Es besteht Einigkeit darüber, dass das atopische Ekzem seit den 60er Jahren des 20. Jahrhunderts erheblich an Häufigkeit in der Allgemeinbevölkerung zugenommen hat (Kuehr 1999, Marsh 1981, Ring 1991b, Ring et al. 2001a, Schäfer et al. 2003, Schultz Larsen 1993, Schultz Larsen und Holm 1985, Wahn und Wichmann 2000, Williams 2000). Dabei bestehen große Unterschiede in den erhobenen Zahlen, die sich nur zum Teil durch methodische Differenzen erklären lassen.

Einzelne Studien beschreiben schlicht die Häufigkeit der Erkrankung im Patientengut einer Klinik, andere benutzen für populationsbezogene Studien Fragebogenangaben, wieder andere setzen dafür die Diagnose eines Arztes (Facharztes) ein. Andere populationsbezogene Studien wurden mit aktueller dermatologischer Untersuchung und Befunderhebung durchgeführt (Schäfer et al. 1996). Die meisten dieser Untersuchungen beschreiben Erhebungen im Kindesalter, es gibt sehr wenige Zahlen zur Häufigkeit von atopischem Ekzem im Erwachsenenalter (Möhrenschlager in prep.). Klinische Untersuchungen geben üblicherweise eine Punktprävalenz an, während mit Fragebögen eine kumulative Prävalenz über die Lebenszeit erfasst werden kann.

Schätzungen zufolge sind ca. 3 % der Erwachsenen und 12 % der Vorschulkinder betroffen, wobei die Angaben für die Allgemeinbevölkerung zwischen 1 % und 25 % variieren (Ring et al. Weißbuch Allergie in Deutschland. 3. überarbeitete Aufl., Springer, Urban & Vogel GmbH, München, 2010).

Prävalenz des atopischen Ekzems im Kindesalter

Es steht fest, dass das atopische Ekzem die häufigste chronisch-entzündliche Hautkrankheit im Kindesalter ist.

Anstieg der Prävalenz. Frühe Untersuchungen aus verschiedenen Ländern in den Jahren 1939–1964 geben eine Häufigkeit von 1,1–3,1 % in verschiedenen Populationen an (Ring 1991b, Wüthrich 2001). Studien, die zwischen 1980 und 2005 durchgeführt wurden, zeigen wesentlich höhere Zahlen von bis zu 26 % für fragebogenbasierte und 32 % für Untersuchungen mit dermatologischer Befunderhebung (Ring et al. 2010).

Die höchsten Zahlen wurden in der International Study of Allergy and Asthma in Childhood (Asher et al. 2006, ISAAC 1998) zusammengetragen, wo in 90 Zentren 256410 Kinder im Alter von 6 bis 7 Jahren und in 151 Zentren 458623 Kinder im Alter von 13 bis 14 Jahren in insgesamt 56 Ländern untersucht wurden (Abb. 1.**7** und Abb. 1.**8**). In dieser Studie ergab sich weltweit eine erhebliche Variation mit sehr niedrigen Zahlen in Albanien und Iran (unter 1%) und über 20% im Vereinigten Königreich (UK). Insgesamt scheint die Häufigkeit des atopischen Ekzems in Australien und Nordeuropa deutlich höher zu sein als in Asien und Osteuropa.

Zahlen aus Deutschland finden sich in der KiGGS-Studie (Schlaud et al. 2007) (Abb. 1.**9**). Anders als Heuschnupfen und Asthma (von Mutius et al. 1994, 1998) wies das atopische Ekzem in Ostdeutschland eine höhere Prävalenz als im Westen auf (Tab. 1.**3**).

Nur wenige Studien haben die Prävalenzen über längere Zeitperioden unter Beibehaltung derselben Methodologie verfolgt; die meisten davon zeigten deutliche Anstiege der Prävalenzraten (Abb. 1.**10**) (Schäfer et al. 1996). Die meisten dieser Studien wurden in Europa durchgeführt.

Ursachen. Die Ursachen für die Zunahme der Häufigkeit dieser Erkrankung sind immer noch weitgehend unklar. Es gibt jedoch Hypothesen, die allgemein die Allergiezunahme erklären könnten (Tab. 1.**4**).

Neben der genetischen Disposition, die sich immunologisch und organspezifisch auswirkt, sind es vor allen Dingen Umweltfaktoren, die die Allergieentwicklung verstärkend oder abschwächend beeinflussen können (Behrendt et al. 1999,

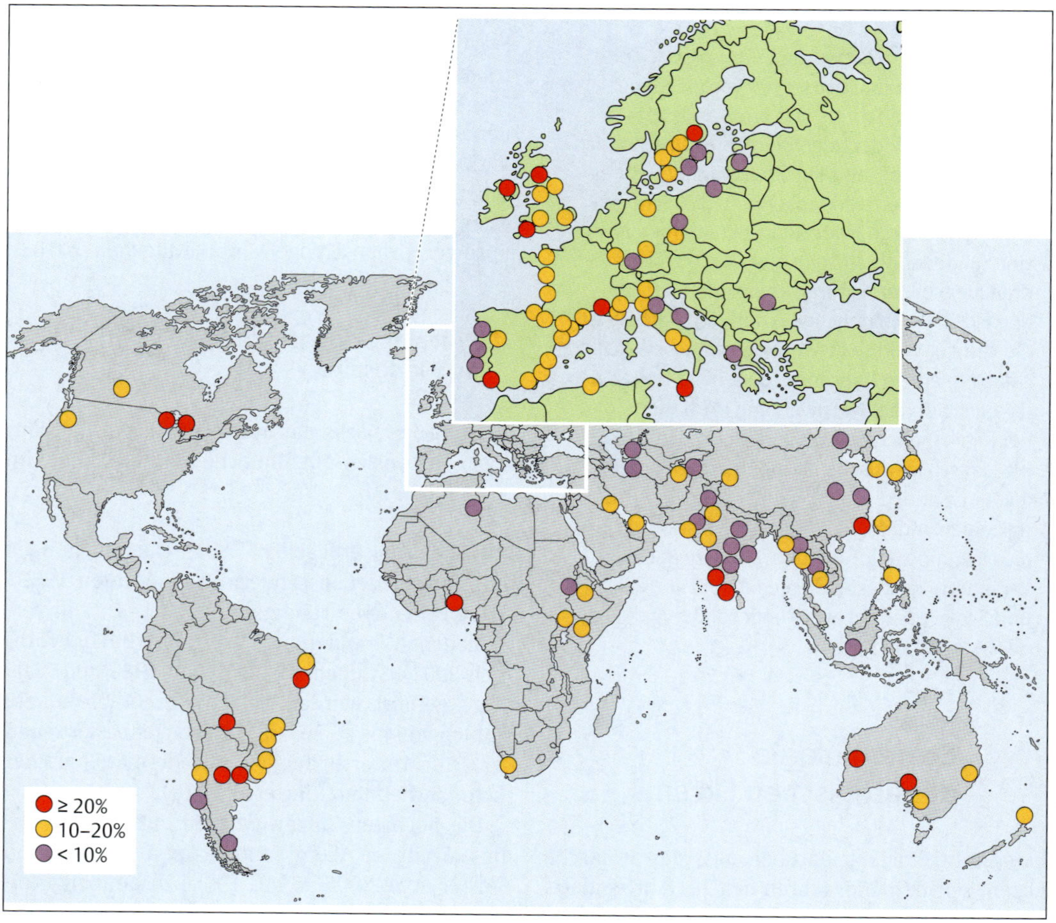

Abb. 1.**7** ISAAC-Studie: Prävalenz der allergischen Rhinitis weltweit bei 13- bis 14-Jährigen (Quelle: ISAAC 1997).

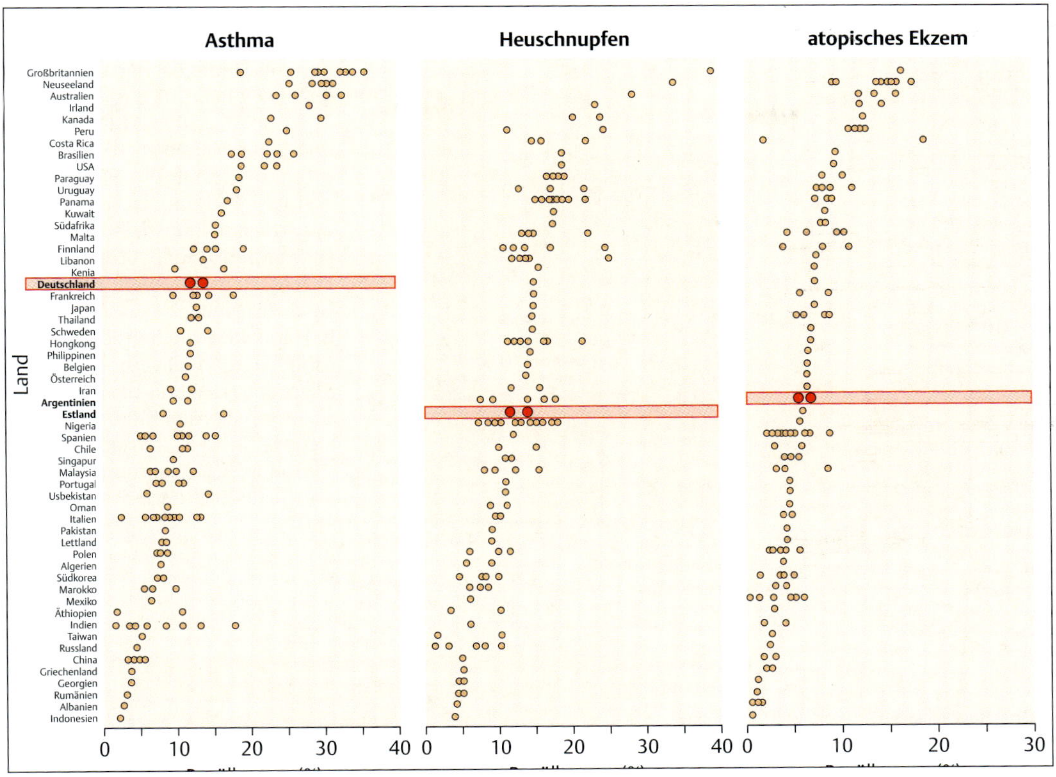

Abb. 1.**8** Symptomprävalenz allergischer Erkrankungen einschließlich atopisches Ekzem in der ISAAC-Studie bei 14-Jährigen (Quelle: ISAAC 1998).

Tabelle 1.**3** Prävalenz von atopischem Ekzem in Ost- und Westdeutschland (n = 1404 Kinder) (Quelle: Schäfer und Ring 2000).

Orte Westdeutschland	Prävalenz (%)	Orte Ostdeutschland	Prävalenz (%)
Essen	3,4	Osterburg	7,1
Duisburg N	4,1	Gardelegen	8,4
Borken	4,9	Halle	11,2
Duisburg S	6,2	Salzwedel	11,7
		Magdeburg	13,8

Tabelle 1.**4** Hypothesen, die den Anstieg atopischer Erkrankungen erklären könnten.

- Gesteigerte Aufmerksamkeit und verbesserte Diagnostik
- Psychosoziale Einflüsse
- Allergenexposition
- Fehlende Stimulation des Immunsystems („Urwald"- oder „Hygiene"-Hypothese)
- Iatrogen (Medikation)
- Umweltverschmutzung
- Klimawandel

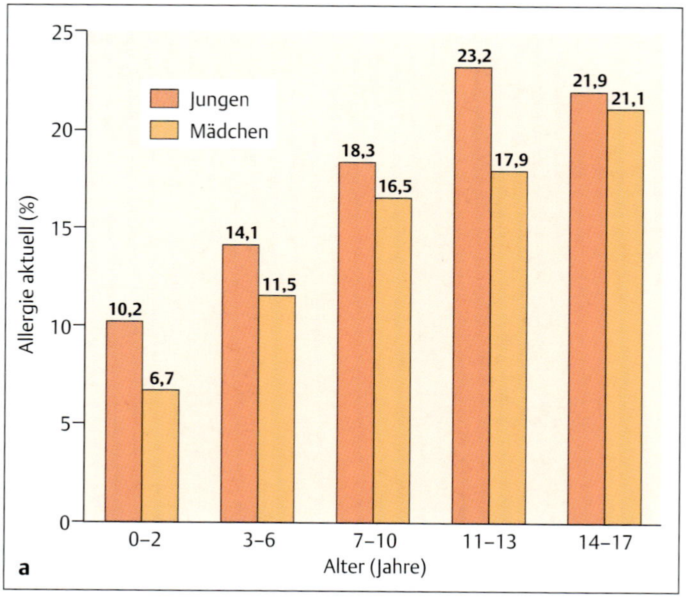

Abb. 1.**9** Ergebnisse der KiGGS-Studie zur Gesundheit von Kindern und Jugendlichen des Robert-Koch-Instituts aus den Jahren 2003–2006 an 17 641 Kindern und Jugendlichen an 167 Standorten (repräsentative Stichprobenuntersuchung, ca. 1 %).
a Ärztlich diagnostizierte atopische Erkrankungen: atopisches Ekzem, Heuschnupfen, allergisches Asthma.
b Häufigkeit von Sensibilisierungen gegen 20 verbreitete Allergene (Ergebnis der Blutuntersuchung). Sensibilisierungen insgesamt: 41 %, Inhalationsallergene 37 %, Nahrungsmittelallergene 20 % (nach Schlaud 2007).

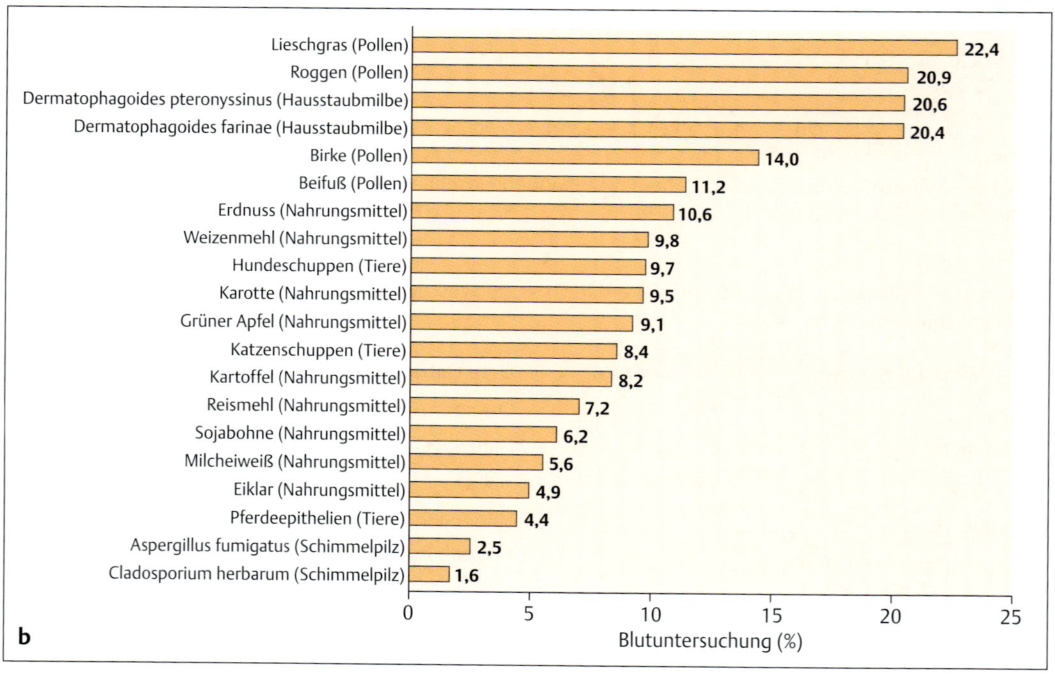

Wichmann et al. 1995). Dabei kommt der Allergenexposition als dem kausalen Faktor die entscheidende Bedeutung zu (Arshad 2003). Daneben wirken zusätzliche Stoffe und Faktoren aus der Umwelt modulierend ein: verstärkend wie z. B. Kraftfahrzeugverkehrsbelastung, Tabakrauch, flüchtige organische Verbindungen (volatile organic compounds, VOC) oder durch Verlust protektiver Faktoren wie z. B. frühkindliche Infektionen, mikrobielle Einflüsse, Ernährung etc. (Behrendt et al. 1999, Behrendt und Ring 2011, Cramer et al. 2007) (Abb. 1.**11**). Auch die Folgen des Klimawan-

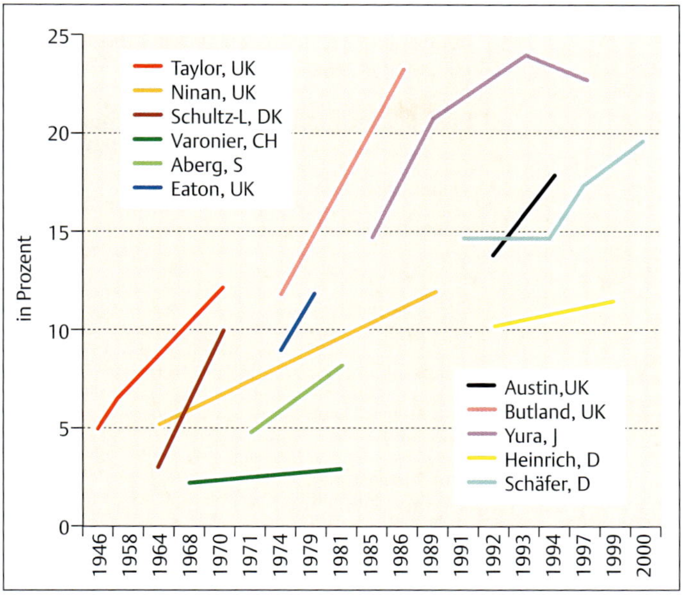

Abb. 1.**10** Zunahme der Prävalenz von atopischem Ekzem in verschiedenen Studien in der zweiten Hälfte des 20. Jahrhunderts (Quelle: Ring et al. 2006).

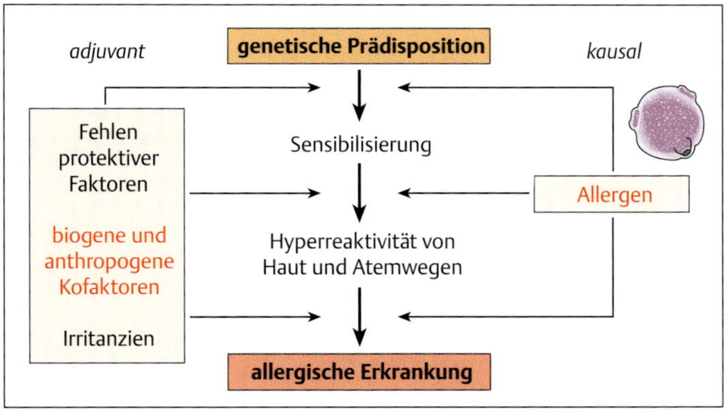

Abb. 1.**11** Die Determinanten der allergischen Entzündung (Quelle: Behrendt et al. 1999).

dels könnten weiter zur Allergiezunahme beitragen (IPCC 2007, Behrendt und Ring 2011).

Ein mangelndes Training des Immunsystems durch verbesserte Hygiene, weniger Infektionen, auch weniger Parasitenbefall – die IgE-Reaktion diente in der Evolution ja vorwiegend zur Abwehr großer Eindringlinge – wurden unter dem Begriff „Urwald"- oder „Hygiene"-Hypothese zusammengefasst (Behrendt et al. 1993, Björksten 1999, Herz et al. 2000, Krämer et al. 1999a, Ring und Behrendt 1993, Strachan 1989). So interessant diese Überlegungen für wissenschaftliche Untersuchungen sind, so sehr muss davor gewarnt werden, daraus bereits zum jetzigen Zeitpunkt praktische Empfehlungen für die Prävention abzuleiten, wie es vereinzelt durch Schlagworte „Dreck ist allergieprotektiv" oder „die natürliche Infektion ist gesünder als die Impfung" geschieht.

Die Trias atopischer Erkrankungen zeigt Überlagerungen von Ekzem, Asthma und Rhinokonjunktivitis (Abb. 1.**12**).

Eigene Untersuchungen. Seit 1988 haben wir zunächst an der Dermatologischen Klinik und Poliklinik der Ludwig-Maximilians-Universität (LMU) München, später an der Hautklinik und Allergieabteilung am Universitätskrankenhaus Eppendorf in Hamburg und in Zusammenarbeit mit dem Medizinischen Institut für Umwelthygiene (MIU)

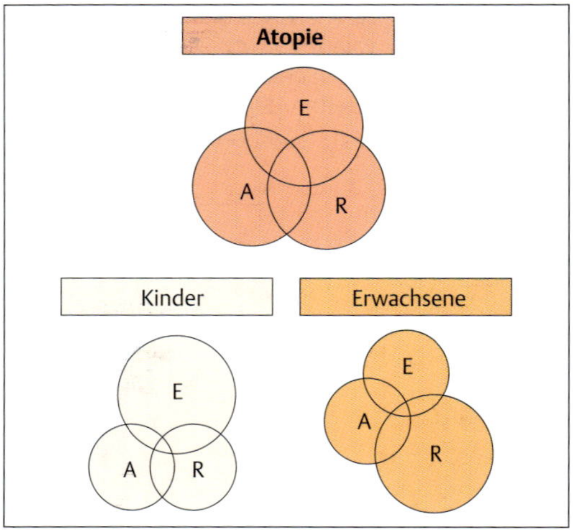

Abb. 1.**12** Überlappung der drei atopischen Erkrankungen je nach Lebensalter im Venn-Diagramm. E: atopisches Ekzem, R: Rhinokonjunktivitis, A: Asthma.

an der Heinrich-Heine-Universität Düsseldorf eigene Untersuchungen an über 40000 Kindern im Alter von 5 bis 6 Jahren bei der Einschulung durchgeführt und zwar in verschiedenen Bundesländern (Bayern, Nordrhein-Westfalen, Sachsen, Sachsen-Anhalt, Hamburg, Schleswig-Holstein) (Krämer et al. 2002, Schäfer et al. 1996, Überla et al. 1988). Dabei zeigten sich zum Teil große Unterschiede zwischen den Bundesländern, aber insbesondere zwischen ost- und westdeutschen Kindern (Tab. 1.**3**). Über die 10 Jahre von 1991 bis 2000 hin zeigte sich eine eindeutige Zunahme der Prävalenz von Heuschnupfen mit deutlich höheren Zuwachsraten bei ostdeutschen Kindern.

In der 3. Auflage des Weißbuchs „Allergie in Deutschland" finden sich aktuelle Zahlen für verschiedene deutsche Populationen (Tab. 1.**5**) (Ring et al. 2010).

Tabelle 1.**5** Häufigkeit von atopischem Ekzem bei deutschen Kindern in den Jahren 1990–2000 (Quelle: Ring et al. 2010).

5- bis 8-jährige Kinder	**Atopisches Ekzem (%)**
Mecklenburg-Vorpommern	9,9
Brandenburg (1994)	7,0
Sachsen (1995–1996)	17,5
Sachsen/Sachsen-Anhalt (1990–1995)	14,3
Sachsen-Anhalt (1992–1993)	10,0
Nordrhein-Westfalen (1985–1989)	6,8
Nordrhein-Westfalen (Duisburg) (1990–1995)	9,2
Nordrhein-Westfalen (Münster) (1994–1995)	14,7
Bayern (1988–1989)	13,4
Bayern (Augsburg) (1996)	13,1
Bayern (München) (1996)	15,9
8- bis 15-jährige Kinder	**Atopisches Ekzem (%)**
Mecklenburg-Vorpommern (1994–1995)	5,9
Berlin (1992–1993)	10,0
Sachsen (1995–1996)	16,6
Nordrhein-Westfalen (Münster) (1994–1995)	10,6
Nordrhein-Westfalen (Bielefeld) (1996–1997)	7,2
Bayern (1989)	13,3
Bayern (1995–1996)	17,5

Atopisches Ekzem im Erwachsenenalter

Wesentlich weniger Studien haben die Häufigkeit des atopischen Ekzems bei Erwachsenen erfasst. Die Zahlen bewegen sich zwischen 1% bei Bundeswehrrekruten anlässlich der Einstellungsuntersuchung bis zu 5,1% einer Lebenszeitprävalenz (Worm et al. 2006, Möhrenschlager in prep.).

Eigene Untersuchungen. Zwischen Herbst 1991 und Frühjahr 1992 untersuchten wir in einer umweltepidemiologischen Studie in Hamburg (Projekt „Bille-Siedlung") insgesamt 739 Personen einer möglicherweise schadstoffbelasteten Wohngegend. Dabei ergab sich in der Gesamtgruppe zum Untersuchungszeitpunkt eine Häufigkeit von 3,4% für atopisches Ekzem. Dabei war die Erkrankung bei Kindern unter 14 Jahren deutlich häufiger mit 10,2%, während bei Erwachsenen die Häufigkeit 2,3% betrug (Schäfer et al. 1997a).

Ähnliches fanden wir indirekt in den ersten epidemiologischen Studien in Bayern aus den Jahren 1989 bis 1991, wo 988 5- bis 6-jährige Vorschulkinder untersucht wurden, von denen 8,3% an einem atopischen Ekzem erkrankt waren, während die Mütter bzw. Väter dieser Kinder nur mit 4,2 bzw. 2,1% betroffen waren (Überla et al. 1988). Das zeigt auch, dass im Vergleich zur Generation der Eltern doppelt so viele Kinder an atopischem Ekzem erkrankt waren. Das Gleiche galt für Heuschnupfen und Asthma bronchiale.

Formen im Erwachsenenalter. Beim atopischen Ekzem des Erwachsenen müssen wir unterscheiden zwischen

- persistierendem atopischem Ekzem der Kindheit und
- neu auftretendem atopischem Ekzem im Erwachsenenalter („late onset").

Eine Studie in Berlin, die mit Hilfe von Telefoninterviews und Fragebogen durchgeführt wurde, zeigte sogar 10% Prävalenz von atopischem Ekzem im Erwachsenenalter (Worm et al. 2006).

Es ist anzunehmen, dass neu auftretendes atopisches Ekzem im höheren Lebensalter bislang in der Literatur meist nicht als „atopisches Ekzem" diagnostiziert wird, sondern unter „generalisiertes Ekzem unbekannter Ursache" eingeordnet wird.

1.5 Verlauf und Prognose

In der Bevölkerung und auch bei vielen Ärzten herrscht die Meinung vor, dass sich das atopische Ekzem meist in der Kindheit verliert („das wächst sich aus"), was leider nur für einen Teil der Betroffenen gilt (Abb. 1.**13**). In den Studien, die den Krankheitsverlauf über längere Zeitintervalle verfolgten, zeigten sich Heilungsraten von 37–84% bei Verfolgung über 20 Jahre (Vickers 1980, 1989).

Verlaufsformen. Eine sehr differenzierte Studie von Kissling und Wüthrich ergab, dass im Wesentlichen drei Typen des Verlaufs unterschieden werden können (Abb. 1.**14**):

- Ein Drittel der Ekzeme heilt in der frühkindlichen Phase ab,
- ein weiteres Drittel bis zur Pubertät, um irgendwann später wiederzukommen,
- ein letztes Drittel bleibt von der Kindheit bis zum Erwachsenenalter relativ konstant bestehen (Kissling und Wüthrich 1993).

Die prognostischen Faktoren sind weitgehend unklar. Hohe IgE-Spiegel, gleichzeitiges Vorliegen von atopischen Atemwegserkrankungen und starke psychosomatische Beeinflussbarkeit scheinen Risikofaktoren für lange Persistenz des Ekzems zu sein.

Asthmaentwicklung. Je schwerer ein atopisches Ekzem im Säuglingsalter, desto höher ist das Risiko einer Asthmaentwicklung. In einer Studie von

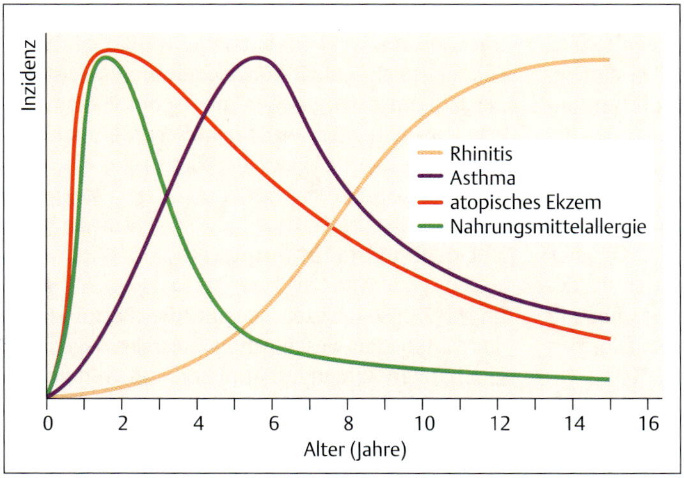

Abb. 1.**13** Schematische Darstellung des Auftretens allergischer Erkrankungen im Verlauf der Kindheit bis zum 15. Lebensjahr.

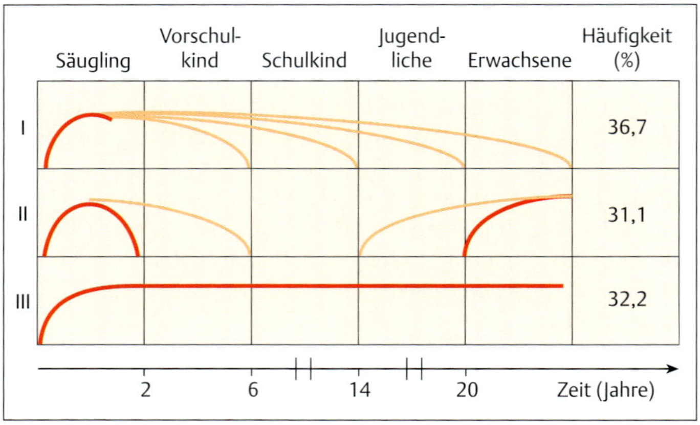

Abb. 1.**14** Langzeitbeobachtung des Verlaufs von frühkindlichem atopischem Ekzem über 20 Jahre (Quelle: Kissling und Wüthrich 1993).

Gustafsson et al. an 94 Kindern mit atopischem Ekzem entwickelten über 8 Jahre bei einer milden Ausprägung des Ekzems ca. 30% der Kinder Asthma und 25% eine allergische Rhinitis, während von den Kindern mit schwerem Verlauf des atopischen Ekzems nach 8 Jahren 70% an Asthma und 90% an allergischer Rhinitis erkrankt waren (Gustafsson et al. 2000).

Intrinsisches versus extrinsisches Ekzem

Intrinsische Variante. Der Nachweis IgE-vermittelter Reaktionen gehört für viele Ärzte zur Diagnose des atopischen Ekzems (s. Abschnitt „Begriff der Atopie", S. 5). Es gibt jedoch unzweifelhaft Fälle mit dem klinischen Bild der Erkrankung, ohne dass erhöhte IgE-Spiegel oder spezifische IgE-Antikörper im Blut oder im Hauttest nachweisbar wären. Diese sog. intrinsische Variante (Krämer et al. 2001, Möhrenschlager et al. 2006, Novak und Bieber 2003, Schmid-Grendelmeier et al. 2001, Wüthrich 1983) ist nicht sehr gut untersucht. Es könnte sein, dass IgE-Antikörper gegen bislang unbekannte oder nicht untersuchte Allergene gerichtet sind, z. B. gegen mikrobielle Allergene wie Staphylococcus aureus auf der Haut (Novak et al. 2003). Es könnte auch sein, dass sich diese Sensibilisierungen erst noch im Laufe des Lebens entwickeln. So gibt es wenige Studien zur exakten Häufigkeit dieser beiden Verlaufsformen (Wüthrich und Schmid-Grendelmeier 2003).

Kindesalter. Es kann geschätzt werden, dass die intrinsische Variante bei Kindern häufiger auftritt als bei Erwachsenen. Bei einer Studie im Raum Augsburg (MIRIAM) fanden wir signifikante Unterschiede, bezogen auf die Geschlechter: Das intrinsische atopische Ekzem war signifikant häufiger bei Mädchen als bei Buben (Abb. 1.**15**) (Möhrenschlager et al. 2006b). Im Ost-West-Vergleich der großen Schulanfängerstudie West-Ost (SAWO) wurde die intrinsische Variante häufiger bei ostdeutschen Kindern gefunden als im Westen (Krämer et al. 1999b, 2002). Taïeb beobachtete, dass bei Kindern mit milderen Verlaufsformen häufiger Nachweise für IgE-vermittelte Reaktionen fehlen (Taïeb 1999), während sie bei schweren Verlaufsformen vorhanden sind.

Bieber hat deshalb die Hypothese aufgestellt, dass das atopische Ekzem immer zunächst „intrinsisch" beginnt, möglicherweise auf dem Boden der gestörten Barrierefunktion (s. Kapitel 3, Abschnitt „Störungen der Hautfunktion"), und sich die IgE-vermittelten Sensibilisierungen erst im weiteren Verlauf entwickeln (Bieber 2008, Fölster-Holst et al. 2006a, Novembre et al. 2001). Er hält ein intrinsisches atopisches Ekzem bei erwachsenen Männern für außerordentlich selten.

Geschlechtsabhängigkeit

Im Erwachsenenalter scheint die Betroffenheit des weiblichen Geschlechtes zu überwiegen mit geschätzten Zahlenverhältnissen von weiblich zu männlich wie 2 : 1 (Schnyder 1957, 1960). Einige Autoren geben auch erhöhte Häufigkeiten bei Mädchen im Vergleich zu Buben an (Schäfer et al.

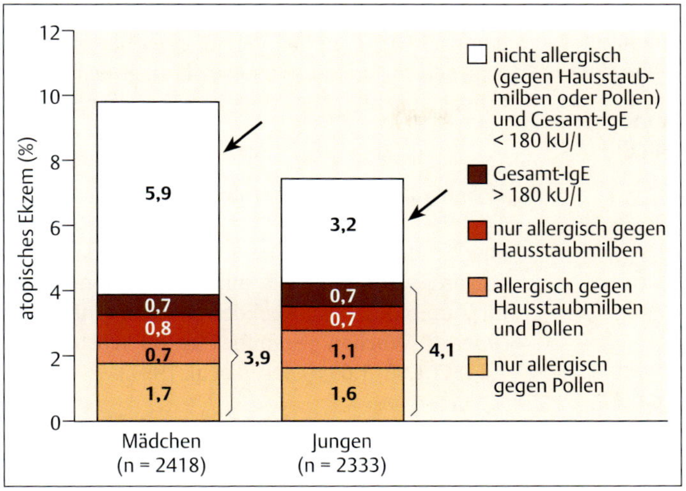

Abb. 1.**15** Intrinsisches und extrinsisches atopisches Ekzem im Kindesalter ist häufiger bei Mädchen als bei Jungen (Untersuchungen an 7229 6-jährigen Kindern in Deutschland 1991–2000) (nach Möhrenschlager et al. 2006b).

1996). In der frühkindlichen Phase scheinen hingegen Knaben häufiger betroffen zu sein.

Es bleibt offen, ob hierbei genetische Einflüsse eine Rolle spielen. Bei Unterschieden zwischen Kindes- und Erwachsenenalter wären auch hormonelle Einflüsse in Erwägung zu ziehen (allergiehemmende Effekte von androgenen Hormonen?), die auch bei anderen allergischen Erkrankungen (wie z.B. Urtikaria, bestimmte Formen von Anaphylaxie) diskutiert werden (Chen et al. 2008, s. Kapitel 3.6).

Risikofaktoren

Sozialstatus

Der Einfluss sozioökonomischer Größen auf die Entwicklung atopischer Erkrankungen wurde von verschiedenen Autoren untersucht (Diepgen 2001). Man fand eine positive lineare Korrelation zwischen den Parametern „Sozialstatus“ und der Häufigkeit von „Heuschnupfen“ und „allergischem Asthma“ bzw. „atopischer Sensibilisierung“ (Krämer et al. 1997). Auch bezüglich des atopischen Ekzems fand sich eine signifikante Assoziation mit höherem Sozialstatus bei betroffenen Erwachsenen.

Eine Studie aus Hannover untersuchte 4219 Schulanfänger und fand eine signifikante Beziehung des atopischen Ekzems zur mütterlichen Ausbildung bzw. väterlichen Berufskategorien (Schmidt-Ott et al. 1999 und 2003, Werfel et al. 2009). Die Ursachen dieses Einflusses von Sozialstatus sind unklar; sie werden von manchen mit übertriebenen Hygienemaßnahmen (s. unten) erklärt.

„Westliche Lebensweise“. Aus diesen Befunden darf nicht der Eindruck entstehen, dass Neurodermitis eine Krankheit der „Reichen“ sei (Williams et al. 1995). Erfahrungen aus „innerstädtischen Slums“ in amerikanischen Großstädten ebenso wie aus Ambulatorien in Zentralafrika berichten von erschreckend hohen Häufigkeiten von atopischem Ekzem bei dort untersuchten Kindern (Ferié et al. 2006, George 1989).

Dessen ungeachtet scheint der „westliche“ Lebensstil allergiefördernde Faktoren zu begünstigen. Eine vor Kurzem veröffentlichte Studie aus einer abgelegenen Insel in Papua-Neuguinea zeigte, dass im Inneren der Insel, wo die Eingeborenen noch absolut ursprünglich leben (keine Elektrizität, keine Häuser etc.), Allergien nahezu unbekannt sind, während sie in Dörfern näher am Meer schon bekannt sind und in Küstendörfern mit westlichem Einfluss bereits Häufigkeiten von 6–8% erreichen (Tab. 1.**6**) (Herbert 2009). Auch die Zahl der Kinder scheint von Bedeutung zu sein (Olesen et al. 1996, Purvis et al. 2005, Strachan 1989).

Ein konservativerer Lebensstil – wie auf dem Bauernhof oder bei anthroposophischen Familien – scheint zu weniger Allergien bei Kindern zu führen (Alm et al. 1999, Gassner-Bachmann und Wüthrich 2000, Braun-Fahrländer et al. 2004, von Mutius et al. 2000).

Tabelle 1.**6** Häufigkeit atopischer Erkrankungen in unterschiedlich entwickelten Dörfern der Insel Karkar in Papua-Neuguinea (Quelle: Herbert 2009).

Orte	Prävalenz atopischer Erkrankungen (%)
Inselinneres, ursprünglich (Kamok)	0
Zwischen Küste und Inselinnerem (Did)	2,4
Küstendörfer, zunehmend westlicher Einfluss:	
• Kurum	8,1
• Gaubin	7,7
• Kavailo	6,7

Psychosomatische Einflüsse

Die starke psychosomatische Beeinflussbarkeit der Krankheit hat sich im deutschen Sprachraum schon in der Namensgebung „Neurodermitis" niedergeschlagen. Es steht außer Zweifel, dass psychische Faktoren den Krankheitsverlauf erheblich beeinflussen können, sowohl positiv wie negativ (Alexander 1971, Bosse 1987, Buske-Kirschbaum et al. 2001, Gieler et al. 1990, Richter et al. 1987 und 1990).

Schicksalsschläge. Eine jüngere Untersuchung befasste sich mit dem Auftreten der Erkrankung in der frühen Kindheit und kam zu aufregenden Ergebnissen: In Familien, in denen ein anderes Mitglied von einer schweren Krankheit (Krebs oder Unfall) betroffen war, wurde das Auftreten von Neurodermitis signifikant seltener beobachtet, während in Familien mit elterlicher Disharmonie (ständig Streit, Trennung, Scheidung) die Neurodermitis signifikant häufiger auftrat (Tab. 1.**7**) (Bockelbrink et al. 2006, Schmitt et al. 2010). Psychosomatische Gegebenheiten beeinflussen demnach nicht nur den Verlauf einer bestehenden Neurodermitis, sondern können auch den Boden für das Auftreten der Erkrankung bereiten.

Schwangerschaftsverlauf

Eine Studie aus Dänemark berichtete, dass verlängerte Gestation mit einem erhöhten Risiko für atopisches Ekzem bei den Kindern einherging (über 40 Wochen gegenüber 39–40 Wochen; OR 1,32; CI 1,06–1,63) (Olesen et al. 1997).

Hygiene, Infektionserkrankungen und Impfungen

Zur allgemeinen Problematik der „Hygiene"- oder „Urwald"-Hypothese s. S. 13. Die Frage des Einflusses von Impfungen wird kontrovers diskutiert.

Masern. In einer größeren Studie aus Dänemark wurden 9744 Kinder im Alter von 3–15 Jahren untersucht. Die Mehrheit der Kinder (93,3%) hatte eine Masernimpfung erhalten, 5% hatten eine Maserninfektion mitgemacht. Bei Kindern, die gegen Masern, Mumps und Röteln geimpft waren, fand sich eine erhöhte Ekzeminzidenz (OR 1,64; CI 1,24–2,16). Allerdings war das Risiko eines atopischen Ekzems noch höher in der Gruppe derer, die eine Maserninfektion mitgemacht hatten (OR 1,91; CI 1,04–3,51) (Olesen et al. 2003). Widersprüchliche Ergebnisse wurden zur Wirkung einer Maserninfektion berichtet, die entweder eine Erhöhung oder auch eine Senkung der Inzidenz eines atopischen Ekzems beschreiben (Williams 2000).

Keuchhusten. In unseren eigenen Untersuchungen fanden wir im Vergleich von ost- und westdeutschen Einschulungskindern, dass eine Imp-

Tabelle 1.**7** Schicksalsereignisse (Life Events) und atopisches Ekzem: Ergebnisse der LISA-Studie (Quelle: Bockelbrink et al. 2006).

Ereignisse	Odds Ratio (OR)	Konfidenzintervall (KI)
Schwere Krankheit eines anderen Familienmitglieds	0,29	0,1–0,7
Trennung/ Scheidung der Eltern	3,59	1,6–7,6

fung gegen Bordetella pertussis, die in den 80er Jahren in der früheren DDR obligatorisch war, während sie in den westdeutschen Bundesländern nur von etwa 75 % der Eltern wahrgenommen wurde, signifikant protektive Effekte gegen die Entwicklung von atopischen Atemwegserkrankungen (insbesondere Asthma bronchiale) aufwies (Ring et al. 2004); nach Korrektur für „Effekte einer Pertussisimpfung" waren die zuvor beobachteten Ost-West-Unterschiede in der Atemwegsallergieprävalenz verschwunden. Für das atopische Ekzem fand sich kein Effekt einer Pertussisimpfung.

Impfempfehlung. Bei der derzeitigen kontroversen Datenlage und angesichts der hohen Risiken bestimmter Infektionskrankheiten erscheint es sinnvoll, die üblichen Impfungen auch für Personen mit Atopierisiko zu empfehlen (Werfel et al. 2009).

Ernährung (s. a. Kapitel 6 „Prävention")

Auch bezüglich der Ernährung muss zwischen der Auslösung bzw. Verschlechterung einer bestehenden Neurodermitis und der Neuentstehung eines atopischen Ekzems unterschieden werden.

Muttermilchernährung. Die besten Zahlen liegen zum Stellenwert der Muttermilchernährung bei Neugeborenen vor (Kramer et al. 2001). Eine Metaanalyse zeigte einen signifikanten präventiven Effekt (Gdalevich et al. 2001). Es sei jedoch nicht verschwiegen, dass einzelne Studien diesen Effekt nicht zeigen oder sogar eine höhere Inzidenz von atopischem Ekzem bei muttermilchernährten Kindern beschreiben.

Mütterliche Ernährung und Babynahrungen. Änderungen der mütterlichen Diät während der Schwangerschaft oder Stillzeit haben nach einem kürzlichen Cochrane-Review keinen signifikanten Effekt auf die Ekzemprävalenz (Kramer und Kakuma 2003).

Aus den Ergebnissen der German Infant Nutrition and Prevention Study (GINI) zeigt sich ein signifikanter präventiver Effekt verschiedener hypoallergener Babynahrungen (von Berg et al. 2003, 2008) auf die Entwicklung des atopischen Ekzems.

PUFA, Pre- und Probiotika. Die Rolle von ungesättigten Fettsäuren wurde in einer australischen Studie untersucht, wo sich ein positiver Effekt in der Prävention des atopischen Ekzems durch Zufuhr von „polyunsaturated fatty acids" (PUFA) fand (Dunstan et al. 2004).

Schon in früheren Ost-West-Studien wurde auf die Rolle der intestinalen Mikroflora hingewiesen (Björksten et al. 2001). Aufregende jüngste Ergebnisse deuten auf einen präventiven Effekt von Prebiotika (Oligosacchariden) hin (Grüber et al. 2010).

Der präventive Effekt von Probiotika (z. B. Lactobacillus GG) wurde vor allen Dingen in Finnland untersucht und gefunden (Isolauri et al. 2000, Kalliomäki et al. 2001), allerdings bislang nicht von anderen Gruppen eindeutig bestätigt.

Hautpflegemaßnahmen

Es gibt wenige prospektive Studien zum Effekt von Hautpflegemaßnahmen, die ja weit verbreitet und im Zusammenhang mit atopischem Ekzem besonders wichtig sind.

Erdnussöl. Eine Studie aus England vermutet die Entwicklung von Erdnussallergien durch erdnussölhaltige Badezusätze (Lack et al. 2003); allerdings fehlen die quantitativen Erfassungen der entsprechenden Pflegemaßnahmen. Ferner ist darauf hinzuweisen, dass in den mit raffiniertem Erdnussöl hergestellten Badezusätzen keine nennenswerten Konzentrationen an Protein und noch weniger an Erdnussallergenen enthalten sind, sodass diese Hypothese wahrscheinlich keine praktische Bedeutung hat (Möhrenschlager und Ring 2007).

Leben auf dem Bauernhof

Der eindeutige protektive Effekt, den das Leben auf dem Bauernhof (Braun-Fahrländer et al. 2004, Ege et al. 2008, Gassner-Bachmann und Wüthrich 2000, von Mutius et al. 2000) für die Entwicklung von Atemwegsallergien zeigt, insbesondere wenn die Mutter als Bäuerin während der Schwangerschaft im Stall gearbeitet hatte und die Kinder „kuhwarme" Milch getrunken hatten, hat sich für das atopische Ekzem nicht fassen lassen.

Haustierhaltung

Während nach wie vor Katzenhaltung als Risikofaktor für die Entwicklung atopischer Erkrankungen, auch des atopischen Ekzems, gesehen wird, scheint dies für Hundehaltung nicht länger zu gelten (Muche-Borowski et al. 2010). „Freispruch für Schnuffi" war denn auch eine Schlagzeile in einer dies kommentierenden deutschen Zeitung. Es sei aber nicht verschwiegen, dass die Datenlage hierzu außerordentlich kontrovers ist. Außerdem fällt auf, dass in genetisch prädisponierten Familien signifikant weniger Tiere gehalten werden, sodass sich hier möglicherweise der Effekt einer „reversen Kausalität" abzeichnen könnte.

Schadstoffbelastung

Es steht außer Zweifel, dass die Exposition gegenüber Luftschadstoffen einen Einfluss auf die Entwicklung allergischer Erkrankungen hat (Behrendt et al. 1999, Saxon und Diaz-Sanchez 2005).

Tabakrauch. Im Innenraum ist dies vor allem Tabakrauchbelastung. Wir konnten in eigenen Untersuchungen der MIRIAM-Studie (Multicentric International Study for Risk Assessment of Indoor and Outdoor Pollutants on Eczema and Asthma Morbidity) zeigen, dass die Exposition gegenüber Tabakrauch – gemessen als Cotinin-Ausscheidung im Urin der Kinder – signifikant assoziiert war mit einem gehäuften Auftreten von atopischem Ekzem, besonders bei Kindern mit genetischer Prädisposition, d. h. atopischer Familienanamnese der Eltern (Krämer et al. 2004) (Abb. 1.**16**). Damit wurden frühere Ergebnisse bestätigt, wonach insbesondere „Rauchen während der Schwangerschaft" das Atopierisiko der Kinder signifikant erhöhte (Schäfer et al. 1997b).

Stickstoffoxide. Ebenfalls im Innenraum scheint die Exposition gegen Stickstoffoxide, wie sie insbesondere bei Verwendung von Gasherden ohne Abzug vor allem in Ostdeutschland verbreitet war, signifikant mit einer erhöhten Prävalenz von atopischem Ekzem verbunden zu sein (Krämer et al. 1999c, 2002).

Verkehrsbelastung. In der Außenluft ist die Verkehrsbelastung entscheidend. Kinder, die nahe einer viel befahrenen Straße aufwuchsen, hatten eine signifikant höhere Häufigkeit von atopischem Ekzem (Abb. 1.**17**) (Krämer et al. 1999c). Ebenfalls fand sich dies für Exposition gegenüber Lastwagenverkehr (Behrens et al. 2004, Weiland et al. 1999). Untersuchungen von Behrendt und Becker (2001) zeigten, dass Schadstoffe in der Außenluft bereits zu Änderungen der Pollenoberfläche führen und die Allergenfreisetzung beeinflussen (Abb. 1.**18**).

Eine sehr genaue Studie aus München ergab eine signifikante und dosisabhängige Steigerung der Häufigkeit von atopischen Erkrankungen, auch von atopischem Ekzem, mit Zunahme der Belastung mit Feinstaubpartikeln (Morgenstern

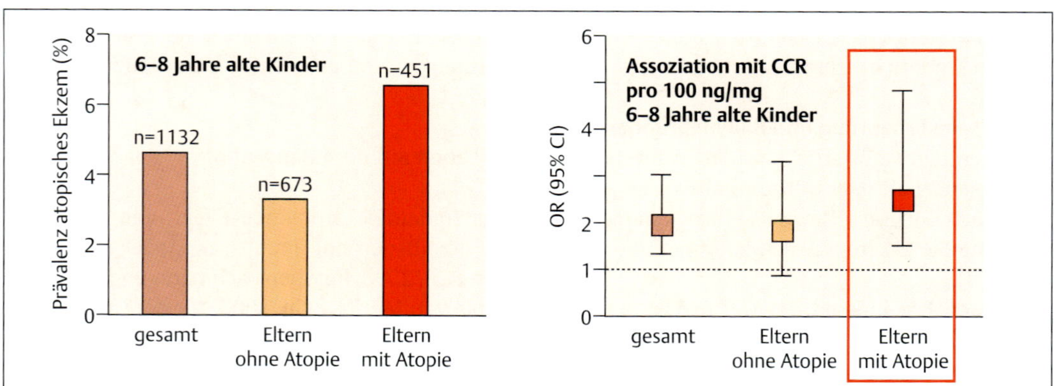

Abb. 1.**16** Atopisches Ekzem und Tabakrauchexposition, gemessen als Cotinin-Kreatinin-Ratio (CCR) im Urin (MIRIAM-Studie Augsburg 1996/1998). OR: Odds Ratio, 95 % CI: 95 % Konfidenzintervall (nach Krämer et al. 2004).

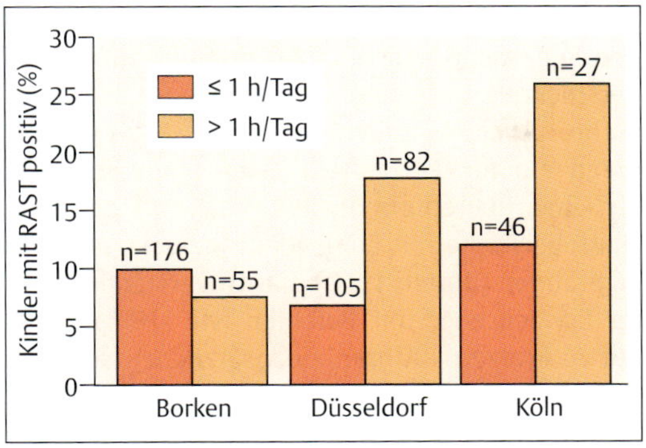

Abb. 1.**17** Abhängigkeit der Häufigkeit allergischer Sensibilisierung von täglicher Verkehrsbelastung. Untersuchung von 5- bis 6-jährigen Kindern im Mai 1988 (Quelle: Krämer et al. 1999c).

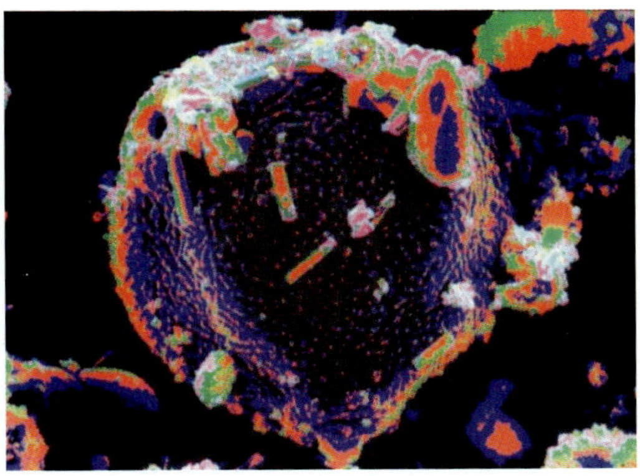

Abb. 1.**18** Mit Schadstoffpartikeln beladenes Birkenpollenkorn in der Atmosphäre einer Westdeutschen Großstadt (mit freundlicher Genehmigung von H. Behrendt).

et al. 2008), die im Tierexperiment die allergische Entzündung über viele Tage hin verstärken (Alessandrini et al. 2006, Terada et al. 1999).

Prognostische Faktoren

In einer Studie aus der Schweiz fanden sich folgende Faktoren, die mit einer schlechten Prognose korreliert waren (Wüthrich 1999b):

- früher Beginn (vor dem 6. Lebensmonat
- schwere Ausprägung des Ekzems
- Einzelkind
- hohe IgE-Konzentration im Serum
- gleichzeitiges Auftreten von respiratorischer Atopie

Zusammenfassung

Das atopische Ekzem ist eine der häufigsten entzündlichen Hauterkrankungen, im Kindesalter wahrscheinlich die häufigste mit einer Prävalenz von 10–20%. Die Häufigkeit ist in den letzten Jahrzehnten dramatisch angestiegen und scheint jetzt ein Plateau erreicht zu haben. In 80% der Fälle beginnt das atopische Ekzem in der frühen Kindheit (unter 2 Jahren). In letzter Zeit werden zunehmend Fälle von Erwachsenem mit atopischem Ekzem beobachtet.

Nur ein Drittel der als Kinder befallenen Patienten verliert die Krankheit bis zur Pubertät; bei zwei Dritteln der Betroffenen ist mit einem Anhalten oder Wiederauftreten im Erwachsenenalter zu rechnen. Risikofaktoren gemäß epidemiologischen Studien sind ein höherer Sozialstatus (Bildungsabschluss der Eltern), psychosomatische Einflüsse, Veränderungen im Schwangerschaftsverlauf, Allergenbelastung (insbesondere Haustierhaltung), Schadstoffbelastung insbesondere Tabakrauch im Innenraum und Verkehrsbelastung in der Außenluft. Die für andere atopische Erkrankungen so attraktive „Urwald“- oder „Hygiene“-Hypothese, nach der eine frühkindliche Stimulation des Immunsystems durch Infektionen oder Impfungen einen protektiven Effekt auf die Entwicklung der atopischen Erkrankung hat, scheint nur für respiratorische Atopie zu gelten, nicht aber für das atopische Ekzem.

1.6 Sozioökonomische Belastung durch atopisches Ekzem

Es ist offensichtlich, dass eine Krankheit wie das atopische Ekzem das Leben der Betroffenen, aber auch ihrer Familien und ihres Umfeldes ganz erheblich beeinflusst. In einer Zeit, in der finanzielle Betrachtungsweisen immer wichtiger werden, ist es angebracht, diesen „individual and socio-economic burden“ auch quantitativ zu beleuchten.

Die Belastung durch ein atopisches Ekzem äußert sich für den Betroffenen durch

- Missempfindung, vorwiegend quälender Juckreiz,
- Funktionseinschränkung (z. B. Befall der Hände und Füße),
- soziale Stigmatisierung und Entstellung.

Schlaflosigkeit und quälender Juckreiz führen auch zu Leistungsminderungen in der Schule oder am Arbeitsplatz (Lewis-Jones et al. 2001, 2006).

Lebensqualität. Die beschriebene persönliche Betroffenheit kann sich nur als Minderung der Lebensqualität fassen lassen. Zur Messung dieser Belastung ist in erster Linie eine Abschätzung der Beeinträchtigung der Lebensqualität (quality of life, QOL) notwendig. Es gibt verschiedene Instrumente zur Erfassung der Beeinträchtigung der Lebensqualität bei Hautkrankheiten, insbesondere der Dermatology Life Quality Index DLQI (Augustin et al. 1999a und b, 2000, Finlay 1996a, b und 1997, Finlay und Khan 1994), der auch für Kinder existiert. In Deutschland gibt es das DIELH (Deutsches Instrument zur Erfassung der Lebensqualität bei Hautkrankheiten) (Staudt et al. 2002) sowie verschiedene Instrumente für das Kindesalter.

Es ist interessant, dass die Einschränkung der Lebensqualität bei Patienten mit atopischem Ekzem in der Größenordnung – oder sogar über – der von Patienten mit Krebs, Diabetes mellitus oder Herzinfarkt liegt.

Finanzielle Aufwendungen. Dazu kommen eminente finanzielle Aufwendungen, nicht nur für Medikamente und Hilfsmittel, sondern für zahlreiche Dinge des alltäglichen Lebens, die für Betroffene nötig werden (Augustin et al. 2000, Gieler et al. 1999, Schmitt et al. 2007a). Diese direkten und indirekten Kosten können gemessen werden und laufen zu großen Summen auf, ca. 3–5 Milliarden € pro Jahr in Deutschland (Ring et al. 2010, Ehlken et al. 2005).

Dennoch wird die Krankheit von weniger Kundigen sowie von gesundheitspolitisch relevanten Stellen, wie z.B. Kostenträgern des Gesundheitswesens, nicht genügend ernst genommen.

Persönliche Belastung

Die persönliche Belastung durch ein atopisches Ekzem äußert sich in unterschiedlichen Lebensaltern verschieden.

Säuglinge können sich nur durch Wimmern und Schreien äußern. Sie lernen erst im Alter von ca. 3 Monaten sich zu kratzen, um damit dem Juckreiz zu begegnen. Die Abwesenheit von Kratzeffekten darf daher nicht dazu verleiten, auf fehlenden Juckreiz zu schließen!

Die psychologischen Folgen für das Leben, wenn ein junger Mensch nichts anderes kennt als eine überempfindliche, raue und zerstörte Hautoberfläche mit quälendem Juckreiz, sind nur zu erahnen (Borelli 1950). Das Unverständnis vieler Erwachsener mit Befehlen wie „Hör endlich auf zu kratzen!" führen zu zusätzlicher Isolation. Gefühlsschwankungen können Juckreizkrisen auslösen; das kann die Gefühlswelt eines Menschen verändern. Wut kann sich in Kratzattacken lösen. In Familien, wo dies als Waffe eingesetzt wird, kann Erziehung schwierig werden.

Bereits im *Kindergarten,* spätestens in der Schule, beginnt die Stigmatisierung, die mit entstellenden Hautkrankheiten verbunden ist; auch in unserer modernen, so aufgeklärten Gesellschaft wirken archaische Reflexe der Gleichsetzung von Hauterkrankung mit Ansteckung fort („Schickt die Haut-Bresthaften vor die Stadtmauern!"). So wurden auch in München die ersten Hautkranken am Gasteig außerhalb der Stadtmauern am rechtsseitigen Isarufer behandelt (Borelli 1995).

Schlaflosigkeit und quälender Juckreiz führen zu Konzentrationsschwächen und Leistungsminderung in der *Schule,* aber auch zu Konflikten mit dem Erziehungspersonal. Vielleicht rührt daher auch die fälschliche Gleichsetzung von „hyperaktiven" Syndromen mit allergischen Hauterkrankungen, die durch extremen Juckreiz gekennzeichnet sind. Manchmal nötige Diätvorschriften bei gleichzeitig vorliegender Nahrungsmittelallergie, die unabdingbare und zeitraubende Hautpflege und die Auswahl bestimmter Textilien und Kleidungsstücke erschweren das Leben zusätzlich.

In der *Adoleszenz* leidet der junge Mensch ganz besonders unter der Stigmatisierung, wenn die Haut nicht „glatt und rein" ist – wie von der Werbung Tag und Nacht eingeblasen – und im Gesicht rote Flecken, Schuppen und dicke Lider zu sehen sind. Diese soziale Stigmatisierung erschwert die Bildung von Freundschaften und später Partnerschaften.

Ist der Genitalbereich betroffen – was bei lichenifizierten Verlaufsformen gar nicht selten auftritt – beeinträchtigt dies die Sexualität erheblich.

Finanzielle Belastung

Internationale Zahlen. Die finanzielle Belastung ist schwer zu messen; es liegen unterschiedliche Zahlen aus verschiedenen Ländern vor. Die direkten Kosten eines atopischen Ekzems im Kindesalter wurden im Vereinigten Königreich auf 47 Mio. £/Jahr geschätzt, in den Niederlanden auf 71 Mio. €/Jahr. Indirekte Kosten wurden in den USA auf zwischen 0,9 und 3,8 Milliarden US $/Jahr geschätzt (Ellis et al. 2002). Eine Studie aus Australien kam zu jährlichen Kosten von 1140 australischen $ bei mildem Befall, bis 6999 australischen $ für Betroffene mit schwerem atopischem Ekzem (Kemp 1999).

Kosten in Deutschland. Zu den Krankheitskosten der Neurodermitis in Deutschland liegen einige Studien vor, zum Teil im Vergleich mit anderen Hautkrankheiten. Dabei werden jährliche Gesamtkosten pro Patient mit Beträgen von ca. 1600 €, welche von den Versicherungsträgern zu erstatten sind, angesetzt. Dazu kommen die vom Patienten selbst zu tragenden Kosten sowie die indirekten Kosten, was sich insgesamt auf 6200 € addiert (Tab. 1.**8**) (Ring et al. 2010).

Prozentual verteilen sich die durch die Krankheit entstehenden Kosten auf ca. 70% direkte Kosten, davon 20% für Medikamente, 35% für ambulante Behandlung, 12% für stationäre Krankenhausbehandlung, 3% für Rehabilitationsmaßnahmen. Dazu kommen ca. 30% indirekte Kosten durch Invalidität (8%) und Arbeitsunfähigkeit (22%) (Ring et al. 2010).

Tabelle 1.**8** Durchschnittliche Krankheitskosten für Patienten mit atopischem Ekzem (Quelle: Ring et al. Weißbuch 2010).

Gesetzliche Krankenversicherung (GKV)	1612,35 €
Vom Patienten	617,22 €
Summe direkte Kosten	2229,46 €
Indirekte Kosten	4257,90 €
Gesamtkosten	6487,36 €
Andere Hautkrankheiten im Vergleich:	
Psoriasis	6169,86 €
Chronische Urtikaria	4321,74 €
Akne	1342,55 €

Zusammenfassung

Das atopische Ekzem ist eine der häufigsten entzündlichen Hauterkrankungen, im Kindesalter wahrscheinlich die häufigste mit einer Prävalenz von 10–20%. Die Häufigkeit ist in den letzten Jahrzehnten dramatisch angestiegen und scheint jetzt ein Plateau erreicht zu haben. In 80% der Fälle beginnt das atopische Ekzem in der frühen Kindheit (unter 2 Jahren). In letzter Zeit werden zunehmend Fälle von Erwachsenem mit atopischem Ekzem beobachtet.
Die Neurodermitis geht für die Betroffenen, ihr Umfeld und die Gesellschaft mit einer erheblichen sozioökonomischen Belastung einher. Direkte und indirekte Kosten werden allein in Deutschland auf drei bis fünf Milliarden Euro geschätzt. Etwa 70% davon entfallen auf direkte Kosten für Medikamente, ambulante und stationäre Behandlung sowie Rehabilitation, 30% werden als „indirekte Kosten" geschätzt.

2 Klinische Symptomatik des atopischen Ekzems

Die Beschreibung der klinischen Symptomatik dieser Hauterkrankung fällt schwerer als bei anderen Dermatosen. Vielleicht war sie deshalb auch bei den großen Meistern der Morphologie unbeliebter als andere chronische Hauterkrankungen wie Psoriasis oder Lichen ruber mit klar definierten Primäreffloreszenzen und bekannten sekundären Veränderungen.

Das atopische Ekzem stellt sich oft *„verwaschen"* dar; die Unschärfe der Begrenzung der betroffenen Hautareale scheint charakteristisch für das gesamte Krankheitsbild. Schon der Ausdruck „unbefallene" Haut wird fragwürdig, wenn dermatohistologische Untersuchungen in solchen Arealen bereits minimale Zeichen von Entzündung sichtbar machen.

Die Empfänglichkeit für *Umwelteinflüsse*, insbesondere im psychosomatischen Bereich, unterstreicht die starke Veränderlichkeit der Dermatose. Juckreizkrisen können Wutanfälle auslösen, Wut kann zu anfallsartigen Kratzattacken führen. Dazu kommt, dass sich die Krankheit in unterschiedlichen Lebensaltern und an unterschiedlichen Körperregionen unterschiedlich manifestiert.

Aus logisch-didaktischen Gründen soll deshalb die Beschreibung in folgender Reihenfolge gegeben werden:

- aktuelle Krankheitssymptome
- Minimalmanifestationen
- Stigmata der atopischen Konstitution
- mögliche Komplikationen

Es muss klar sein, dass diese vier Phasen nebeneinander existieren können und über den Zeitverlauf variabel auftreten, was selbst für einige der Stigmata gilt.

2.1 Aktuelle Krankheitssymptome

Primäreffloreszenz „Juckreiz"

Dermatologen suchen bei der Beschreibung einer Hauterkrankung zunächst nach der Primäreffloreszenz. Diese wird für das atopische Ekzem unterschiedlich angegeben, wie z.B. flächiges Erythem, Papel, Seropapel. Von einigen Autoren, zurückgehend auf Jacquet (1904) und die französische Schule, wird das Symptom „Juckreiz" in den Vordergrund gestellt. Der Autor befindet sich deshalb in guter Tradition, wenn er mit Goethes Faust oder dem Johannes-Evangelium sagt: „Am Anfang war der Juckreiz!" (Rajka 1989, Ring 1982a).

Selten gelingt es, die akute Entstehung einer ekzematösen Hautveränderung bei Neurodermitis direkt zu beobachten; manchmal ist dies jedoch möglich, z.B. bei eigenen Kindern unter Provokationsbedingungen oder nahen Verwandten. Aus solchen Erfahrungen wird sichtbar, dass bei Menschen, die vorher nie oder an den beobachteten Körperarealen noch nie eine neurodermitische Hautveränderung gezeigt hatten, durch irgendwelche Bedingungen – womöglich Exposition gegenüber Allergenen oder durch psychischen Stress – plötzlich Juckreiz einsetzt, der zum immer stärker werdenden Kratzen Anlass gibt auf objektiv unveränderter Haut. Erst Stunden später sieht man dann das typische Bild eines atopischen Ekzems. Besonders häufig sind solche Phänomene an klassischen Prädilektionsstellen zu beobachten, wie z.B. Ellenbeugen, Kniekehlen oder im Augenlidbereich. Leider gibt es hierzu kaum wissenschaftliche Berichte; viele Kollegen, Eltern und Patienten bestätigen aber diese Erfahrung.

Juckreiz und charakteristische Hautveränderungen. Der Juckreiz als „dermatose invisible" ist die Primäreffloreszenz, die über die Kratzreaktion Anlass zur Entwicklung der charakteristischen Hautveränderung gibt (Abb. 2.**1**). Daneben mag es sicherlich möglich sein, dass Hautveränderungen primär entstehen, die mit starkem Juckreiz einhergehen. Die Grenzen sind fließend. Ein typisches atopisches Ekzem ohne Juckreiz ist jedenfalls – wenn nicht ausgeschlossen – so doch außerordentlich selten. Diese zentrale Bedeutung des Juckreizes für das Krankheitsbild wird von vielen berühmten Kollegen seit der französischen Schule zu Beginn des 20. Jahrhunderts ganz deutlich gesehen (Borelli und Schnyder 1962, Braun-Falco und Ring 1984, Breit 1997, Engman et al. 1936, Haxthausen 1957, Kimura und Miyazawa 1989, Rajka 1989, Ring et al. 2006, Talbot 1918).

Juckreiz ist auch das quälendste Symptom der manifesten Erkrankung, er wird häufig als „unstillbar" erlebt, führt zu Schlaflosigkeit, nächtlichen Kratzattacken mit blutiger Bettwäsche, Ohnmachtsgefühlen, da er nicht dem Willen unterworfen ist. Leider wird dieses Symptom von vielen Ärzten und der Gesellschaft häufig nicht ernst genommen, während bei der ebenfalls subjektiven Empfindung „Schmerz" alle voller Mitleid sind (Ständer und Schmelz 2006). Ich kenne jedoch Patienten, die wegen starkem Juckreiz suizidale Absichten hatten (Dieris-Hirche et al. 2009).

Der Satz „it is not the rash which itches, but the itch that rashes" (Engman et al. 1936) deutet darauf hin, dass alle anderen klinischen Symptome lediglich Folge des Kratzens sind. Dies hat man sich vor 80 Jahren in ziemlich brutalen therapeutischen Maßnahmen zunutze gemacht, indem man die Kinder im Bett festband oder Teile der Extremitäten eingipste. Tatsächlich verschwanden die Läsionen in den „unzugänglichen" Haut-

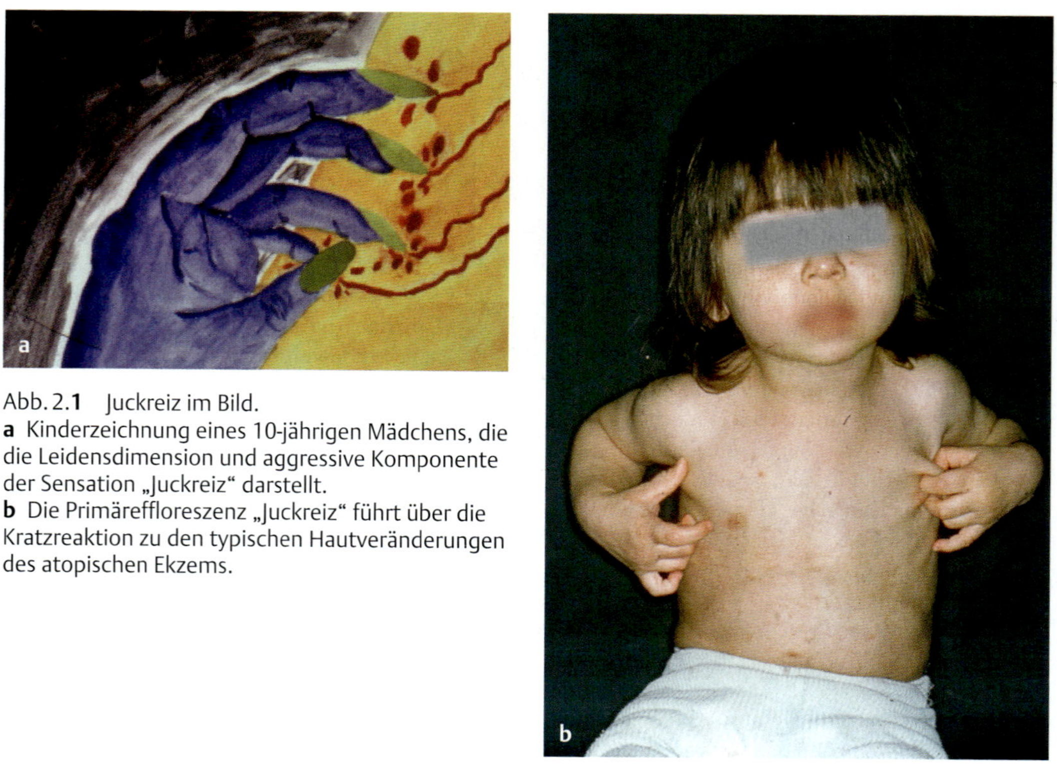

Abb. 2.**1** Juckreiz im Bild.
a Kinderzeichnung eines 10-jährigen Mädchens, die die Leidensdimension und aggressive Komponente der Sensation „Juckreiz" darstellt.
b Die Primäreffloreszenz „Juckreiz" führt über die Kratzreaktion zu den typischen Hautveränderungen des atopischen Ekzems.

arealen schneller. Pathophysiologisch deutet dies auf die Freisetzung entzündungsfördernder Substanzen durch den Kratzvorgang hin (s. Kapitel 3 „Pathophysiologie"). Heute steht therapeutisch die Juckreizstillung, aber auch die Prävention von direkten Kratzeffekten durch z. B. Schlauchverbände im Vordergrund (s. Kapitel 5 „Spezielle Therapieoptionen").

Infiltrierte Erytheme

Bei leichten Verlaufsformen oder am Beginn eines Schubes sind häufig flache, leicht infiltrierte Erytheme zu beobachten, die wenig sichtbare epidermale Beteiligung aufweisen und manchmal im weiteren Verlauf exkoriiert werden und in nässende krustige Areale übergehen (Abb. 2.**2**).

In der Schweregradeinteilung des SCORAD (s. Abschnitt „Beurteilung des Schweregrads", S. 64) finden sich diese unter den Kriterien „Erythem", „Ödem/Papelbildung", aber auch unter leichten Formen von „Lichenifikation".

Es ist wichtig, darauf hinzuweisen, dass es diese Manifestationsform gibt, da sie in den klassischen Textbüchern nur wenig Erwähnung findet.

Erosiv, flächig exkoriierte Erytheme

Besonders im Kindesalter entstehen flächige, z. T. punktförmig erosive oder exkoriierte erythematöse Hautveränderungen mit leichter Schuppung, die mit starkem Juckreiz einhergehen (Abb. 2.**3**). Histologisch sind es diese Läsionen, die auch spongiotische Veränderungen in der Epidermis

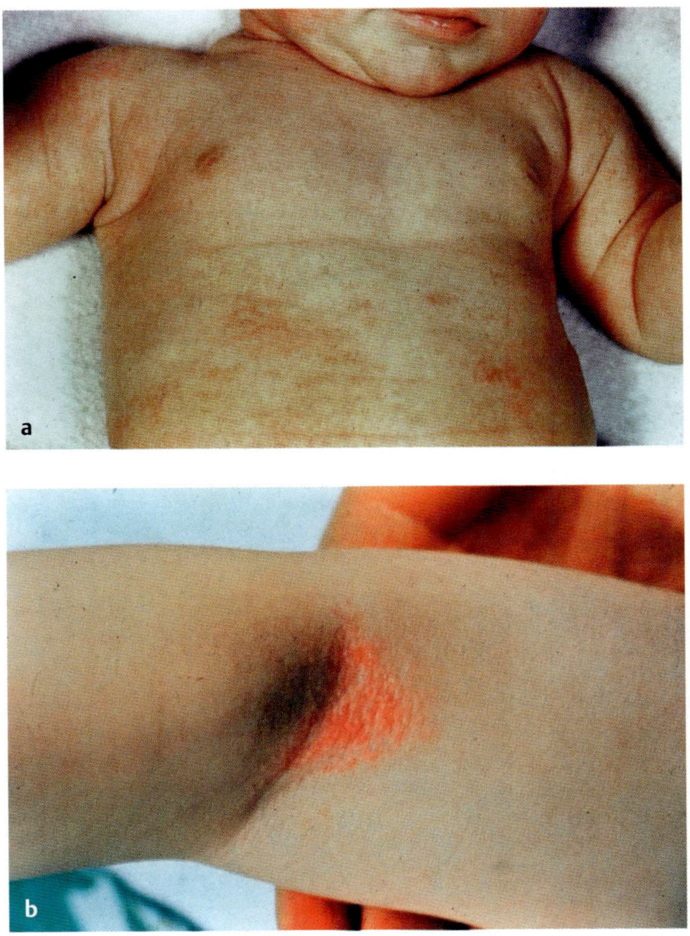

Abb. 2.**2** Infiltriertes Erythem.
a Am Oberkörper bei einem Säugling.
b In der Ellenbeuge bei einem einjährigen Kind.

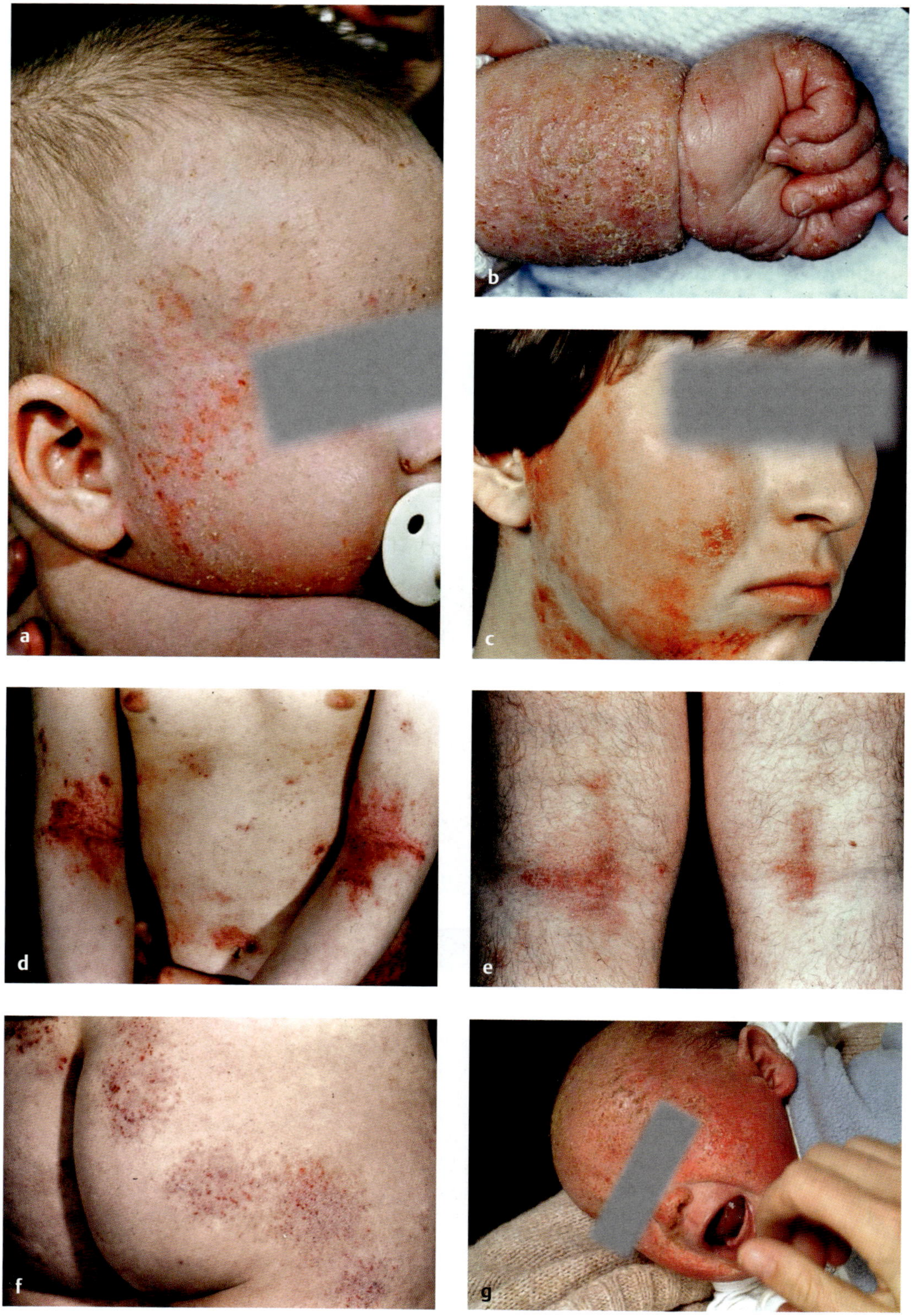
a
b
c
d
e
f
g

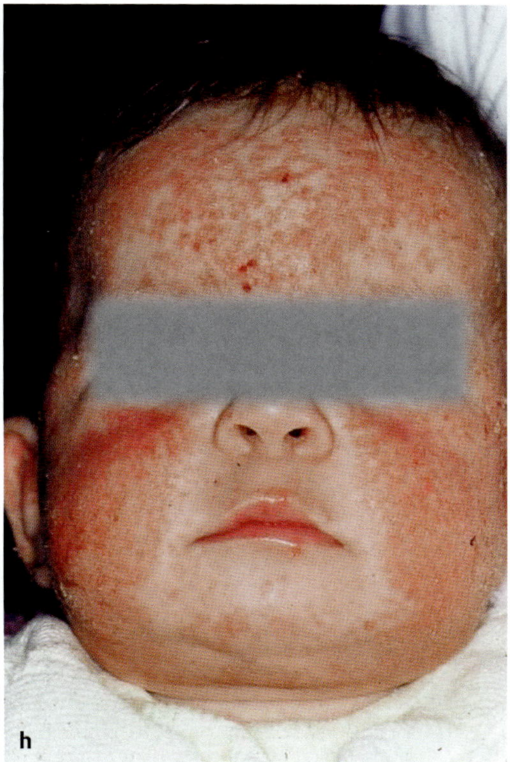

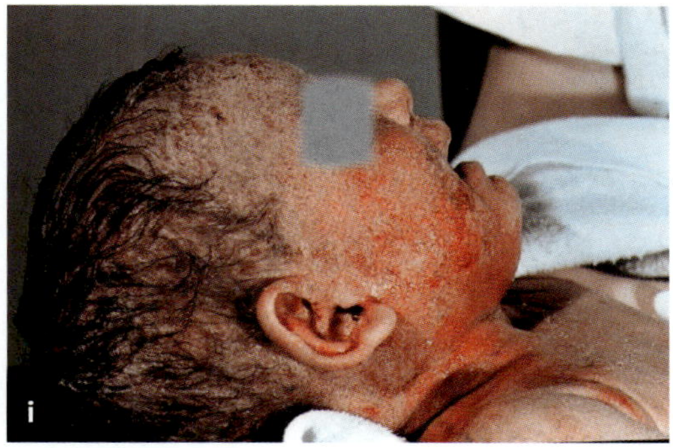

Abb. 2.**3** Erosiv, flächig exkoriierte Ekzemherde bei atopischem Ekzem.
a Gesichtsekzem bei einem Säugling.
b Schuppendes, flächiges Hand- und Unterarmekzem bei einem Säugling.
c Flächige erythematöse Exkoriationen im Gesicht.
d Ausgeprägte erythematöse Beugeekzeme der Ellenbeugen.
e Punktförmig erosive und exkoriierte Hautveränderungen in den Kniekehlen.
f Flächige, teils nummulär wirkende Erytheme mit punktförmigen Erosionen am Gesäß.
g Massives Gesichtsekzem bei einem Säugling.
h Gesichtsekzem bei einem Säugling.
i Ausgeprägtes Gesichtsekzem bei einem Kleinkind.

zeigen. Deshalb wurde dieses Bild auch häufig als „ekzematöse Verlaufsform“ im engeren Sinne dieser Erkrankung beschrieben. Dies hat auch zur Unzufriedenheit mit dem Namen „Ekzem“ für diese Erkrankung geführt, weswegen der weiter gefasste und eigentlich nur unschärfere Begriff „Dermatitis“ bevorzugt wurde. In der weiteren Ekzem-Definition (s. Abschnitt „Diagnostische Kriterien und Schweregraderfassung“, S. 62) wird jedoch ganz klar, dass in der örtlich und im zeitlichen Ablauf sich darstellenden Polymorphie des Ekzems durchaus auch andere Morphen wie z. B. Lichenifikation, pruriginöse exkoriierte Papeln etc. auftreten können.

Inwieweit den stärker nässenden und krustigen Hautveränderungen bei vielen Kindern eine Superinfektion, wie z. B. mit Staphylokokken zugrunde liegt, bleibt offen (s. Abschnitt „Komplikationen“, S. 56).

Diese Morphologie findet sich auch bei manchmal umschrieben auftretenden Hautveränderungen mit münzförmigen Läsionen („nummuläre Variante“, s. S. 37). Inwieweit das nummuläre Ekzem bei Kindern eine eigene Entität darstellt, bleibt ungeklärt.

Lichenifizierung

Je chronischer die Hautveränderungen werden, desto stärker neigen sie zur Lichenifizierung. Darunter versteht man eine Vergröberung der Hautfelderung bei insgesamt verdickter Haut mit rötlich-livider Farbe. Diese Hautveränderungen treten besonders an den großen Beugen (Ellenbeugen, Kniekehlen etc.) auf, aber auch als große Plaques an Handrücken und Fußrücken. Auch sie stellen wahrscheinlich eine Folge lang andauernden und intensiven Kratzens dar (Abb. 2.**4**).

Inwieweit die Entität des Lichen simplex chronicus (Vidal) oder der zirkumskripten Neurodermitis tatsächlich als Untergruppe im Sinne einer lokalisierten Variante eines atopischen Ekzems aufgefasst werden kann, bleibt offen.

Dass Lichenifizierung tatsächlich durch Kratzen erzeugt werden kann, konnten die klassischen

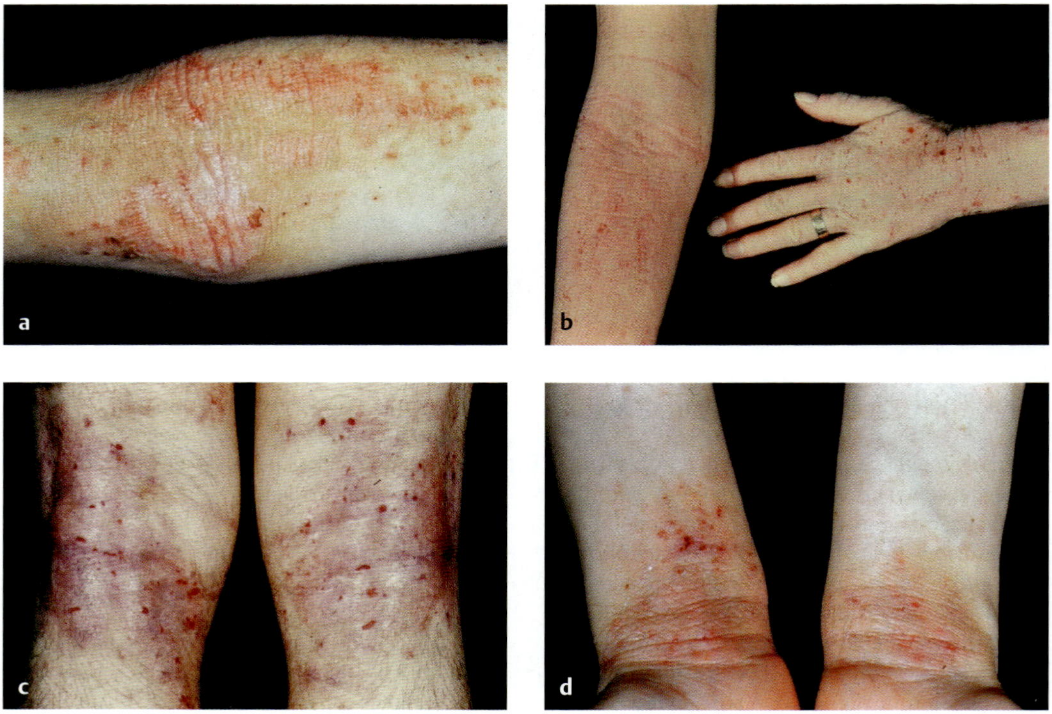

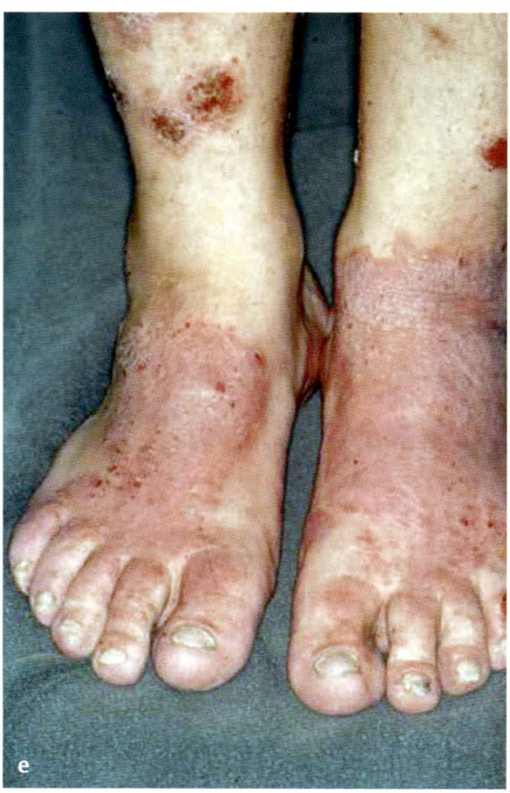

Abb. 2.**4** Lichenifikation bei chronischem atopischem Ekzem.

a Lichenifiziertes Beugeekzem in der Ellenbeuge.

b Lichenifiziertes Beugeekzem und Handrückenekzem.

c Lichenifiziertes Ekzem im Bereich der Kniekehlen.

d Lichenifizierte Hautareale im Bereich der Handgelenke.

e Großflächige Lichenifikationen auf dem Fußrücken bei einem erwachsenen Patienten mit atopischem Ekzem.

Experimente zeigen, die mithilfe einer Kratzmaschine, die mit einem Druck von 75 g über die Haut fuhr, nach 60–90 Stunden eine Lichenifikation erzeugen konnten (Goldblum und Piper 1954).

Prurigo-Form des atopischen Ekzems

Bei starker follikulärer Betonung und stark chronischem Verlauf, insbesondere im Erwachsenenalter, wird eine Variante beobachtet, deren einzelne Morphen im Wesentlichen einer Prurigo entsprechen, d.h. relativ scharf begrenzte, stark juckende Papeln bis Knoten von 0,5–3 mm Durchmesser und zentraler Exkoriation und Verkrustung. Diese Variante lag wahrscheinlich der Bezeichnung von Besnier zugrunde („Prurigo Besnier") und findet sich besonders häufig bei ganz schweren Verlaufsformen im Erwachsenenalter (Abb. 2.**5**).

2.2 Minimalmanifestationen

Das atopische Ekzem kann sich im Verlauf wechselnd und an besonderen Lokalisationen in besonderer Morphologie manifestieren. An bestimmten Lokalisationen sind sog. Minimalmanifestationen typisch, die häufig allein, manchmal in Kombination mit anderen Hautveränderungen, auftreten (Herzberg 1973). Dabei kann auch die Betroffenheit sehr kleiner Hautareale zu schweren Beeinträchtigungen des Wohlbefindens führen.

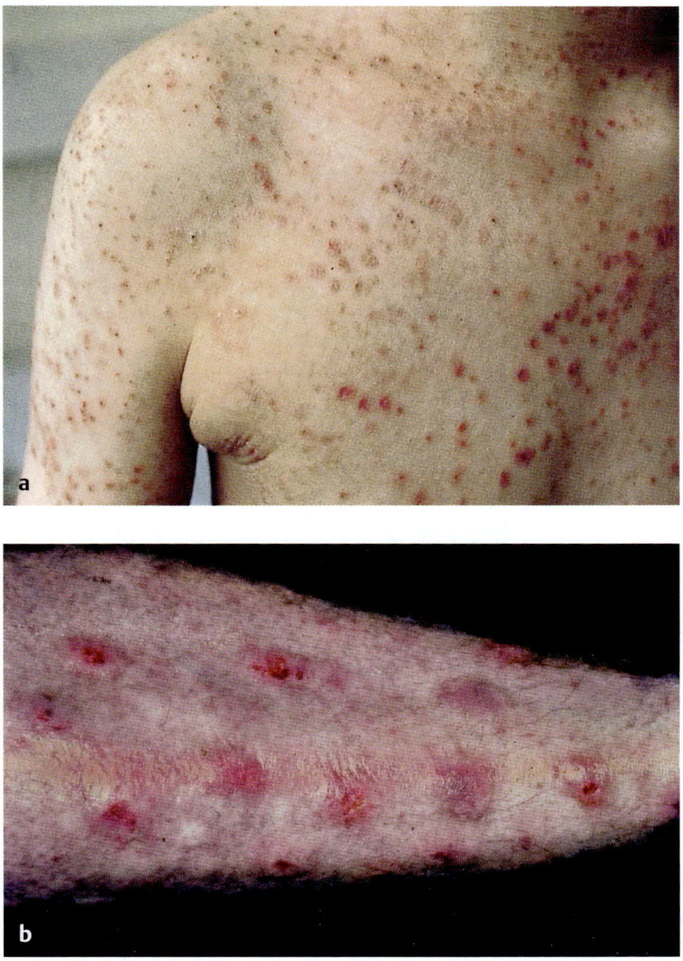

Abb. 2.**5** Prurigo-Form des atopischen Ekzems.
a Stark juckende exkoriierte Papeln am Oberkörper.
b Zentral exkoriierte und verkrustete Papeln und Knoten bei einem 17-jährigen Mädchen mit schwerem atopischem Ekzem.

Minimalmanifestationen im Kopfbereich

Lidekzem

Manchmal sind lediglich die Augenlider betroffen, insbesondere bei durch Aeroallergene induzierten, manchmal auch bei nahrungsmittelassoziierten Reaktionsformen. Je chronischer der Verlauf, desto schwieriger die Behandlung. Bereits leichte Berührung verstärkt den Juckreiz. Durch den Juck-Kratz-Reflex entsteht ein Circulus vitiosus mit weiterer Verschlechterung (Abb. 2.**6**).

Cheilitis sicca und Perlèche

Trockene Lippen, manchmal mit medianer Unterlippenrhagade, sind ein charakteristisches Zeichen des atopischen Ekzems (Abb. 2.**7**), die oft mit Einrissen an den lateralen Mundwinkeln (Perlèche) und entsprechender Superinfektion (Candida) einhergehen (Temime und Oddozze 1970). Gelegentlich findet sich um den Lippenrand herum ein ziemlich scharf begrenztes irritatives Ekzem durch vermehrtes Lippenlecken (Lippenleckekzem) (Abb. 2.**8**), beim Säugling häufig auch als Lutsch- oder Saugekzem mit perioraler entzündlicher Reaktion.

Infranasale Erosion

Häufig bei gleichzeitig vorliegender allergischer Rhinokonjunktivitis und chronischer Sekretion bzw. nasalem Juckreiz kommt es zur Ausbildung von Rötungen und Rhagaden am Naseneingang.

Infraaurikuläre Rhagaden

Sehr häufig sind kleine Einrisse am Ansatz des Ohrläppchens, die sich manchmal superinfizieren. Inwieweit Kleidungsgewohnheiten, wie wir sie beim schnellen Ausziehen eines T-Shirts durch die Mutter häufig beobachten, zu diesen Einrissen unter dem Ohrläppchen beitragen, ist die Frage (Abb. 2.**9**).

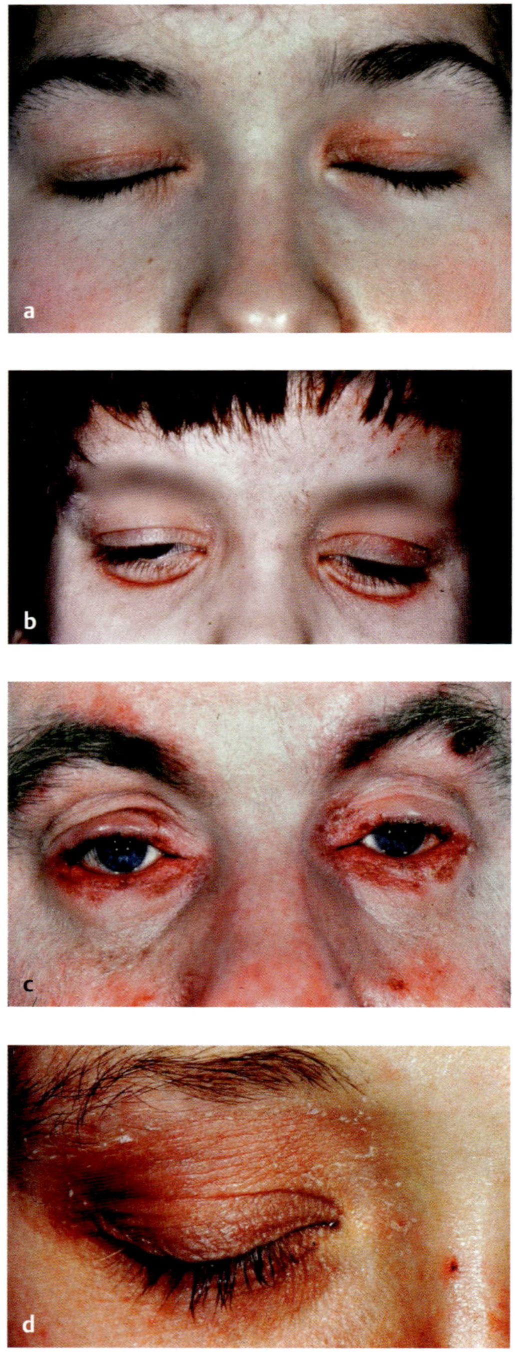

Abb. 2.**6** Lidekzeme bei Neurodermitis.
a Oberlidekzeme.
b Lidekzem mit ödematöser Schwellung.
c Ausgeprägtes Lidekzem mit Betonung der Unterlider.
d Massives Oberlidekzem.

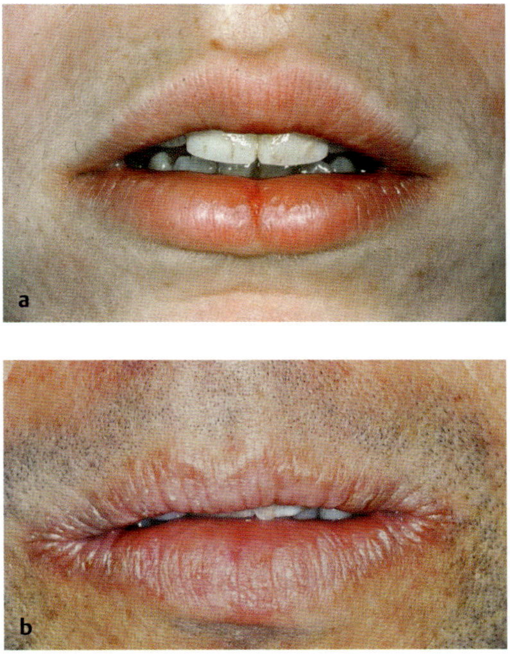

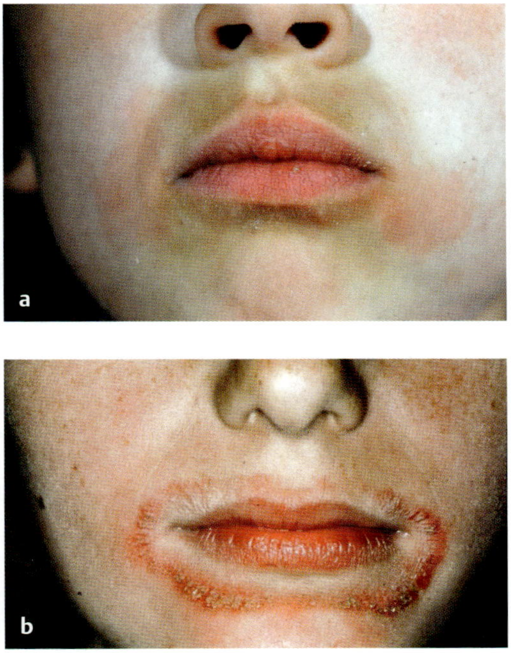

Abb. 2.**7** Trockene Lippen.
a Cheilitis sicca mit medianer Unterlippenrhagade.
b Cheilitis sicca bei einem erwachsenen Patienten mit atopischem Ekzem.

Abb. 2.**8** Lippenleckekzeme.
a Lippenleckekzem mit Hyperpigmentierung.
b Scharf begrenztes ringförmiges Lippenleckekzem und Cheilitis sicca.

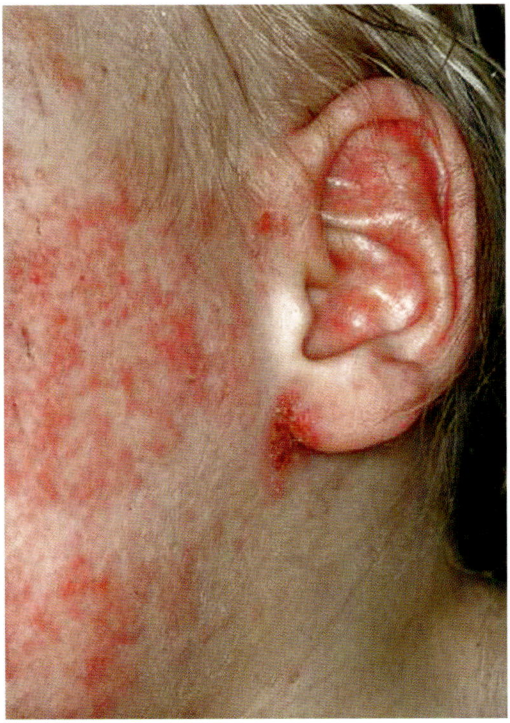

Abb. 2.**9** Infraaurikuläre Rhagade.

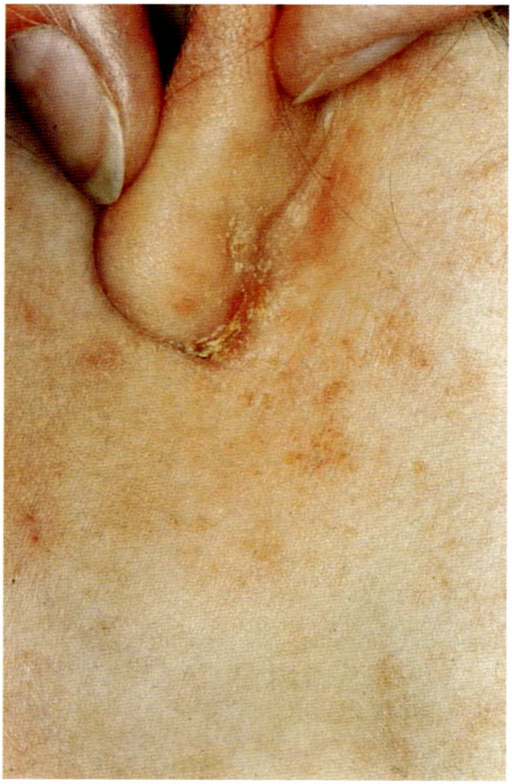

Abb. 2.**10** Retroaurikuläre Rhagade bei atopischem Ekzem.

Retroaurikuläre Intertrigo

Ähnlich finden sich hinter dem Ohr häufig Zeichen einer nässenden Intertrigo (Abb. 2.**10**).

Exkoriationen im Capillitium

Gelegentlich finden sich im behaarten Kopfbereich stark juckende Krusten und exkoriierte Areale als ausschließliche Manifestationsform des atopischen Ekzems, die früher auch als „neurotische Exkoriationen" bezeichnet wurden.

Minimalmanifestationen an Extremitäten und Rumpf

Finger- und Zehenkuppenekzeme

Besonders im Winter und bei Kleinkindern beobachtet man trockene Finger- bzw. Zehenkuppenekzeme (Pulpitis sicca), von Möller als „atopic winter feet" bezeichnet (Möller 1972), die häufig als Pilzerkrankung missdeutet werden. Manchmal erinnern sie an Dyshidrosis lamellosa sicca (Abb. 2.**11**).

Nagelbetroffenheit

Durch starke Ekzeme an den Fingern kann das Nagelwachstum bei Matrixbefall mit entsprechenden Querfurchen beeinträchtigt sein (Abb. 2.**12a**). Nicht selten besteht auch eine Paronychie auf dem Boden eines atopischen Ekzems mit oder ohne Superinfektion (Abb. 2.**12b**).

Als Minimalmanifestation kann auch eine verstärkte Entzündungsbereitschaft mit Betroffenheit des Eponychiums bis zum spontanen Verlust durch Abschuppen des Eponychiums als „Epionychitis sicca" (Ring 2005) beobachtet werden.

Die Inspektion der Nägel verrät auch viel über das Kratzverhalten (z. B. Krusten subungual, Glanznägel bei Scheuern) (Abb. 2.**13**).

Juvenile Plantardermatose

Eine schmerzhafte Variante des atopischen Ekzems wird an den Sohlen und seitlichen Partien der Füße mit Erythem, Hyperkeratose und Rhagadenentwicklung beobachtet, die nicht durch Kontaktallergie gegen Schuh- oder Kleidungsmaterial erklärt werden kann (Mackie und Husain 1976, Verbow 1989).

Mammillenekzem

Das Mammillenekzem kann bei Atopikern eine äußerst hartnäckige und ausschließlich diese Region betreffende Verlaufsform darstellen (Abb. 2.**14**).

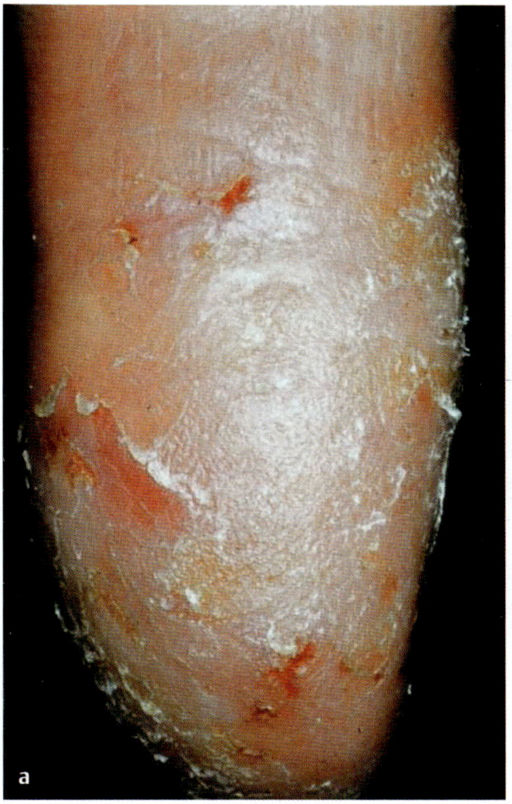

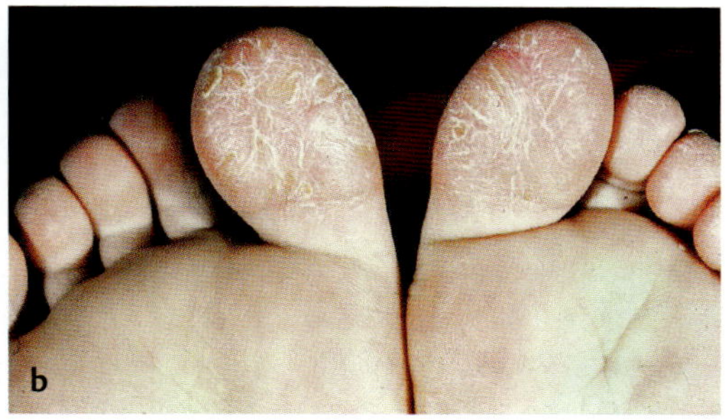

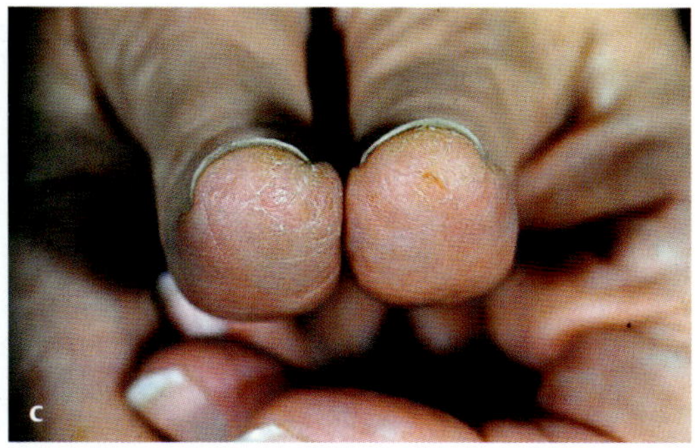

Abb. 2.**11** Finger- und Zehenkuppenekzeme.
a Trockenes Fingerkuppenekzem.
b Pulpitis sicca bei atopischem Fußekzem („atopic winter feet").
c Schmerzhaftes Daumenkuppenekzem.

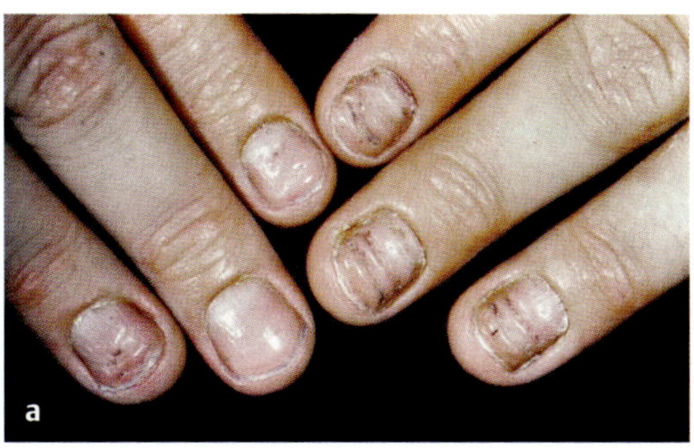

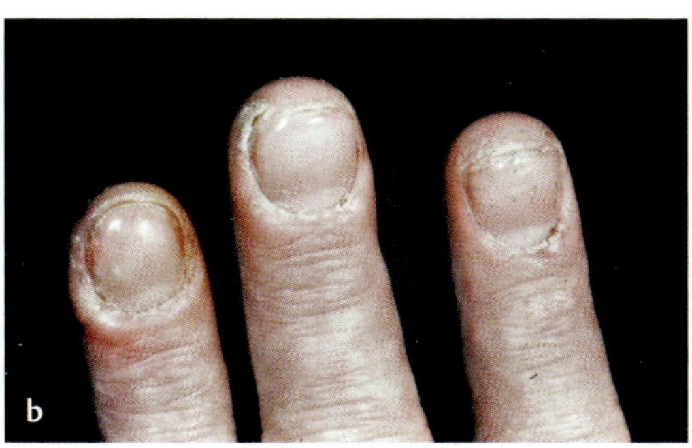

Abb. 2.**12** Nagelbeteiligung bei atopischem Ekzem.
a „Ekzemnägel" mit verstärkten Querfurchen als Ausdruck einer Nagelwachstumsstörung in der Matrix.
b Paronychie bei atopischem Ekzem.

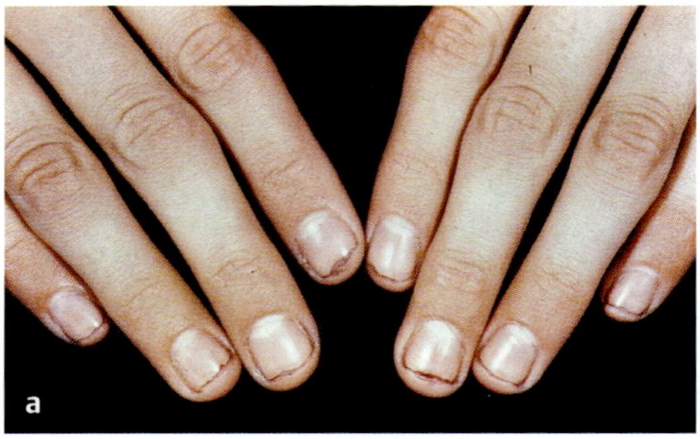

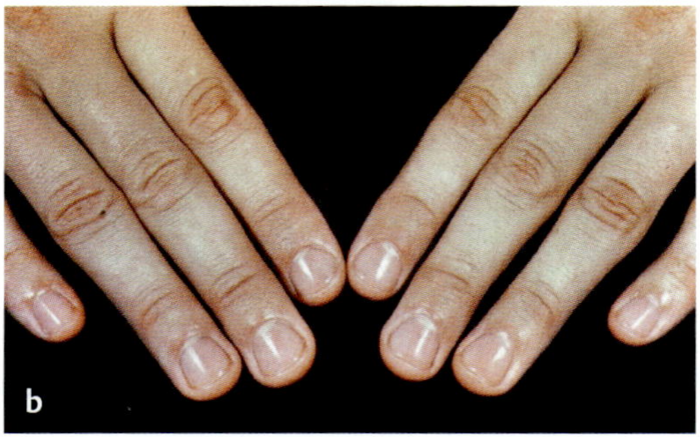

Abb. 2.**13** Die Inspektion der Nägel erlaubt Rückschlüsse auf das Kratzverhalten.
a Unter der Nagelplatte befinden sich Blutspuren.
b Glanznägel von scheuerndem Kratzen.

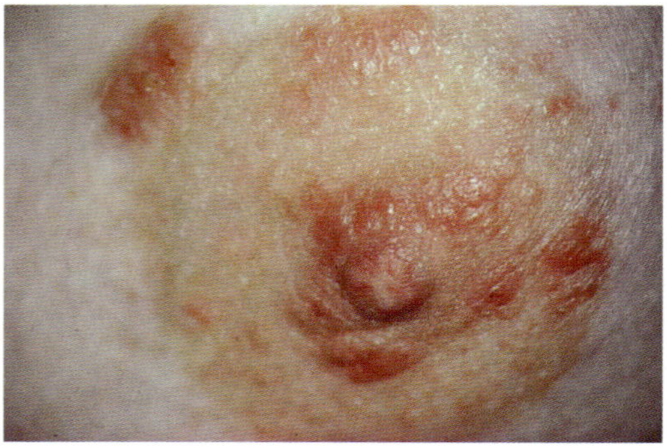

Abb. 2.**14** Mamillenekzem bei atopischem Ekzem (bei einseitigem Befall immer an Differenzialdiagnose Scabies oder bei Erwachsenen an Morbus Paget denken).

Lokalisierte Genitalekzeme

Ähnliches gilt für die ausschließliche Betroffenheit der Genitalregion als Vulva- oder Skrotalekzem mit stark lichenifizierten Varianten bei Erwachsenen und starker psychischer Beeinträchtigung (Abb. 2.**15**).

Pityriasis alba

Das Auftreten von weißlichen, leicht schuppenden, relativ scharf begrenzten Flecken, insbesondere in den lichtexponierten Hautarealen während der Sommerzeit wird als Pityriasis alba bezeichnet und von vielen Patienten als sehr entstellend empfunden (Watkins 1961). Zugrunde liegt wahrscheinlich eine minimale Entzündung mit oberflächlicher weißlicher Schuppung (Abb. 2.**16**).

Varianten und Sonderformen

Papulöse Form des atopischen Ekzems (Dermatitis papulosa juvenilis)

Diese Sonderform des atopischen Ekzems geht mit Entwicklung ausschließlich feiner papulöser Veränderungen einher, die manchmal hypopigmentiert und häufig an den Streckseiten lokalisiert im Kindes- und Jugendalter auftreten (Bork und Hoede 1978, Fölster-Holst et al. 1996). Sie wurden unter verschiedenen Bezeichnungen beschrieben: „Summertime pityriasis of the elbow and knee", „dermatite du tobogan", „sandbox dermatitis", „frictional lichenoid eruption" und „recurrent papular eruption of childhood" (Dupré et al. 1974). Oft treten die Erscheinungen besonders im Frühjahr und Sommer auf und sind mit Pollenflug assoziiert. Auch mechanische Komponenten (Reibung) und Lichtempfindlichkeit werden ursächlich diskutiert.

Follikuläre Variante des atopischen Ekzems (Patchy pityriasiforme lichenoid eczema)

Bei dem von Kitamura, Takahashi und Sasagawa in Japan 1950 (Kitamura et al. 1950, Sasagawa 1967, Wüthrich und Schnyder 1981) zuerst beschriebenen Krankheitsbild sieht man plaqueförmige, lichenoide, schuppende, leicht trocken wirkende Hautveränderungen bei Kindern, die follikulär betont häufig an den Streckseiten auftreten und zum Teil einen „gänsehautartigen"

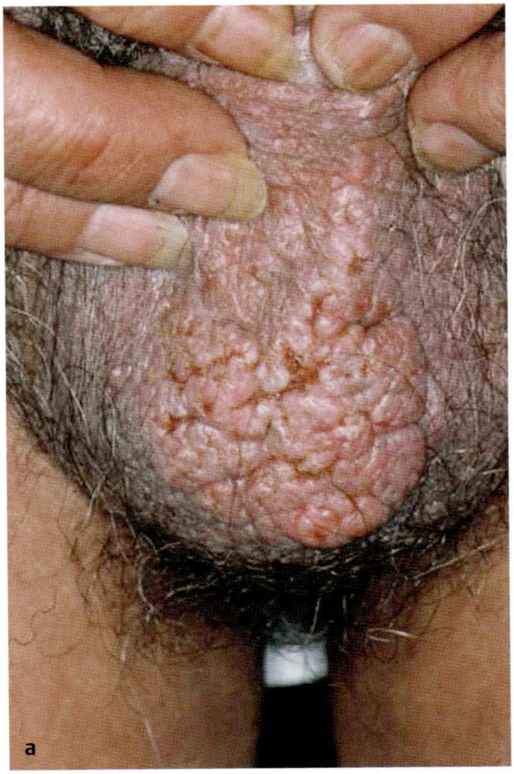

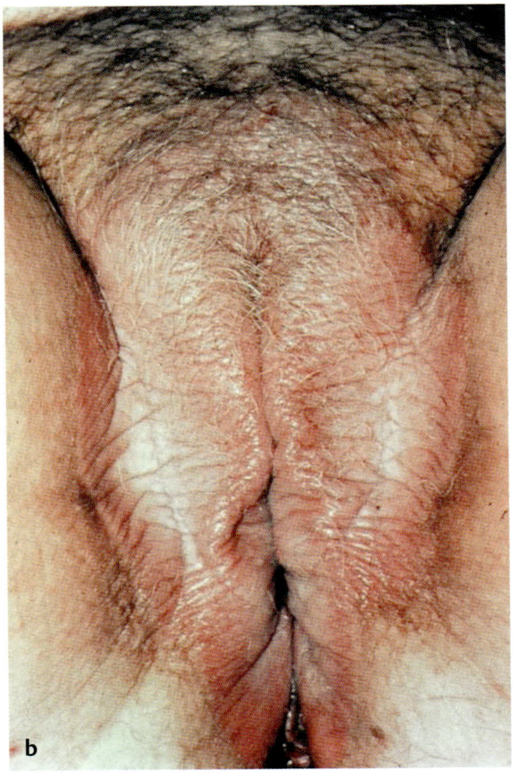

Abb. 2.**15** Atopisches Ekzem im Genitalbereich.
a Chronisches Skrotalekzem. **b** Chronisches Vulvaekzem.

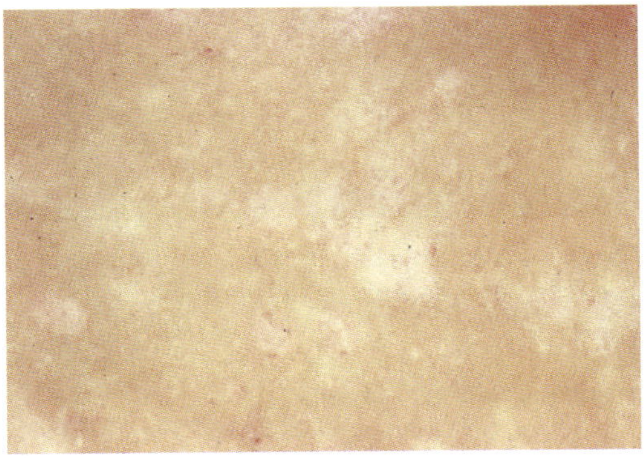

Abb. 2.**16** Pityriasis alba bei atopischem Ekzem.

Aspekt aufweisen. Diese Variante tritt bevorzugt im Winter auf und zeigt Besserung im Sommer (Abb. 2.**17**).

Differenzialdiagnostisch abzugrenzen sind andere follikuläre Dermatosen wie Lichen nitidus, Gianotti-Crosti-Syndrom oder follikuläre Hyperkeratosen bei bestimmten Ichthyosen.

Nummuläre Variante des atopischen Ekzems

Insbesondere im Kindesalter treten nummuläre Ekzeme mit scharf begrenzten, münzförmigen erythematösen Hautveränderungen auf, die z. T. schuppen und exkoriiert sind. Besonders häufig sind die unteren Extremitäten betroffen, aber auch Arme und Stamm.

Während beim Erwachsenen die Beziehung des nummulären Ekzems zur Atopie unklar ist, stellen nach Meinung des Autors die kindlichen Fälle von nummulärem Ekzem zum größten Teil eine besondere Manifestationsform des atopischen Ekzems dar (Abb. 2.**18**).

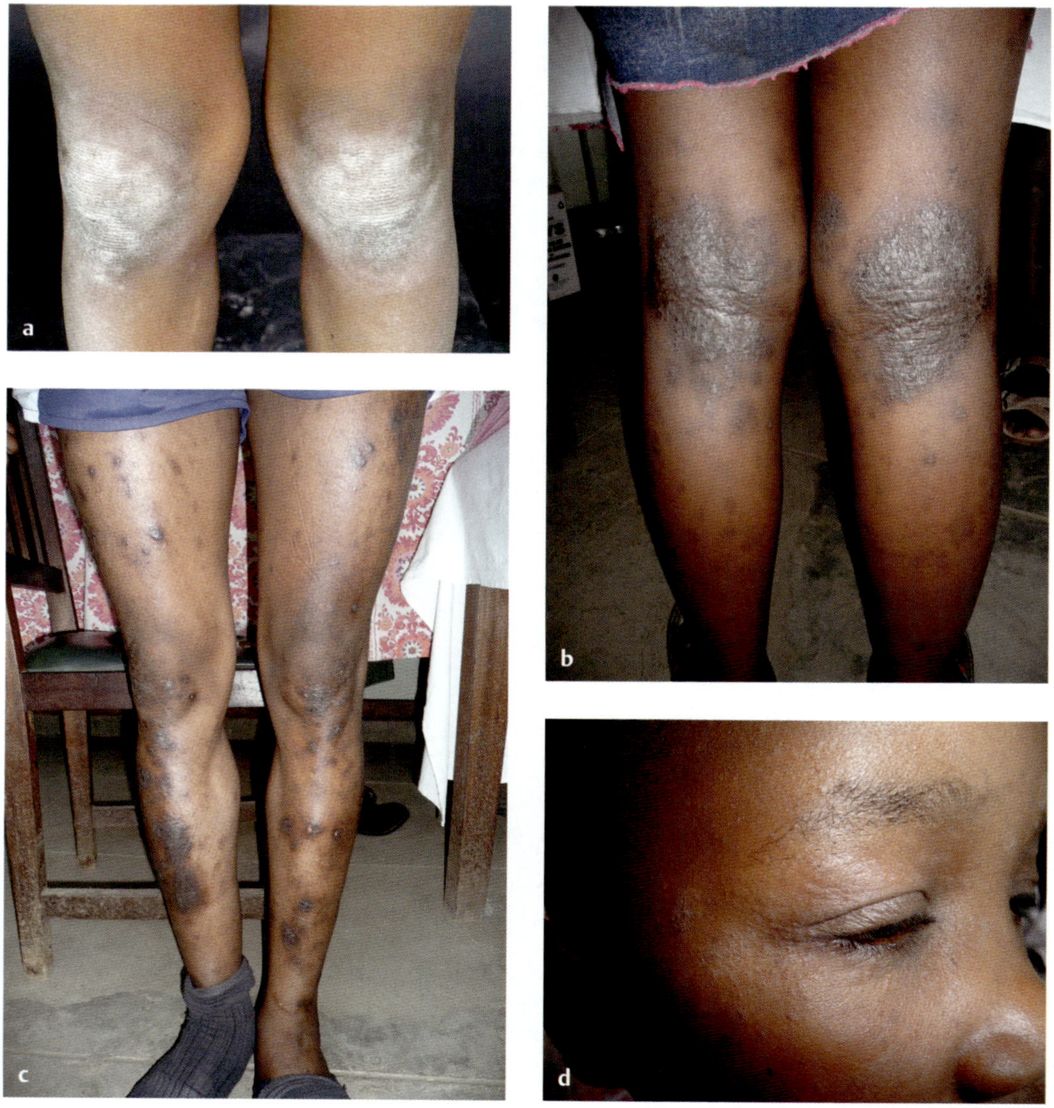

Abb. 2.**17** „Patchy pityriasiforme lichenoid eczema" als besondere Variante des atopischen Ekzems über den Streckseiten der Gelenke. Diese Hautveränderungen werden besonders häufig bei dunkelhäutigen Menschen beobachtet.

a Lichenoide Papeln und Plaques an den Kniestreckseiten.

b Atopisches Ekzem der Kniekehlen bei einem afrikanischen Patienten aus Tansania.

c Atopisches Ekzem (nummuläres Befallsmuster) an beiden Beinen bei einem afrikanischen Patienten aus Tansania.

d Gesichtsekzem bei einem afrikanischen Kind (mit freundlicher Genehmigung von P. Schmid-Grendelmeier).

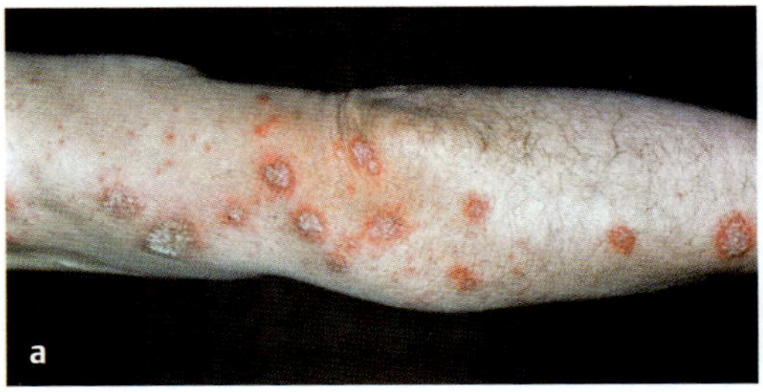

Abb. 2.**18** Nummuläre Variante des atopischen Ekzems.
a Schuppende münzförmige Herde bei nummulärem atopischem Ekzem.
b Nummuläres Ekzem der Beine bei atopischem Ekzem.
c Scharf markiertes ausgeprägtes atopisches Ekzem mit nummulärer Ausprägung.

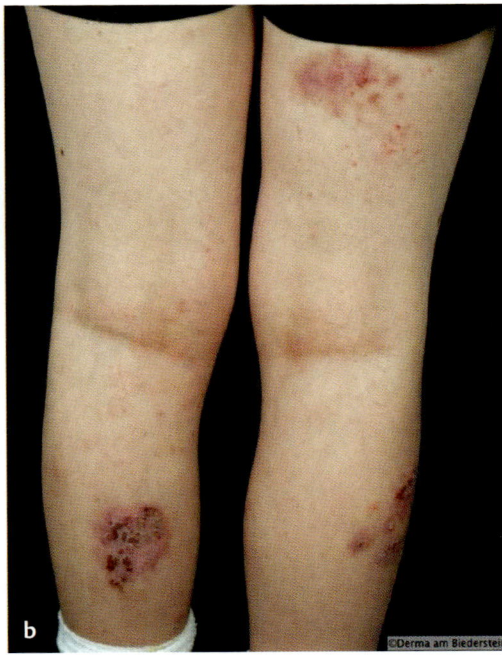

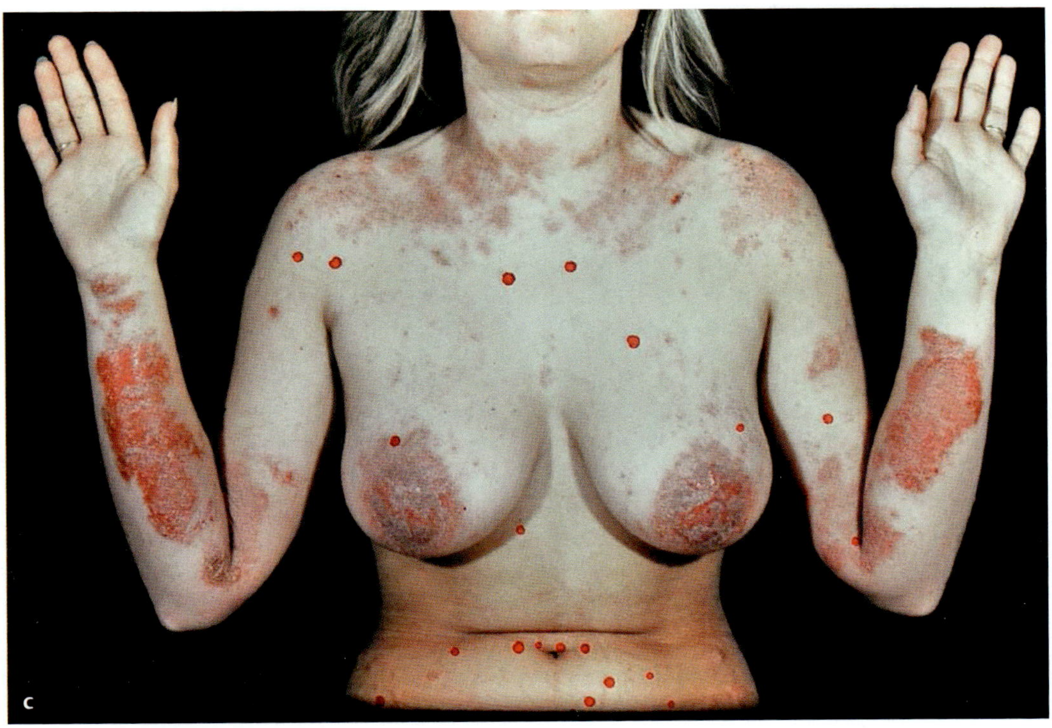

Besonderheiten im Säuglingsalter

Das atopische Ekzem beginnt meist gegen Ende des ersten Trimenons und erfasst dann Gesicht und Streckseiten; häufig ist der sog. Milchschorf das erste Erscheinungsbild (Abb. 2.**19**).

Im Windelbereich stellen sich zahlreiche Differenzialdiagnosen zum atopischen Ekzem, wobei besonders auffällt, dass der Windelbereich selbst beim atopischen Ekzem häufig nicht betroffen ist (s. Abschnitt „Differenzialdiagnosen", Kapitel 2.4).

Besondere Lokalisationen

Gesicht. Bei zahlreichen Patienten ist ausschließlich die Gesichtsregion betroffen (Abb. 2.**20**).

Halsregion. Bei vielen Patienten ist neben dem Gesicht auch besonders die Halsregion betroffen, die ja ebenfalls eine große Beuge darstellt (Abb. 2.**21**).

Bei chronischen Ekzemen kann im Sinne einer postinflammatorischen Hyperpigmentierung auch bei Abwesenheit von Symptomen das sog. Bild des „Dirty Neck" entstehen (Colver et al. 1987) (Abb. 2.**22**).

Handekzem. Oftmals sind bevorzugt Hände und Füße vom atopischen Ekzem betroffen, mit und ohne gleichzeitig vorliegende Kontaktallergie. Die Manifestationsformen reichen von schuppenden Ekzemen über extrem trockene chronische Effloreszenzen mit Lichenifikation bis zu Dyshydrosis und erosiv krustigen Verlaufsformen bzw. hyperkeratotisch-rhagadiformen Aspekten (Abb. 2.**23**). Häufig sind auch die Nägel mit betroffen (Abb. 2.**24**).

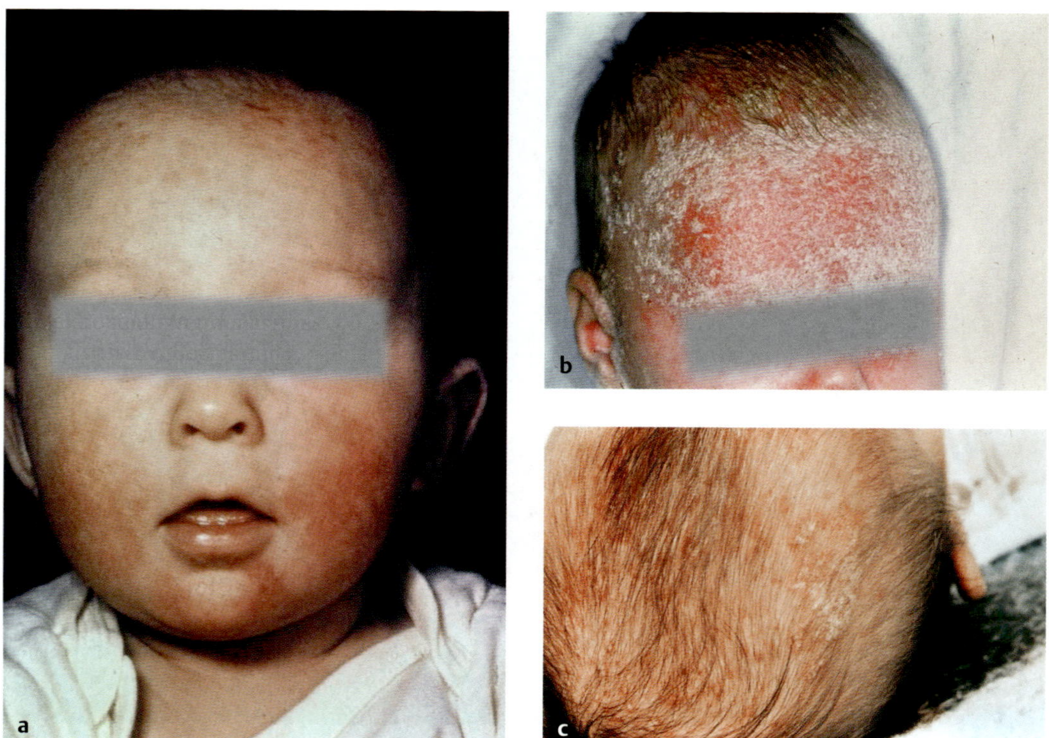

Abb. 2.**19** Atopisches Ekzem im Säuglingsalter.
a Gesichtsekzem im Säuglingsalter. **b** Milchschorf („Crusta lactea", erinnernd an angebrannte Milch in der Pfanne). **c** Milchschorf im Bereich der Kopfhaut.

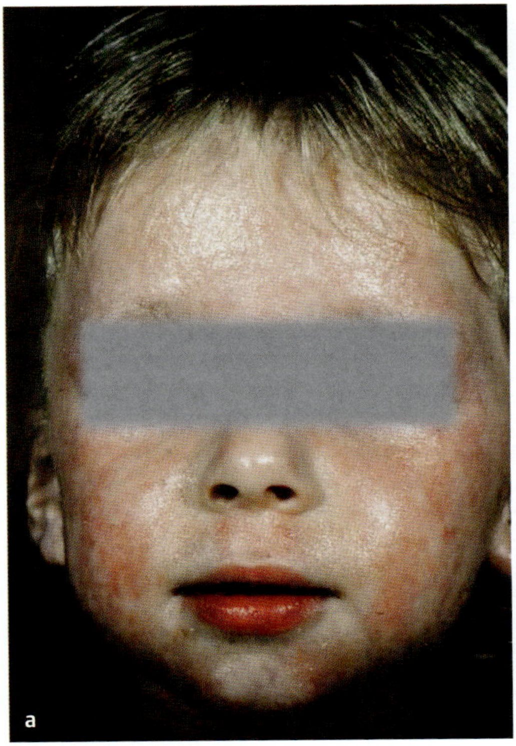

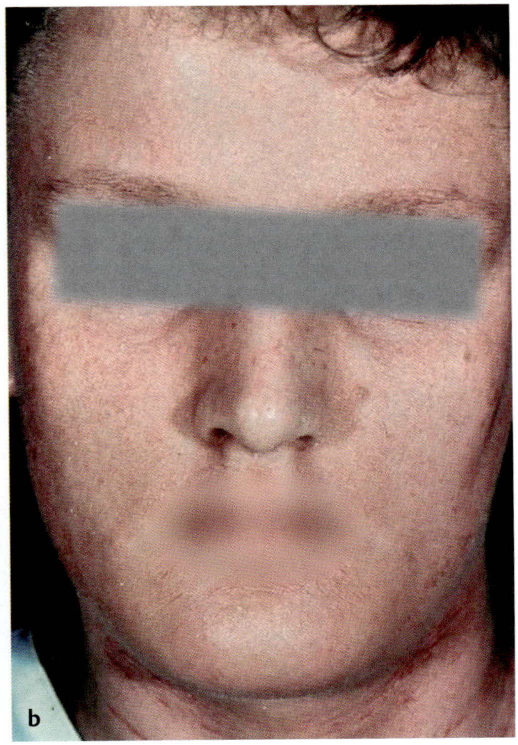

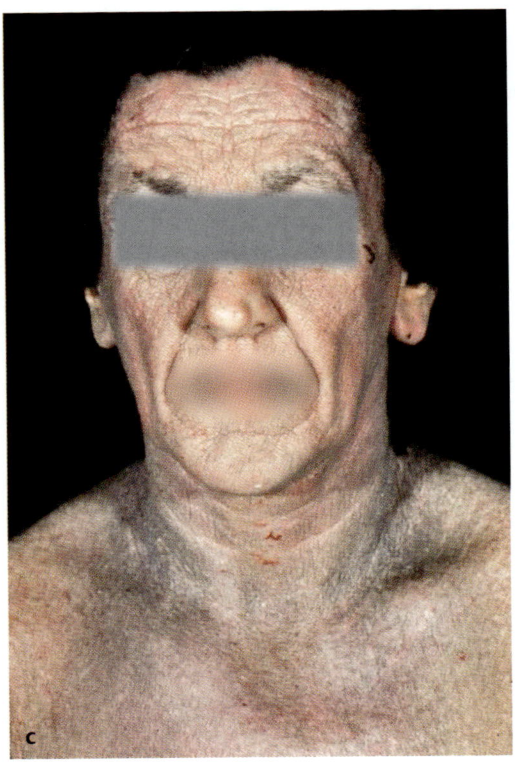

Abb. 2.**20** Atopisches Ekzem der Gesichtsregion.

a Im Kindesalter.

b Im Erwachsenenalter.

c Ausgeprägtes atopisches Ekzem des Gesichts mit Lichenifikation.

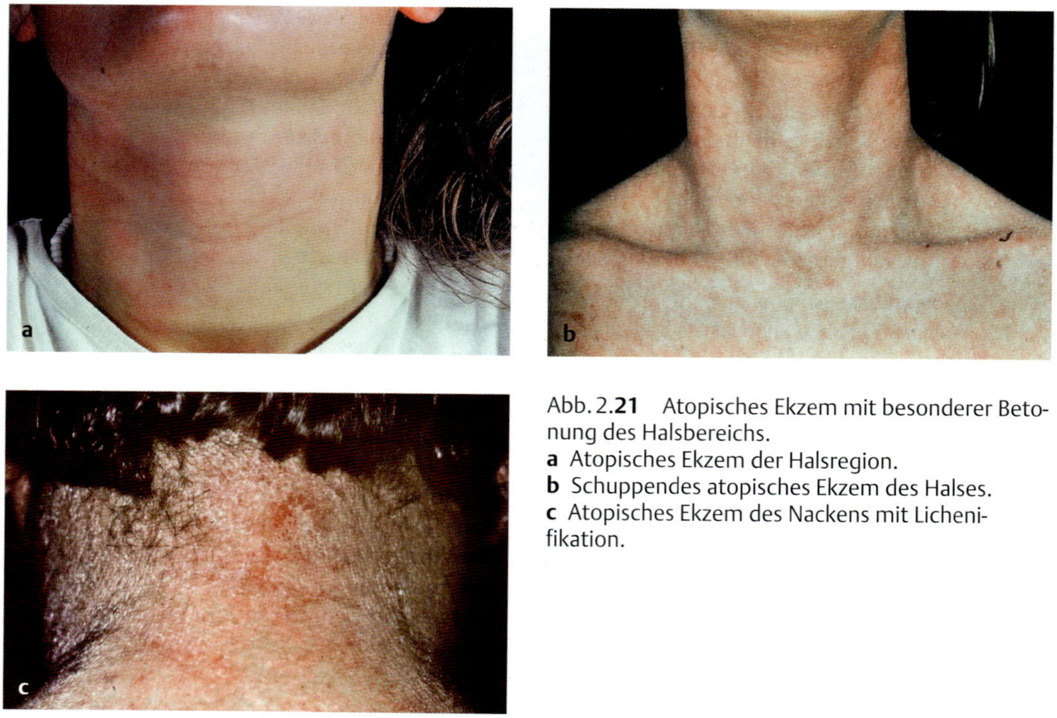

Abb. 2.**21** Atopisches Ekzem mit besonderer Betonung des Halsbereichs.
a Atopisches Ekzem der Halsregion.
b Schuppendes atopisches Ekzem des Halses.
c Atopisches Ekzem des Nackens mit Lichenifikation.

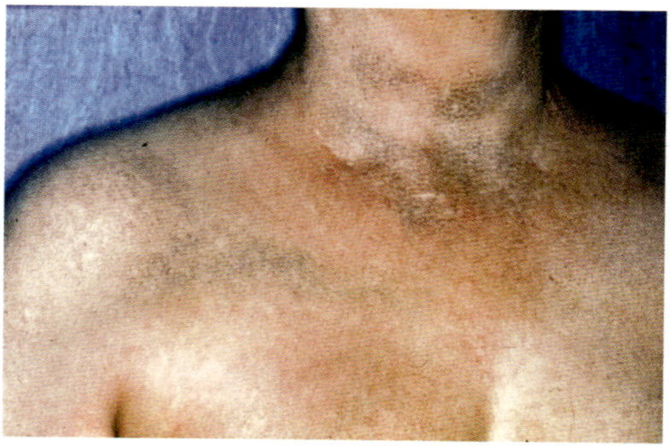

Abb. 2.**22** „Dirty Neck“ aufgrund postinflammatorischer Hyperpigmentierung bei atopischem Ekzem.

Zusammenfassung

Im Gegensatz zu anderen Dermatosen weist das atopische Ekzem keine eindeutige klar umschriebene Morphologie auf. Als Primäreffloreszenz kann am besten der Juckreiz betrachtet werden, der über den Kratzreflex zur Ausbildung der Hautveränderungen führt. Man unterscheidet eine Variante mit „infiltrierten bis erosiven Erythemen“, eine „chronisch lichenifizierte“ und eine „Prurigo-Form“ des atopischen Ekzems, Letztere insbesondere bei chronischen Fällen und im Erwachsenenalter. Exsudativ ekzematöse Verlaufsformen finden sich besonders häufig bei Kindern oder bei Superinfektion. Minimale Manifestationen der Erkrankung umfassen infraaurikuläre Rhagaden, die Cheilitis sicca, infranasale Erosionen, Lidekzeme sowie Finger- und Zehenkuppenekzeme und die Pityriasis alba.

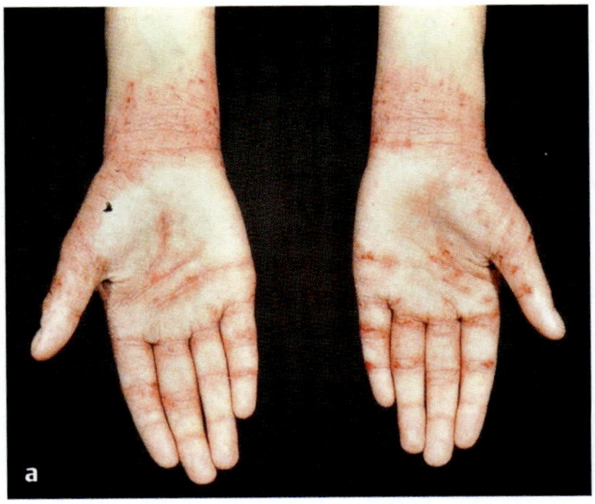

Abb. 2.**23** Hand- und Fußekzeme bei Neurodermitis.
a Handekzem mit palmarer Ausprägung und Befall der Handgelenke.
b Handrückenekzem mit starken Exkoriationen.
c Trockenes atopisches Ekzem des Handrückens.
d Fußekzem mit tiefen Rhagaden.

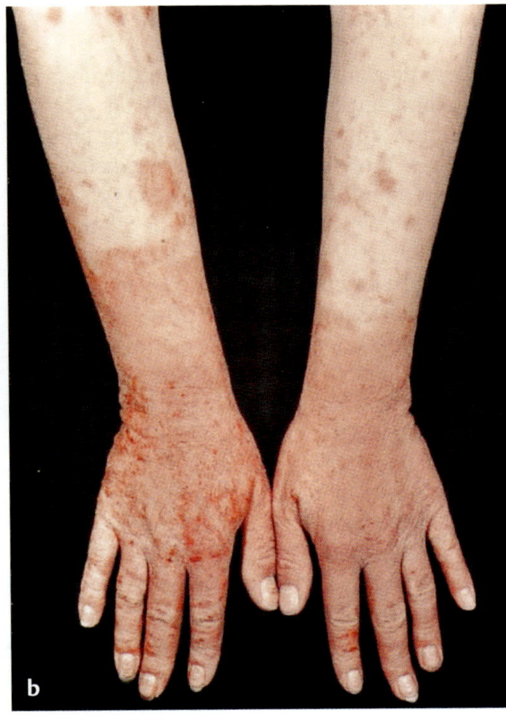

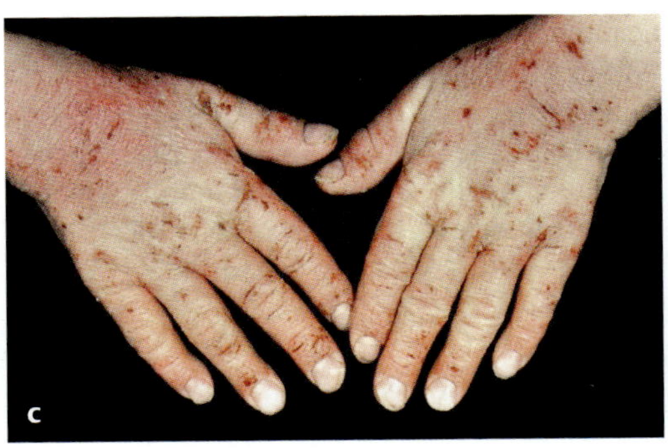

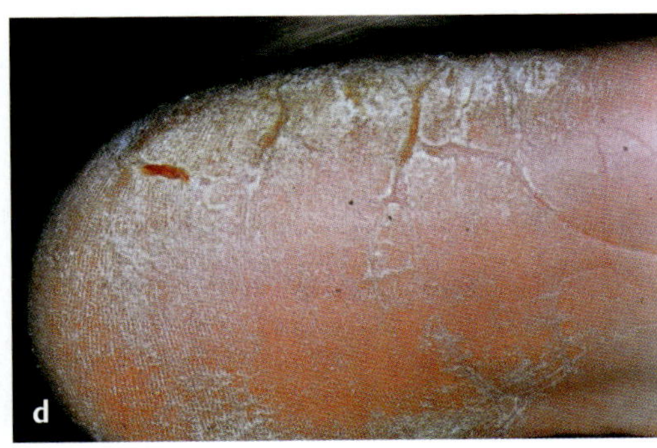

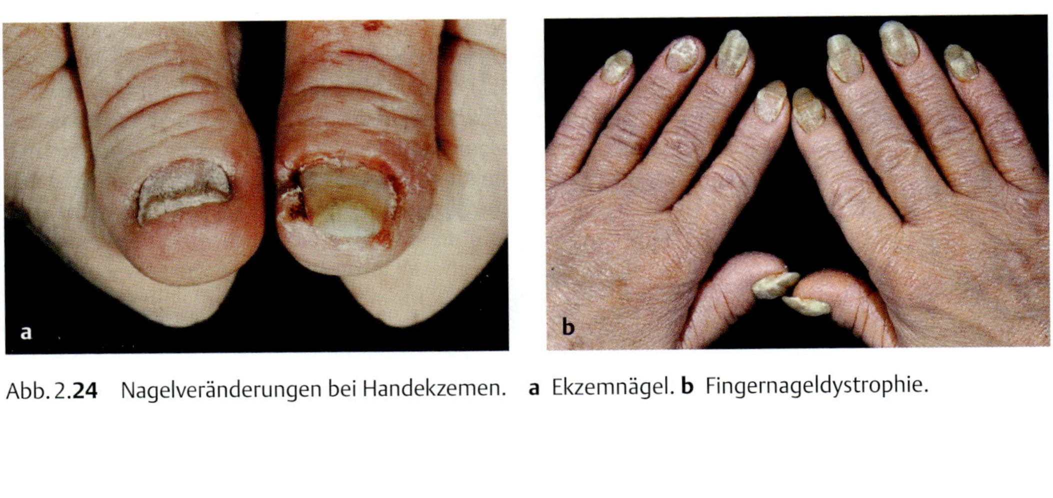

Abb. 2.**24** Nagelveränderungen bei Handekzemen. **a** Ekzemnägel. **b** Fingernageldystrophie.

2.3 Stigmata der Atopie

Im Gegensatz zu aktuellen Krankheitssymptomen und Minimalmanifestationen stellen die „Stigmata“ Zeichen am Hautorgan dar, die nicht notwendigerweise mit einem aktuellen Krankheitsgefühl einhergehen und auch keine Folgen der Krankheit sind. Sie werden als konstitutionelle Stigmata der „atopischen Diathese“ gesehen und können deshalb dem Erfahrenen ohne weitere Labordiagnostik oder anamnestische Erhebungen Hinweise auf das Vorliegen einer Atopie geben.

Tab. 2.**1** zeigt die wesentlichsten Stigmata, die auch in epidemiologischen Studien quantitativ erfasst wurden.

Trockene Haut

Trockene Haut ist ein Hauptcharakteristikum des atopischen Ekzems, früher auch als Sebostase oder Xerose bezeichnet, und charakterisiert durch eine raue Haut, die manchmal leicht schuppt (Abb. 2.**25**). Der Begriff „trockene“ Haut ist pathophysiologisch fragwürdig, da in hautphysiologischen Untersuchungen keine echte Verminderung des Wassergehaltes der obersten Hautschichten festzustellen ist, wohl aber ein erhöhter transepidermaler Wasserverlust (TEWL) als Folge einer gestörten Hautbarrierefunktion sowie leichte Zeichen von Entzündung in der Histologie (Uehara 1985).

Tabelle 2.**1** Stigmata des atopischen Ekzems.

• Sebostase / Trockenheit der Haut
• Ichthyosis-Hände und -Füße
• Hyperlinearität von Handflächen und Fußsohlen
• Lineäre Furchen („Grooves“) der Fingerkuppen
• Atopie-Falte (Dennie-Morgan)
• Laterale Augenbrauenlichtung (Hertoghe)
• Pelzkappenförmiger Haaransatz (niedrige temporale Haarlinie)
• Gesichtsblässe mit periorbitalen Schatten (Halo)
• Weißer Dermografismus
• Verzögerte Weißreaktion nach Azetylcholin

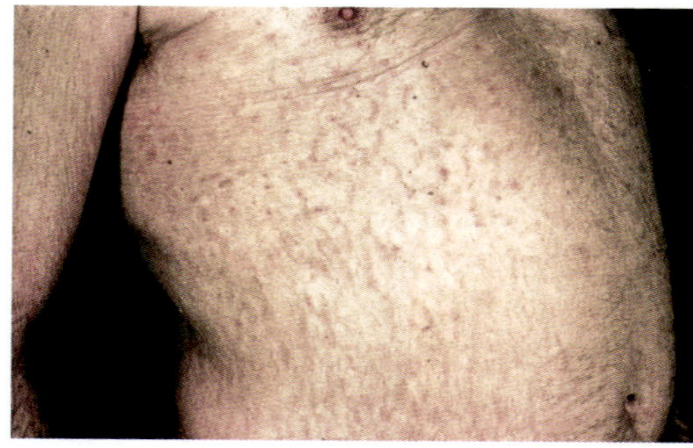

Abb. 2.**25** Trockene Haut. Eczéma craquelé.

Auch der Begriff „Sebostase“, der auf einen verminderten Talgfluss hinweist, ist diskussionswürdig. Der Lipidgehalt der Epidermis wurde von verschiedenen Autoren untersucht und zum Teil verändert befunden, insbesondere im Hinblick auf unterschiedliche Ceramide (s. Kapitel 3 „Pathophysiologie“).

Schließlich ist das Hauptcharakteristikum die Rauigkeit, die vom Patienten und Untersucher wahrgenommen wird und als „Trockenheit“ imponiert. Inwieweit diese „trockene Haut“ tatsächlich dem Defekt des epidermalen Proteins Filaggrin (s. Kapitel 3 „Pathophysiologie“) entspricht, ist noch zu klären.

Ichthyosis-Hände und -Füße (Hyperlinearität von Handflächen und Fußsohlen)

Dieses Stigma ist wohlbekannt von Patienten mit autosomal-dominanter Ichthyosis vulgaris. Man versteht darunter ausgeprägte Hautmarkierungen im Bereich der Handflächen und Fußsohlen, die linear über die primären Handlinien hinausgehen und keine sekundären Folgen von Hauterkrankungen oder Irritationen (Waschfrauenhände etc.) darstellen. Zum Teil sind die Linien bzw. Furchen bizarr und sehr linear angeordnet; besonders ausgeprägt findet man sie an den Händen (Abb. 2.**26**), bei Säuglingen auch an den Fußsohlen.

Diese von Leutgeb (Leutgeb et al. 1972) zum ersten Mal beobachteten Veränderungen galten lange als Beweis für eine gleichzeitig vorliegende Ichthyosis vulgaris; dagegen sprechen histologische Untersuchungen, dass auch bei Patienten mit ausgeprägten „Ichthyosis-Händen“ nur bei

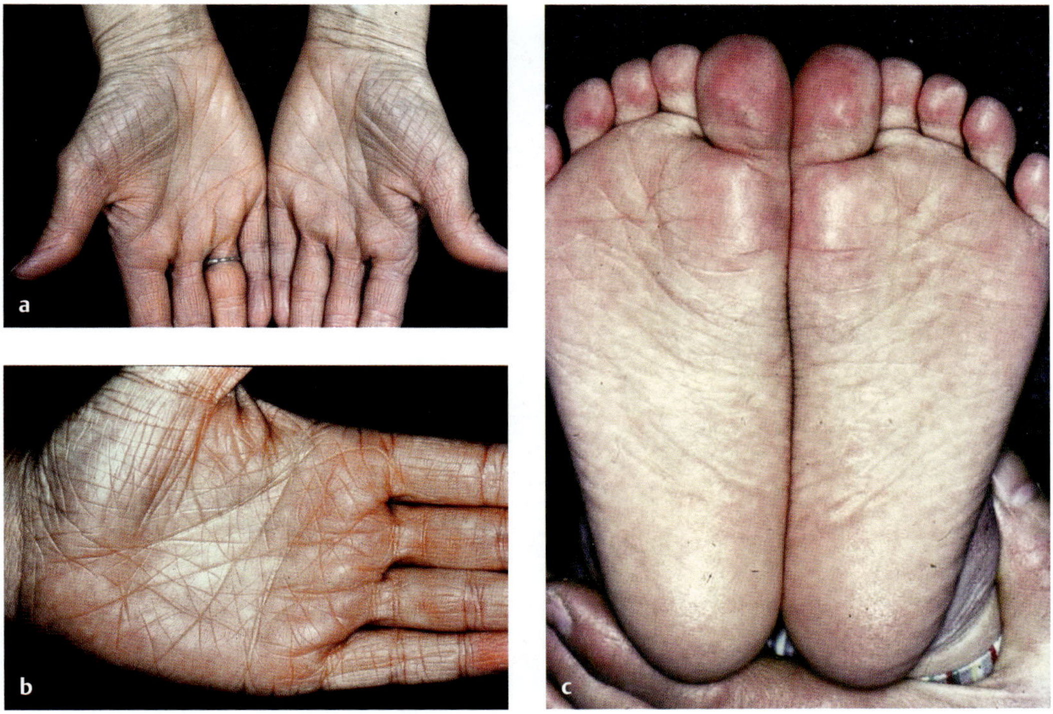

Abb. 2.**26** Hyperlinearität von Handflächen und Fußsohlen („Ichthyosis-Hände/-Füße").
a Ausgeprägte Hautmarkierungen im Bereich der Handflächen. **b** Hyperlinearität der Handlinien.
c „Ichthyosis-Füße".

einem kleinen Teil die typischen Zeichen einer Ichthyosis vulgaris in der elektronenmikroskopischen Untersuchung – nämlich abnorme Keratohyalin-Granula – vorliegen (Fartasch et al. 1989). Es scheint vielmehr so zu sein, dass dieses Stigma auch mit atopischem Ekzem assoziiert ist.

Als Untergruppe der „Ichthyosis-Hände" können linear verlaufende und oft quer zu den Papillarlinien auftretende Furchen an den Fingerkuppen („linear grooves") gelten (Abb. 2.**27**).

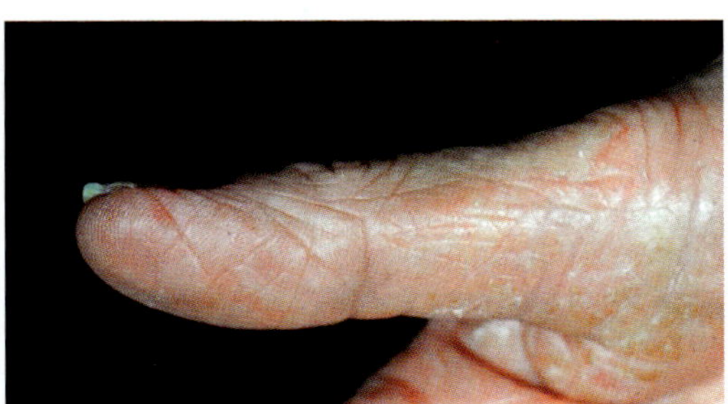

Abb. 2.**27** Lineare Furchen („linear grooves") an den Fingerkuppen.

Infraorbitale Falte (Dennie-Morgan-Atopiefalte)

Dieses Zeichen wurde zum ersten Mal von Morgan als „definite wrinkle just beneath the margin of the lower lid of both eyes". beschrieben, der sich auf Dennie bezog (Morgan 1948). Die Falte kann einfach oder doppelt sein. Meistens ist sie an beiden Unterlidern sichtbar, manchmal aber auch nur in unilateraler Manifestation. Bei genauerer Definition spricht man von Atopiefalte nur, wenn eine eindeutige Doppelfalte vorliegt, die meist am inneren Kanthus beginnt und sich nach lateral mindestens über die Pupillenmitte bei geradeaus gerichteter Sicht erstreckt. Die Atopiefalte darf nicht verwechselt werden mit dem physiologischen Sulcus palpebralis inferior (Przybilla et al. 1991) (Abb. 2.**28**).

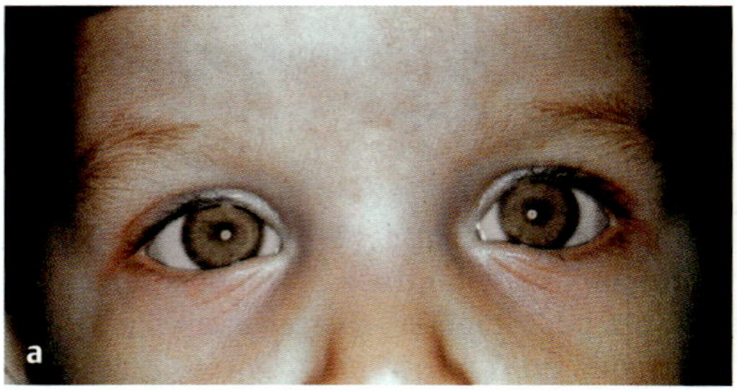

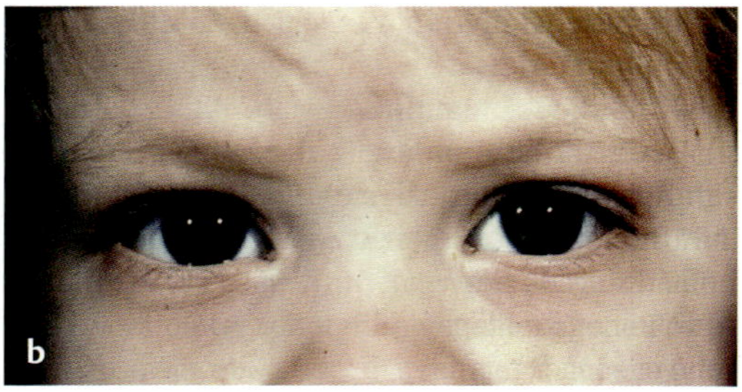

Abb. 2.**28** Dennie-Morgan-Falte (Atopiefalte).
a Doppelfalte, beginnend am inneren Kanthus und über die Pupillenmitte hinausgehend.
b Atopiefalte bei Kind mit atopischem Ekzem.

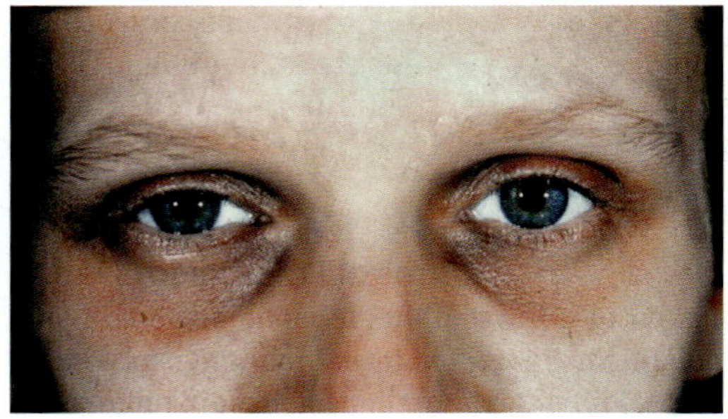

Abb. 2.**29** Übernächtige, sog. „Halo-Augen" mit periorbitaler Schattenbildung.

Von vielen Autoren wird die Dennie-Morgan-Falte als Folge eines Lidekzems durch vermehrtes Reiben betrachtet. Eindeutige klinische Beobachtungen zeigen jedoch, dass dieses Stigma oft lange vorher sichtbar ist, bevor im 4. oder 5. Lebensjahr tatsächlich ein atopisches Ekzem – häufig auch an anderen Körperarealen wie Ellenbeugen und Kniekehlen – ohne direkten Lidbefall auftritt (Uehara 1981).

Die Atopiefalte wird auch bei Patienten mit atopischen Atemwegserkrankungen vermehrt beobachtet. Bei asiatischen Patienten scheint die Atopiefalte ein weniger sicheres Kriterium bei Atopie zu sein.

Periorbitale Schatten bei auffallender Gesichtsblässe

Dieses auch als „Halo-Augen" (Abb. 2.**29**) bekannte Zeichen findet sich sowohl bei atopischem Ekzem als auch insbesondere bei allergischer Rhinokonjunktivitis (auch bekannt als „allergic shiners") und besteht in einer dunkelgräulichbraun wirkenden Verfärbung der Orbitalpartien, manchmal mit leichtem Ödem einhergehend. Die Patienten wirken „übernächtigt". Eine Filmschauspielerin kam alleine wegen dieser Veränderung mit starkem Leidensdruck zu mir, weil der Regisseur fand, sie sähe „kaputt aus" und käme für die gewünschte Rolle nicht in Frage.

Ursächlich werden Schwellungen mit Stauungen postkapillärer Venolen im Abflussbereich der Nasennebenhöhlen für dieses Zeichen verantwortlich gemacht. Vereinzelt wurde auch eine sekundäre Hyperpigmentierung auf dem Boden eines chronischen Ekzems gesehen, was aber nicht dem eigentlichen Stigma entspricht. Zusammen mit einer häufig auffallenden Blässe des Gesichts kann dieses Stigma auch als Ausdruck einer Störung des vegetativen Nervensystems mit Verstärkung adrenerger und cholinerger Impulse bei abgeschwächten β-adrenergen Reaktionen gesehen werden (Korting 1954).

Rarefizierung der lateralen Augenbrauenpartien (Hertoghe-Zeichen)

Dieses Zeichen wurde zu Beginn des 20. Jahrhunderts zum ersten Mal von Hertoghe bei Patienten mit Hypothyreose beschrieben. Bei Patienten mit atopischem Ekzem hat man es in Zusammenhang mit verstärktem Reiben bei Augenbrauenekzem gesehen (Abb. 2.**30**). Es erschien lange Zeit als ein klassisches Stigma der veränderten Haut, unabhängig von immunologischen Reaktionen, bis Saurat bei Patienten mit Wiskott-Aldrich-Syndrom mit ausgeprägtem atopischem Ekzem und entsprechenden Stigmata eine Wiederbehaarung der lateralen Augenbrauenpartien nach erfolgreicher Knochenmarktransplantation beschrieb (Saurat 1985).

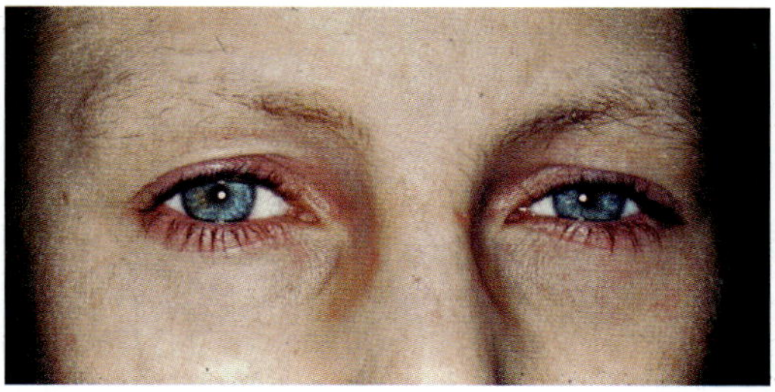

Abb. 2.**30** Schüttere Partie der lateralen Augenbrauenseite (Hertoghe-Zeichen).

Selbstverständlich müssen artifizielle Manipulationen (Augenbrauenzupfen) als Pseudo-Hertoghe vom echten Stigma abgegrenzt werden. Das Hertoghe-Phänomen ist eines der charakteristischsten Atopie-Stigmata.

Pelzkappenförmiger Haaransatz (niedrige temporale Haarlinie)

Dieses Stigma beschreibt eine Verringerung der Distanz zwischen dem temporalen Haaransatz und dem Ende der lateralen Augenbrauenpartie, die manchmal direkt ineinander übergehen, am ausgeprägtesten in der Temporalregion (Abb. 2.**31**). Quantitativ lässt sich eine Distanz von weniger als 3 cm zwischen Kopfhaar und Augenbrauenende bei fast 90 % der Patienten mit atopischem Ekzem feststellen (Przybilla et al. 1991).

Ein positives Hertoghe-Zeichen schließt einen pelzkappenförmigen Haaransatz nicht aus.

Weißer Dermografismus

Der weiße Dermografismus ist eines der bekanntesten Stigmata der Atopie. Während beim gesunden Menschen die tangentiale Druckausübung (z. B. mit einem Holzspatel) zu einer sich nach 30–60 Sekunden einstellenden Hautrötung führt (roter Dermografismus), findet sich bei Atopikern häufig eine deutliche Weißverfärbung (Abb. 2.**32**), manchmal auch eine kontrastierende Weißfärbung neben einem zentralen roten Anteil (roter Dermografismus mit anämischem Randsaum). Dem weißen Dermografismus liegt wahrscheinlich eine lokal verstärkte Vasokonstriktion zugrunde (Wong et al. 1984).

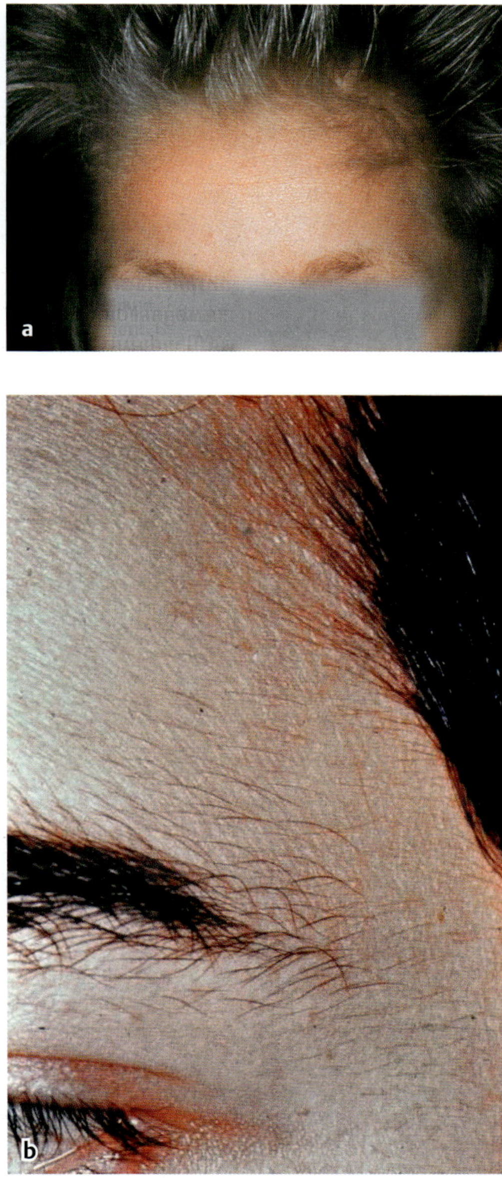

Abb. 2.**31** Pelzkappenförmiger Haaransatz.
a Verringerung der Distanz zwischen temporealem Haaransatz und dem Ende der lateralen Augenbrauenpartie.
b Niedriger temporaler Haaransatz

Nach Injektion von Azetylcholin kommt es bei manchen Patienten mit atopischem Ekzem zu einer länger anhaltenden Weißverfärbung im Injektionsareal, das als „Delayed-blanch-Reaktion" oder verzögerte Weißreaktion beschrieben wur-

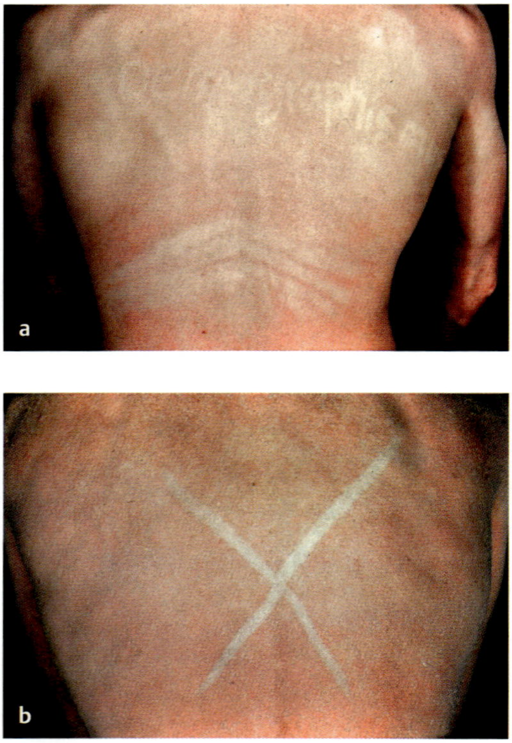

Abb. 2.**32** Weißer Dermografismus.
a Nach tangentialer Druckausübung kommt es zu einer Weißverfärbung statt zu einer Hautrötung.
b Deutliche Weißverfärbung.

de (Hanifin und Lobitz 1977, Lobitz und Campbell 1953, Whitfield 1938). Auch diese Phänomene sind im Rahmen der vegetativen Dysregulation bei Atopikern zu sehen. Sie treten nicht nur bei Patienten mit atopischem Ekzem, sondern auch bei atopischen respiratorischen Erkrankungen auf.

Wichtig ist, dass der weiße Dermografismus auf einem nicht entzündeten Areal ausgelöst werden soll. Auf entzündlich veränderten Hautpartien kann auch bei anderen Hauterkrankungen ein weißer Dermografismus ausgelöst werden.

Gesamtbetrachtung

Verschiedene Studien untersuchten die Prävalenz der oben genannten Stigmata bei Patienten mit atopischem Ekzem und anderen atopischen Erkrankungen sowie Kontrollpersonen in einer sehr intensiven Erhebung der konstitutionellen Stigmata. Bei Patienten mit verschiedenen atopischen Erkrankungen fanden wir, dass alle genannten Stigmata signifikant häufiger bei Atopikern im Vergleich zu nicht atopischen Kontrollpersonen auftreten. Am deutlichsten assoziiert mit atopischem Ekzem (signifikant häufiger als bei atopischen respiratorischen Erkrankungen) waren die trockene Haut, die Ichthyosis-Hände, der weiße Dermografismus und das Hertoghe-Zeichen.

Ähnlich wie bei der vermehrten Neigung zur IgE-Produktion (s. Abschnitt „Begriff der Atopie“ in Kapitel 1) gibt es möglicherweise bei der Manifestation am Hautorgan auch Zustände mit minimaler oder „latenter“ Atopie, die sich nur als Stigmata darstellen, ohne je mit manifestem atopischem Ekzem vergesellschaftet zu sein.

Zusammenfassung

Abzugrenzen von aktuellen Krankheitssymptomen sind die sog. „Stigmata“ als Zeichen am Hautorgan, die nicht notwendigerweise mit einem Krankheitsgefühl einhergehen und Hinweise auf das Vorliegen einer „atopischen Diathese“ geben, wie z. B. die Trockenheit der Haut, die Hyperlinearität von Handflächen und Fußsohlen (Ichthyosis-Hände bzw. -Füße), die verstärkte infraorbitale Falte (Dennie-Morgan), periorbitale Schatten (Halo-Augen), die Rarefizierung der lateralen Augenbrauenpartien (Hertoghe), ein pelzkappenförmiger Haaransatz sowie der weiße Dermografismus.

2.4 Differenzialdiagnosen

Auch wenn die Diagnose des atopischen Ekzems für einen erfahrenen Dermatologen in der Regel keine Schwierigkeit darstellt, müssen zahlreiche Differenzialdiagnosen bedacht werden, die sich je nach Lebensalter stark unterschiedlich darstellen.

Die wesentlichsten Differenzialdiagnosen sind in Tab. 2.**2** dargestellt und umfassen chronisch entzündliche Hauterkrankungen, infektiöse Hauterkrankungen, Immunopathien, angeborene hereditäre Dermatosen, Stoffwechselstörungen, maligne Hauterkrankungen, Arzneireaktionen sowie alle anderen Arten von Dermatitis/Ekzem (s. a. Fölster-Holst et al. 2004, Rajka 1989, Ring et al. 2006).

Tabelle 2.**2** Differenzialdiagnosen des atopischen Ekzems.

Chronisch entzündliche Hauterkrankungen
• Seborrhoische Dermatitis
• Psoriasis
• Lichen simplex chronicus
• Allergische Kontaktdermatitis
• Irritativ-toxische Kontaktdermatitis
Infektiöse Hauterkrankungen
• Impetigo contagiosa
• Candidiasis
• Tinea
• Scabies
• Ictus insectorum (Strophulus)
Immundefizienz-Syndrome
• Ataxia teleangiectasia
• Wiskott-Aldrich-Syndrom
• Hyper-IgE-Syndrom
• Severe Combined Immuno-Deficiency (SCID)
Autoimmunerkrankungen
• Bullöses Pemphigoid
• Pemphigus foliaceus
• Dermatitis herpetiformis
• Dermatomyositis
• Graft-versus-Host-Erkrankung
Genodermatosen
• Netherton-Syndrom
• Dubowitz-Syndrom
• Erythrokeratodermia variabilis
Stoffwechselerkrankungen
• Phenylketonurie
• Thyrosinämie
• Zinkmangel
Nebenwirkungen von Medikamenten
• z. B. Ekzemschub nach Infliximab

Differenzialdiagnose beim Säugling

In den ersten Lebensmonaten sind vor allem die *seborrhoische Dermatitis* sowie eine *Windeldermatitis* (Abb. 2.**33**) zu bedenken. Oft ist eine klare Zuordnung noch nicht möglich, man spricht von „Eczema infantum" (Edgren 1943).

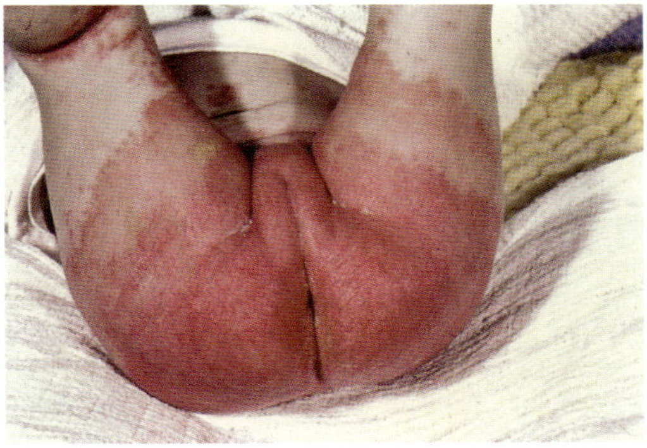

Abb. 2.**33** Windeldermatitis: Ausgeprägtes Erythem im Windelbereich.

Dabei gilt die alte Regel: Bipolare Anordnung (Kopf und besonders der Haarbereich und Genitoanalregion betroffen) spricht für seborrhoische Dermatitis (Abb. 2.**34**), Hautveränderungen im Gesicht und am Stamm bei unbefallenem Win-

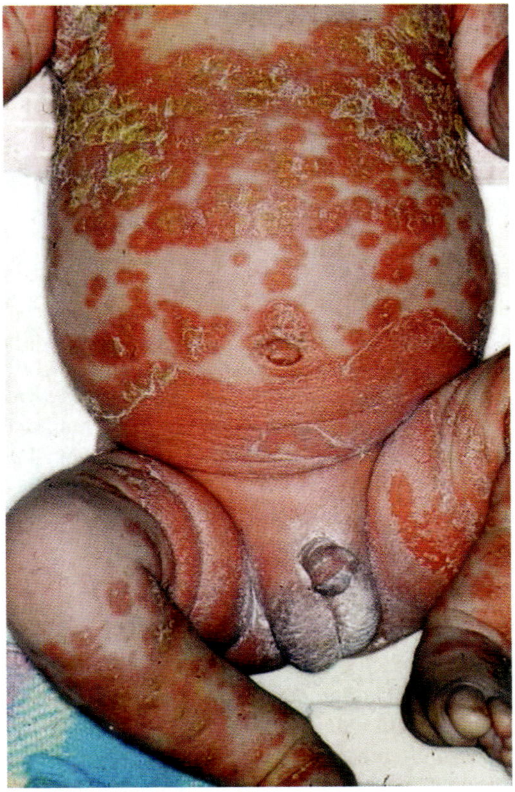

Abb. 2.**34** Gelbliche Schuppung bei seborrhoischer Dermatitis beim Säugling.

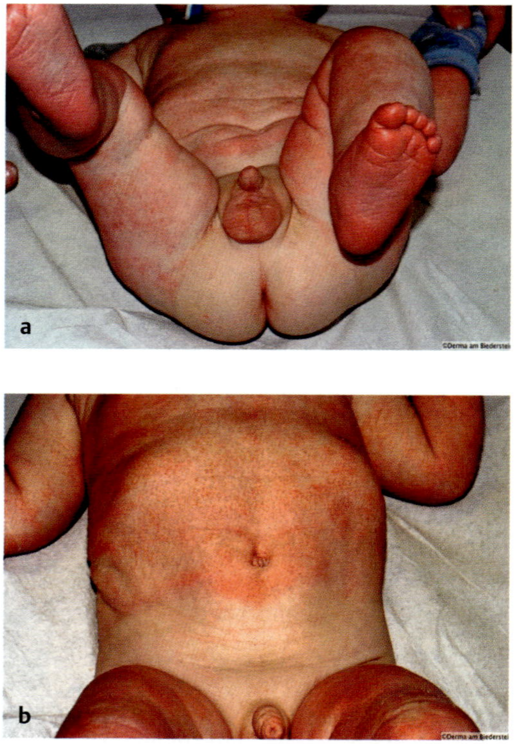

Abb. 2.**35** „Windel-Phänomen" bei atopischem Ekzem: Der Windelbereich ist überraschend frei.
a Unbefallener Windelbereich.
b Unbefallener Windelbereich bei starkem Befall des übrigen Körpers.

delbereich sprechen für atopisches Ekzem. Dieses so häufig beobachtete „Windel-Phänomen" ist schlecht wissenschaftlich untersucht; mag es an dem Schutz vor Kratzen durch die Windel, an einer Art feuchtem Verband liegen – jedenfalls ist es verblüffend, dass bei stark betroffenen Säuglingen mit atopischem Ekzem oft lediglich der Windelbereich völlig unbefallen ist (Abb. 2.**35**).

Chronisch entzündliche Hauterkrankungen

Im Kleinkindalter, aber auch später kann die Abgrenzung zur *Psoriasis* Schwierigkeiten machen, insbesondere bei sog. „figurierten" Ekzemherden oder, wenn eine Koinzidenz beider Erkrankungen vorliegt. Dies war vor 30 Jahren kein Problem und nahezu ausgeschlossen. Ein dermatologischer Assistent war gezwungen, sich auf eine der beiden Diagnosen festzulegen, wenn er im Zweifel war. Deshalb waren dies nahezu Ausschlussdiagnosen für die andere Differenzialdiagnose. Erst durch die Arbeiten von Henseler und Christophers (1995) wurde klar, dass bei ein und demselben Menschen Psoriasis *und* atopisches Ekzem auftreten können. Diese Gruppe der Patienten scheint häufiger zu werden, nicht weil die Psoriasis in der Prävalenz ansteigt, wohl aber das atopische Ekzem. Selbstverständlich kann ein bestehendes Ekzem auch jederzeit eine latente oder zugrunde liegende Psoriasis über ein Köbner-Phänomen triggern.

Besonders schwierig wird die Abgrenzung bei ausschließlichem Befall der Hände, insbesondere der Handflächen, und Vorliegen einer Dyshidrosis. Diese Form des *Handekzems* kann sowohl bei Kontaktallergie, aber auch in Kombination mit Psoriasis als konstanter „Köbner-Faktor" gesehen werden, besonders häufig ist sie bei atopischem Ekzem. Manche Autoren halten die Dyshidrosis für das atopische Palmo-Plantar-Ekzem (Schwanitz 1992).

Selbstverständlich müssen andere allergische Hauterkrankungen, insbesondere die *allergische Kontaktdermatitis*, abgegrenzt werden, welche auch im Kindesalter nicht so selten auftritt wie in den bisherigen Textbüchern vermutet (s. Kapitel 4, Abschnitt „Diagnostische Maßnahmen beim atopischen Ekzem"). Insbesondere bei Betroffenheit der Fußrücken muss unbedingt auch an eine Kontaktallergie gegen Schuhbestandteile gedacht werden.

Im späteren Lebensalter ist bei chronisch lichenifizierten Arealen der Lichen simplex chronicus Vidal (Abb. 2.**36**) abzugrenzen, aber auch ir-

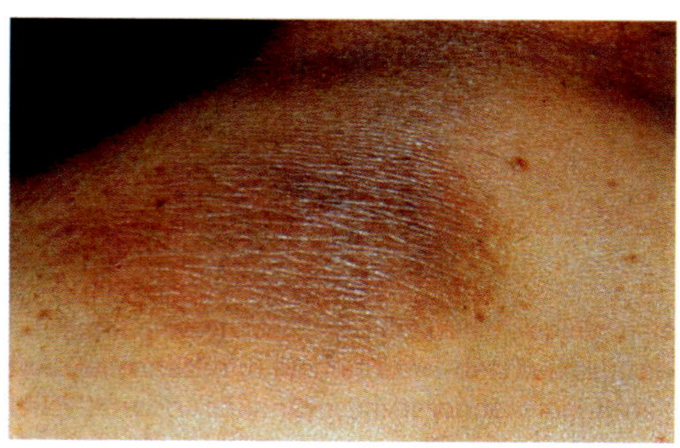

Abb. 2.**36** Lichen simplex chronicus Vidal.

ritative Reaktionen bei starker mechanischer Belastung und entsprechender Suszeptibilität.

Infektiöse Hauterkrankungen

Schwierigkeiten kann die Abgrenzung einer *Scabies* machen, die häufig von Unerfahrenen als atopisches Ekzem diagnostiziert wird, da sie mit extremem Juckreiz einhergeht. Aufschluss geben die typischen Milbengänge an den Beugeseiten der Handgelenke, in den Fingerzwischenräumen und typische Papeln im Genitalbereich („Penispapel"). Mithilfe des Dermatoskops wurde die Milbendiagnostik bei Scabies wesentlich erleichtert.

In Anbetracht der existierenden Kreuzreaktionen zwischen Krätzemilben (Sarcoptes scabiei) und Hausstaubmilben (Dermatophagoides pteronyssinus und farinae) sowie Vorratsmilben (Lepidoglyphus destructor) kann man über eine evolutionsgeschichtlich wirksame Abwehrreaktion gegen Milben über IgE in der Entstehung des atopischen Ekzems spekulieren.

Andere Infektionserkrankungen, die ausgeschlossen werden müssen, sind eine Staphylokokkeninfektion (Impetigo) oder ein Herpes simplex, die sich aber nicht selten als Komplikation auf ein Ekzem auflagern (s. auch Abschnitt „Komplikationen", S. 56).

Stoffwechselerkrankungen, Immundefekte und Immunopathien

Eine Reihe von Stoffwechselerkrankungen geht mit ekzematösen Hautveränderungen einher, die zum Teil Ekzemcharakter zeigen. Bei Betroffenheit der Orifizien perioral und perianal im Säuglingsalter ist unbedingt auch an ein *Zinkmangelsyndrom* in Form von Acrodermatitis enteropathica zu denken.

Bei kongenitalen oder erworbenen *Immundefekten* scheint das atopische Ekzem häufiger aufzutreten und kann mit ekzemähnlichen Hautveränderungen dieser Krankheiten verwechselt werden (Saurat 1985, Saurat et al. 1985, Vieluf et al. 1989) (s. Abschnitt „Assoziierte Erkrankungen", S. 53).

Immunopathien können in bestimmten Stadien Anlass zu differenzialdiagnostischen Abgrenzungen zum atopischen Ekzem geben, so z. B. Frühstadien eines bullösen Pemphigoids bei älteren Menschen, andere blasenbildende Erkrankungen wie Dermatitis herpetiformis Duhring oder Pemphigus foliaceus.

Bei der *Graft-versus-Host-Erkrankung* (GvHD) können ekzemähnliche Hauterscheinungen auftreten mit Juckreiz oder Dysästhesie und follikulären Papeln.

Hautveränderungen bei *Dermatomyositis* im Kindesalter sind charakteristisch, können aber im Initialstadium bei Betroffenheit des Gesichtes mit Rötung und Schwellung auch an ein Ekzem denken lassen. Manchmal werden Lidekzeme diagnostiziert, obwohl es sich nur um Schwellungen der Augenlider handelt.

Maligne Erkrankungen

Eine Reihe maligner Erkrankungen muss differenzialdiagnostisch vom atopischen Ekzem abgegrenzt werden, insbesondere T-Zell-Lymphome der Haut sowie die Langerhans-Zell-Histiozytose (Histiozytosis X).

Im Säuglingsalter kann die *Langerhans-Zell-Histiozytose,* besonders wenn der Windelbereich oder Hals- und Schulterregion betroffen sind, an ein atopisches Ekzem denken lassen, mit manchmal verkrusteten Papeln und seborrhoisch schuppenden Arealen. Hier ist die histologische Klärung unabdingbar.

Ekzematöse Hautveränderungen bei Erwachsenen, die zunächst unerklärt sind, können Ausdruck einer lymphoproliferativen Erkrankung des Hautorgans sein. Besonders häufig sind es die *T-Zell-Lymphome* Mycosis fungoides sowie das Sézary-Syndrom, die an ein atopisches Ekzem denken lassen (Rajka und Winkelmann 1984). Dies ist besonders bei den Maximalvarianten von Erythrodermie der Fall, welche als solche klinisch fast nie aus dem aktuellen Hautbefund heraus einer Grunderkrankung zugeordnet werden kann, sondern in der Differenzialdiagnose die T-Zell-Lymphome der Haut, die Psoriasis, die Pityriasis rubra pilaris, das seborrhoische Ekzem sowie Arzneireaktionen und das atopische Ekzem einschließt (Höger 1998).

Hinweise für maligne T-Zell-Proliferationen in der Haut ergeben sich frühzeitig aus dem schlechten Ansprechen auf klassische antiekzematöse Behandlungen.

Tab. 2.**3** und Tab. 2.**4** zeigen in der Zusammenschau die wichtigsten differenzialdiagnostischen Aspekte des atopischen Ekzems im Säuglings- und Erwachsenenalter.

Tabelle 2.**3** Differenzialdiagnose von atopischem Ekzem im Säuglingsalter (nach Fölster-Holst et al. 2004).

	Atopisches Ekzem	Seborrhoische Dermatitis	Skabies
Beginn	2–3 Monate	erste Lebenstage	jedes Lebensalter
Geschlecht	M = F	M = F	M = F
Häufigkeit	häufig	häufig	mittelhäufig
Genetik	Filaggrin	ø	ø
IgE-Spiegel	erhöht	normal	normal / erhöht
Eosinophilie	häufig	selten	häufig
Morphe	typisch altersentsprechend	Windelbereich, Achseln, Capillitium	Fingerspalten, Genitalbereich
Juckreiz	stark	kaum	stark
Dermografismus	weiß	rot	rot
S.-aureus-Infektion	häufig	selten	selten
Andere Infektionen	selten	Malassezia furfur	selten
Begleitende respiratorische Atopie	häufig	selten	selten
Nahrungsmittelallergie	häufig	selten	selten

Tabelle 2.**4** Differenzialdiagnose von atopischem Ekzem im Erwachsenenalter.

	Atopisches Ekzem	Seborrhoische Dermatitis	Skabies	T-Zell-Lymphom	Allergische Kontaktdermatitis
Beginn	frühe Jugend	jedes Alter	jedes Alter	50–60 Jahre	eher Erwachsenenalter
IgE-Spiegel	hoch	normal	normal	erhöht	normal
Eosinophilie	häufig	selten	häufig	selten	selten
Morphe	große Beugen	seborrhoische Areale	Handgelenke, Fingerspalten, Genitalbereich	persistierende Patches	oft lokalisiert
Juckreiz	stark	kaum	stark	mittel	stark
Dermografismus	weiß	normal	normal	normal	normal
Begleitende respiratorische Allergie	häufig	selten	selten	selten	selten
Nahrungsmittelallergie	häufig	selten	selten	selten	selten
Sonstiges			Andere Familienmitglieder betroffen	T-Zell-Rezeptor-Rearrangement	positiver Epikutantest

2.5 Assoziierte Erkrankungen

Hereditäre Dermatosen

In Tab. 2.5 sind hereditäre Dermatosen angegeben, die entweder direkt mit atopischem Ekzem assoziiert sind oder mit Hautveränderungen einhergehen, die an atopisches Ekzem denken lassen.

Bei der Hälfte der Fälle mit *Phenylketonurie* treten ekzematöse Läsionen auf, die im ersten Lebensjahr schwer vom atopischen Ekzem zu unterscheiden sind, aber unter der richtigen Diät mit Meidung von Phenylalanin abheilen.

Ichthyosis vulgaris

Die autosomal-dominante häufigste Form der Ichthyosis steht in enger Beziehung zum atopischen Ekzem (Rabinowitz und Esterly 1994, Rajka 1989). Sie beruht auf einer homozygoten Störung des epidermalen Proteins Filaggrin (s. oben), die in heterozygoter Ausprägung das Risiko von atopischem Ekzem stark erhöht (s. Kapitel 3.1 „Genetik" und 3.2 „Barrierefunktion") und zu einer Barrierestörung führt. Bei Ichthyosis vulgaris fehlt der zweite pathophysiologisch so wichtige Aspekt der Immundeviation zu Th2- und IgE-Bildung. Die Patienten leiden „nur" unter extrem trockener Haut.

Netherton-Syndrom

Besonders bedeutsam ist das Netherton-Syndrom, bestehend aus der Trias kongenitale Ichthyosis in linearer Anordnung (Ichthyosis linearis circumflexa), atopische Diathese mit erhöhtem IgE-Spiegel und Hypereosinophilie sowie Haarwachstumsstörung im Sinne einer Trichorrhexis invaginata („Bambus-Haare").

Tabelle 2.5 Hereditäre Dermatosen in Assoziation mit atopischem Ekzem.

- Ichthyosis vulgaris
- Netherton-Syndrom
- Dubowitz-Syndrom
- Wiskott-Aldrich-Syndrom
- Hyper-IgE-Syndrom
- Anhydrotische kongenitale ektodermale Dysplasie
- Ommen-Syndrom
- DiGeorge-Syndrom
- Phenylketonurie

Dem Netherton-Syndrom liegt ein autosomal-rezessiver Defekt des Gens SPINK5 auf Chromosom 5q32 zugrunde, welches den Serin-Protease-Inhibitor LEKTI (lymphoepithelial Kazal-type-related inhibitor) kodiert und für die Hautbarriere bedeutsam ist (Cork 1997).

Dubowitz-Syndrom

Eine andere autosomal-rezessive Dermatose mit ekzematösen Hautveränderungen ist das Dubowitz-Syndrom, das sich durch charakteristische Gesichtsformation mit psychomotorischer Irritation darstellen kann (Dubowitz 1965).

Wiskott-Aldrich-Syndrom

Das Wiskott-Aldrich-Syndrom entsteht durch eine X-rezessive Erkrankung (Chromosom Xp L22), tritt deshalb fast ausschließlich bei Knaben auf und geht einher mit Ekzem, thrombozytopenischer Purpura bei normalen Megakariozyten und erhöhter Infektneigung. Ekzemherde mit vermehrten blauen Flecken bei männlichen Säuglingen müssen unbedingt an diese Diagnose denken lassen. Genetisch liegt eine Mutation des WASP (Wiskott-Aldrich-Syndrom-Protein) vor, das in der Zytoskelettarchitektur über Aktin eine Rolle spielt (Bradley et al. 2001). Auch eine Verminderung der IgM-Spiegel ist bei Wiskott-Aldrich-Syndrom typisch. Knochenmarktransplantation ist die Therapie der Wahl (Saurat 1985).

Hyper-IgE-Syndrom

Eine extreme Erhöhung des Serum-IgE-Spiegels zusammen mit Hautveränderungen, die häufig in den ersten Lebensjahren beginnen und mit schweren, z. T. tiefgreifenden Gewebsinfektionen einhergehen (Staphylokokken, Candida) tritt beim Hyper-IgE-Syndrom auf (Buckley und Becker 1978, Ring und Landthaler 1989), dessen molekularer Defekt noch nicht restlos aufgeklärt ist, wohl aber mit einer Mutation im STAT-3-Gen assoziiert ist.

Klinisch gibt eine verzögerte Zahnreifung mit gleichzeitigem Bestehen von Milchzähnen und sekundären Zähnen diagnostische Hinweise.

Auch schwere andere Immundefizienz-Syndrome (Thymushypoplasie DiGeorge), aber auch die schwere kombinierte Immundefizienz (SCID) können mit ekzematösen Hautveränderungen einhergehen.

Keratosis follicularis (pilaris)

Die Kontroverse, ob die Keratosis follicularis ein Stigma oder eine minimale Manifestation des atopischen Ekzems darstellt, zieht sich durch die Literatur und ist bis heute ungeklärt. Nach unseren Erfahrungen scheint sie manchmal mit dem atopischen Ekzem verbunden, aber nicht überdurchschnittlich häufig mit der Atopie generell assoziiert zu sein.

Bei Befall des Gesichtes kann das sog. Ulerythema ophryogenes eine Differenzialdiagnose zum atopischen Ekzem sein mit Befall der Brauen, Rötung der Wangen und keratotischen Papeln.

In der klassischen Ausführung betrifft die Keratosis follicularis die Oberarmaußenseiten und spricht gut auf eine milde keratolytische Behandlung (Urea) an.

Anhidrotische kongenitale ektodermale Dysplasie

Bei diesem schweren Krankheitsbild fand Vanslow eine erhöhte Prävalenz atopischer Erkrankungen (Vanslow et al. 1970).

Haarerkrankungen

Ähnliches gilt für bestimmte Formen der Haarerkrankungen: Kinder mit dem *„Syndrom der unkämmbaren Haare“* (cheveux incoiffables) haben oft auch atopisches Ekzem (Braun-Falco et al. 1982).

Ob ein Zusammenhang zwischen atopischem Ekzem und *Alopecia areata* besteht, wird kontrovers diskutiert (De Weert et al. 1984). Diese Form des kreisrunden Haarausfalls wird von manchen Autoren in der pathophysiologischen Erklärung als „Ekzem der Haarfollikel“ betrachtet.

Atopische Atemwegserkrankungen und andere allergische Reaktionen

Per Definition (s.o.) ist das atopische Ekzem häufig assoziiert mit atopischen Atemwegserkrankungen wie Rhinokonjunktivitis und Asthma bronchiale, aber auch anderen allergischen, insbesondere IgE-vermittelten Reaktionen (Bergmann et al. 1994, Nowak et al. 1996).

Asthma bronchiale und Rhinokonjunktivitis

Die Koinzidenz atopischer Atemwegserkrankungen mit Ekzem ist häufig, insbesondere bei Kindern und Jugendlichen. 51 % der Neurodermitiker leiden auch unter respiratorischen Symptomen.

Das Risiko eines allergischen Asthma bronchiale ist für Säuglinge mit atopischem Ekzem 3- bis 4-mal höher als für die Normalbevölkerung, insbesondere bei schwerem Verlauf der Hauterkrankung (Beyer und Wahn 1999). Ca. 80 % der Kinder mit atopischem Ekzem leiden auch unter Asthma bzw. allergischer Rhinokonjunktivitis. Salop et al. fanden bei fast 90 % der Kinder eine bronchiale Hyperreagibilität, die vielen Patienten und Eltern selbst nicht bewusst war (Salob et al. 1993).

In den klassischen Venn-Diagrammen der Überlappung von Asthma, Rhinokonjunktivitis und Ekzem liegt im Kindesalter eine bevorzugte Häufung von atopischem Ekzem, im Erwachsenenalter von allergischer Rhinokonjunktivitis vor (Abb. 1.**12**, S. 14) (Ring et al. 2006).

Kinder mit atopischem Ekzem ohne bekannte Asthmadiagnose weisen auch häufig eine bronchiale Hyperreaktivität (Corbo et al. 1989) oder erhöhte Stickoxidkonzentration in der Ausatmungsluft (FeNO) auf (Eberlein et al. 2009a).

Proteinkontaktdermatitis, Nahrungsmittelallergie und Magen-Darm-Erkrankungen

IgE-vermittelte Reaktionen wie Kontakturtikaria oder Proteinkontaktdermatitis sind bei Atopikern häufiger. IgE-assoziierte Nahrungsmittelallergien, insbesondere Nahrungsmittelanaphylaxie, betreffen Patienten mit atopischem Ekzem häufiger als Normalpersonen (Brockow und Ring 2008, Eigenmann et al.1998, Przybilla und Ring 1990, Steinke et al. 2007, Zuberbier et al. 2004).

Neben den gastrointestinalen Symptomen der IgE-vermittelten Nahrungsmittelallergie können auch andere Magen-Darm-Erkrankungen wie die glutensensitive Enteropathie, die eosinophile Gastroenteritis, die eosinophile Ösophagitis sowie andere inflammatorische Darmerkrankungen („Inflammatory Bowel Disease" IBD) bei Atopie gehäuft auftreten (Bernard 1953, David 1989). Gemeinsame genetische Marker bei Morbus Crohn, Psoriasis und atopischem Ekzem scheinen dies zu unterstützen (Cookson und Moffatt 2002).

Anaphylaxie gegen Seminalplasma

Die seltene, aber lebensbedrohliche und sehr belastende Anaphylaxie gegen Seminalplasma bei Frauen, die mit anaphylaktischem Schock nach Koitus einhergehen kann, tritt fast ausschließlich bei Atopikerinnen auf, besonders bei Patientinnen mit schwerem atopischem Ekzem und gleichzeitiger Nahrungsmittelallergie. Erst vor Kurzem konnte das auslösende Allergen als das prostataspezifische Antigen (PSA) identifiziert werden (Weidinger et al. 2006).

Augenveränderungen

Nicht nur Lidekzeme sind häufig bei Neurodermitikern, sondern auch allergische Rhinokonjunktivitis und eine Reihe anderer okulärer Komplikationen. Besonders gefürchtet sind die atopische Keratokonjunktivitis, die atopische Katarakt und der Keratokonus (Friedländer 1988, Reinhard et al. 1999).

Die Assoziation von Katarakt und atopischem Ekzem füllt die Literatur, wurde wahrscheinlich jedoch früher in ihrer Bedeutung überschätzt (Beetham 1940), wenn man Studien, die eine Prävalenz von 0,4–33 % angeben (Ring et al. 2006), betrachtet. In unserem Patientengut ist dies wesentlich seltener. Dabei muss bei der Spaltlampenuntersuchung zwischen der anterioren und der posterioren subkapsulären Katarakt unterschieden werden, wobei Letztere charakteristischerweise eine Folge langjährigen Glukokortikoidgebrauchs sein kann. Es erscheint interessant zu spekulieren, ob gemeinsame pathogenetische Mechanismen bei den Veränderungen von Haut und Augenlinse bei der Entwicklung der atopischen Katarakt eine Rolle spielen (Uehara et al. 1995).

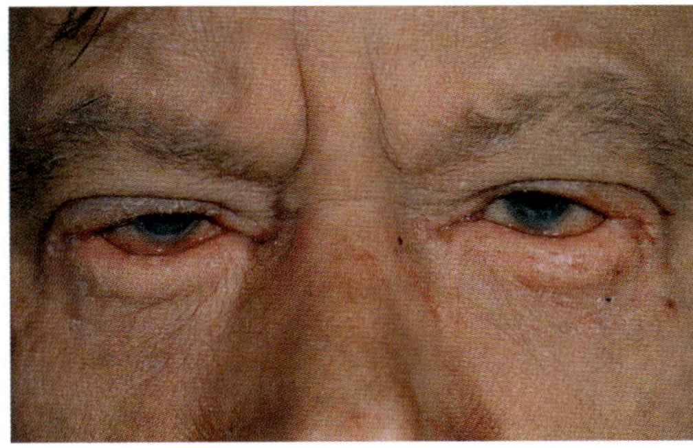

Abb. 2.**37** Ausgeprägte Augenveränderungen bei schwerem Verlauf eines atopischen Ekzems beim Erwachsenen mit Keratokonjunktivitis und Blepharitis.

Besonders schwere Augenveränderungen treten in der Regel auch bei Patienten mit besonders schwerem Verlauf des atopischen Ekzems auf (Abb. 2.**37**).

Nephrotisches Syndrom

Bei einigen Patienten mit atopischen Erkrankungen kann ein steroidsensitives nephrotisches Syndrom auftreten mit Proteinurie und Ödemen, die eindeutig verschlechtert werden nach Allergenkontakt (Pollen, Hausstaubmilben oder Nahrungsmittelallergene).

Vitiligo

Ein Zusammenhang zwischen Vitiligo und atopischem Ekzem ist nicht sicher. Bei Patienten mit schwerem atopischem Ekzem scheint eine gleichzeitig bestehende Vitiligo möglicherweise mit schlechterer Prognose einherzugehen (Ortonne et al. 1976).

Klassische IgE-vermittelte Anaphylaxie

IgE-vermittelte Anaphylaxie gegen Arzneimittel oder Insektengifte scheint bei atopischem Ekzem nicht oder nur geringfügig erhöht zu sein im Vergleich zu Kontrollpersonen (Galli 2004).

Lichtempfindlichkeit

Obwohl UV-Behandlung und Heliotherapie von vielen Patienten als hilfreich empfunden werden, beschreiben ca. 10% eine Verschlechterung der Hautveränderung durch UV-Strahlen.

Die häufigste im Volksmund als „Sonnenallergie" bezeichnete Lichtüberempfindlichkeitsreaktion, die polymorphe Lichtdermatose (PLD) scheint bei Atopikern etwas häufiger aufzutreten als in der Normalbevölkerung (Przybilla et al. 1991).

Ohrerkrankungen

Rezidivierende Entzündungen des Mittelohrs (Otitis media) sind bei Patienten mit atopischen Erkrankungen etwas häufiger, insbesondere bei respiratorischer Atopie. Seltene Syndrome beschreiben eine Assoziation von Gehörverlust und atopischem Ekzem (Vieluf in Ring et al. 2006).

Neurologische Erkrankungen

Von einigen Autoren werden vermehrt Läsionen der wirbelsäulenassoziierten Nerven mithilfe von MRT-Untersuchungen bei atopischem Ekzem beschrieben.

2.6 Komplikationen des atopischen Ekzems

Insbesondere infektiöse Hauterkrankungen können bei Vorliegen eines atopischen Ekzems zu schweren und zum Teil lebensbedrohlichen Komplikationen führen.

Bakterielle Infektionen

Die Haut von Patienten mit atopischem Ekzem ist vermehrt kolonisiert mit *Staphylococcus aureus* (über 90%) auf der unbefallenen Haut, im Naseneingang und unter den Nägeln. Dies führt naturgemäß bei Juck-Kratz-Vorgängen zur Übertragung und zur sog. Impetiginisierung ekzematöser Hautveränderungen (Biedermann 2006, David und Cambridge 1986, Lacour und Hauser 1993, Leung 2002, 2003) (Abb. 2.**38**). Impetiginisierte atopische Ekzemherde sind jedoch nicht nur mit Staphylokokken, sondern auch Streptokokken und anderen Keimen verbunden (Adachi et al. 1998, Aly 1980, Aly et al. 1977, Bode et al. 1982).

Mykosen

Patienten mit atopischem Ekzem zeigen eine erhöhte Suszeptibilität gegenüber Pilzinfektionen, insbesondere *Trichophyton rubrum* und *Candida albicans.* Einzelne Autoren haben Soforttyp-Reaktionen gegen Trichophyton-rubrum-Antigene beschrieben (Jones et al. 1973a und b), deren pathophysiologische Bedeutung unklar ist.

Malassezia furfur als saprophytärer Erreger der Pityriasis versicolor befällt auch Patienten mit atopischem Ekzem und kann insbesondere bei ausgeprägter Kopf- und Nackenbetroffenheit (Head-Neck Dermatitis) eine Rolle spielen (Hjorth et al. 1983, Waersted und Hjorth 1985). IgE-vermittelte Reaktionen gegen Malassezia sind nachgewiesen ebenso wie positive Atopy-Patch-Test-Reaktionen (Schmid-Grendelmeier et al. 2002).

Virale Infektionen

Herpes simplex: Eczema herpeticatum

Die gefürchtetste Komplikation des atopischen Ekzems ist das sog. Eczema herpeticatum (Kaposi's varicelliforme eruption), das als disseminierte Ausprägung einer Infektion mit Herpes-simplex-Virus (HSV) Typ 1 oder 2 auf dem Boden eines atopischen Ekzems auftritt und mit hohem Fieber und möglicher Entwicklung einer zentralnervösen Beteiligung einhergehen kann (Kaposi 1891). Oft wird die Diagnose zu spät gestellt, da

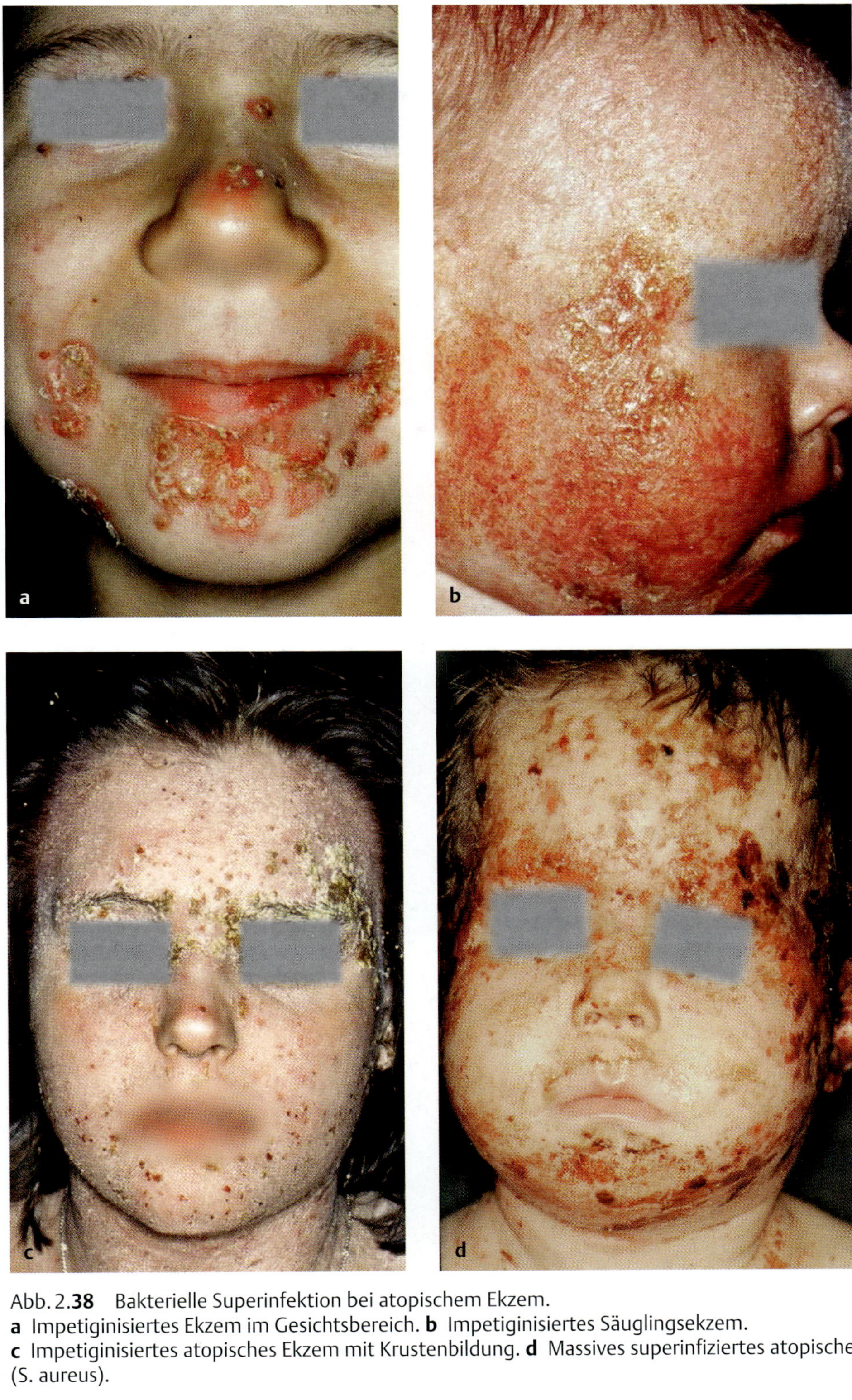

Abb. 2.**38** Bakterielle Superinfektion bei atopischem Ekzem.
a Impetiginisiertes Ekzem im Gesichtsbereich. **b** Impetiginisiertes Säuglingsekzem.
c Impetiginisiertes atopisches Ekzem mit Krustenbildung. **d** Massives superinfiziertes atopisches Ekzem (S. aureus).

man an eine reine Exazerbation des atopischen Ekzems denkt. Die Infektion erfolgt häufig durch Hautkontakt mit einer befallenen Person (Mutter mit Lippen-Herpes) (Wollenberg et al. 2003a und b).

Die *Diagnose* wird durch den HSV-Antigen-Nachweis gesichert auf dem Boden des klinischen Bildes mit akutem Auftreten von vesikulopustulösen, häufig erodierten punktförmigen Hautveränderungen (Abb. 2.**39**).

Die Prognose ist durch die Einführung der *intravenösen antiviralen Therapie* mit Aciclovir erheblich verbessert worden. Bei immundefizienten Patienten und Aciclovir-resistenten Infektionen kann auch Foscarnet oder Ganciclovir eingesetzt werden.

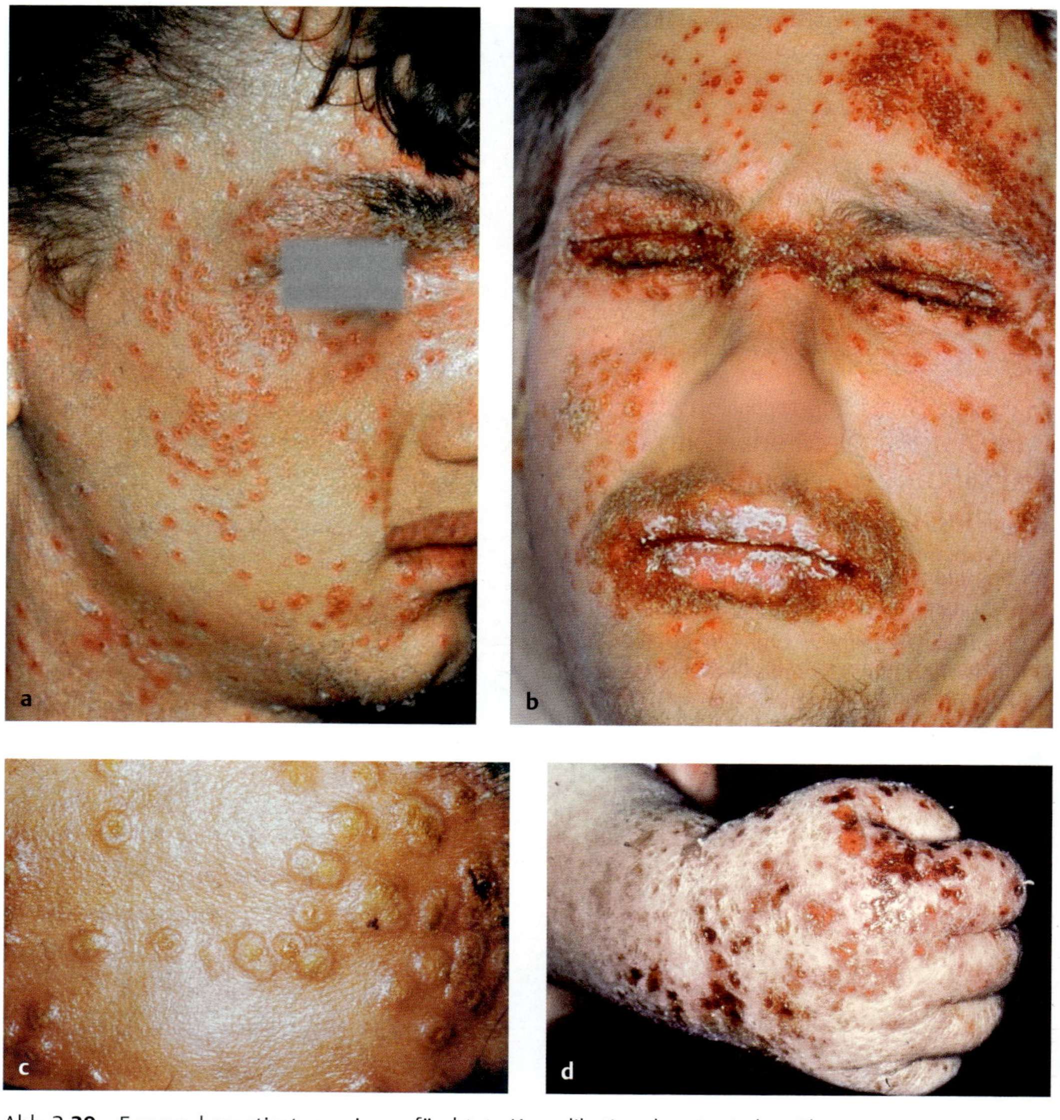

Abb. 2.**39** Eczema herpeticatum, eine gefürchtete Komplikation des atopischen Ekzems.
a Vesikulopustulöse Hautveränderungen. **b** Disseminierte erosive punktförmige Hautveränderungen.
c Auf der Nahaufnahme ist der vesikulopustulöse varizellenähnliche Charakter der Hautveränderungen gut erkennbar. **d** Eczema herpeticatum an der Hand mit großflächigen Erosionen.

Eczema vaccinatum

Solange die Pockeninfektion (Variola vera) noch eine Bedrohung der Menschheit darstellte und dagegen geimpft wurde, war die gefürchtetste Impfkomplikation das „Eczema vaccinatum" bei Patienten mit atopischem Ekzem, das sich klinisch sehr ähnlich darstellt wie das Eczema herpeticatum und mit schwerem allgemeinem Krankheitsgefühl, Fieber und Lymphknotenschwellungen einhergeht (Abb. 2.**40**).

Wegen dieser Komplikation bestand für Patienten mit Neurodermitis eine Kontraindikation für die Pockenimpfung. Durch die Vorimpfung mit einem modifizierten Impfstoff (modifiziertes Virus Ankara MVA) gelang es, diese Komplikationen zu senken (Stickl et al. 1974). Heute wird die MVA-Impfung wieder erwogen für Risikogruppen im Zusammenhang mit möglichen bioterroristischen Anschlägen. In einer eigenen Studie konnten wir bei Normalpersonen und Patienten mit atopischem Ekzem keine Verschlechterung oder Induktion ekzemtöser Hautveränderungen durch die MVA-Impfung beobachten (Darsow et al. in prep., von Sonnenburg et al. in prep.).

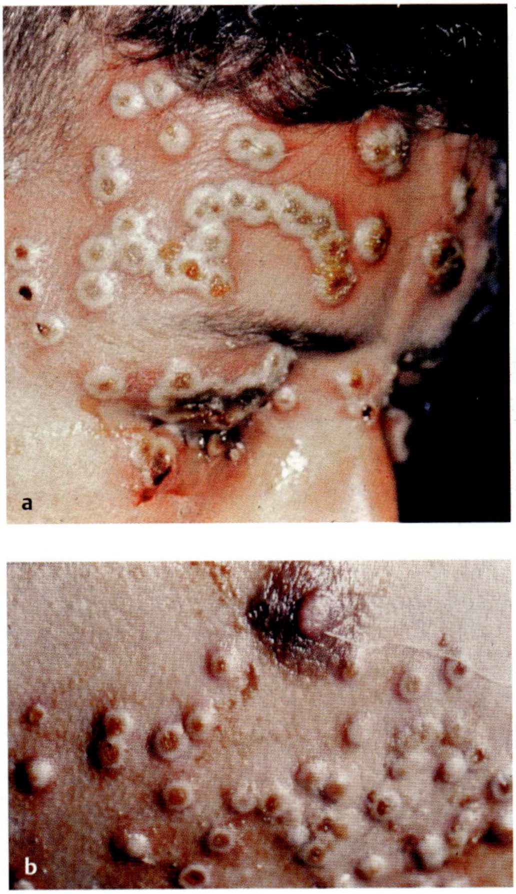

Abb. 2.**40** Eczema vaccinatum.
a Schwere Impfkomplikation bei einem Patienten mit atopischem Ekzem nach Pockenimpfung.
b Detailaufnahme.

Molluscum contagiosum

Diese typische Infektion des Hautorgans durch ein epidermotropes DNA-Virus der Pockenvirusgruppe ist im Kindesalter häufig und tritt besonders intensiv bei Patienten mit atopischem Ekzem auf, sodass H. Wolff in Lübeck von „Eczema molluscatum" (pers. Mitteilung) sprach (Abb. 2.**41**).

Auch eine schwere Verlaufsform von Orf (Ecthyma contagiosum) bei atopischem Ekzem ist beschrieben (Dupré et al. 1981).

Warzen

Auch Infektionen mit humanen Papillom-Viren (HPV) scheinen bei Atopikern häufiger und intensiver zu verlaufen, was die vulgären Warzen, insbesondere im Handbereich und im periungualen Bereich betrifft („Eczema verrucatum") (Abb. 2.**42**).

HIV-Infektion

Der Zusammenhang von HIV-Infektion und IgE-vermittelten Erkrankungen wird kontrovers diskutiert; während im Initialstadium der HIV-Infektion atopische Erkrankungen und Immunglobulin E keine Rolle zu spielen scheinen, kommt es bei manifestem AIDS nicht selten auch zu schweren Verläufen von atopischem Ekzem und entsprechenden Superinfektionen.

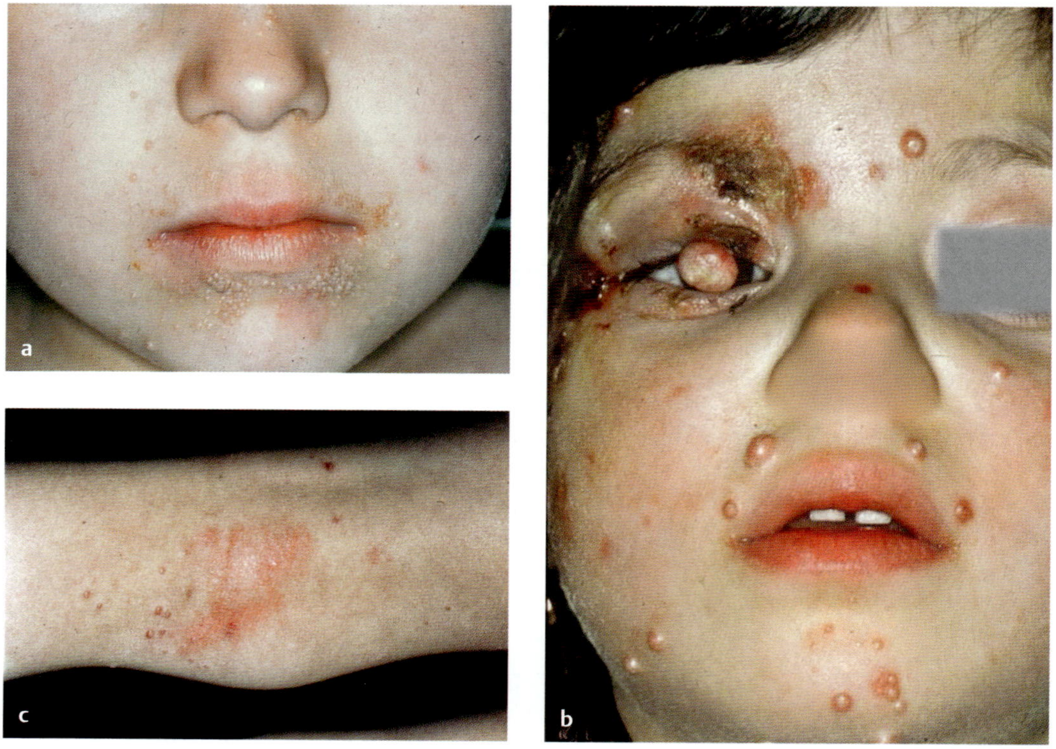

Abb. 2.**41** Mollusca contagiosa.
a Intensives Auftreten von Mollusca contagiosa perioral bei Kind mit Cheilitis sicca und leichtem Leckekzem. **b** Ausgeprägte Mollusca contagiosa bei einem Kind mit atopischem Ekzem. **c** Mollusca contagiosa in unmittelbarer Nähe eines Beugeekzems.

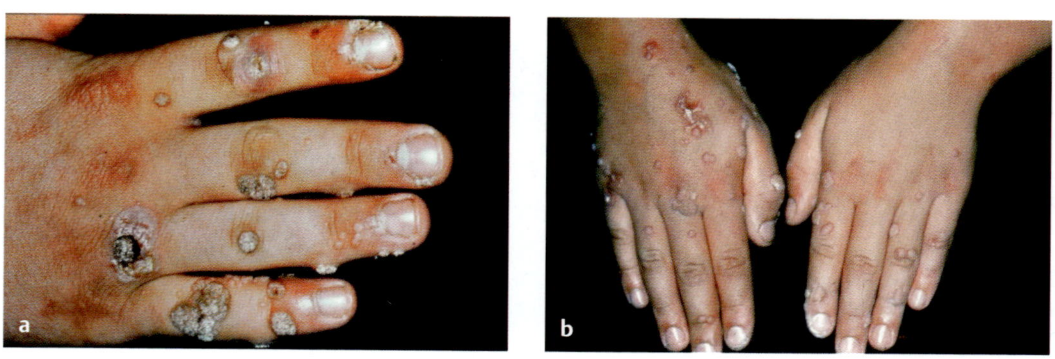

Abb. 2.**42** Eczema verrucatum.
a Intensiver Warzenbefall an den Händen, insbesondere auch periungual bei atopischem Ekzem.
b Ausgeprägtes Auftreten von Warzen an beiden Händen.

Andere virale Erkrankungen

Über eine erhöhte Prävalenz von extrakutanen Virusinfektionen wird aufgrund der pathophysiologisch diskutierten Schwäche der Th1-Reaktion immer wieder diskutiert. Gegenüber der Normalbevölkerung scheinen erhöhte Raten von viralen Infektionen des oberen Respirationstraktes vorzuliegen (Verbow und Hart 1986).

Eine Infektion mit Epstein-Barr-Virus (EBV) scheint ebenfalls bei Atopikern (sowohl respiratorische Atopie als auch atopisches Ekzem) häufiger zu sein.

Ebenso wurde eine Aktivierung einer subklinisch bestehenden Zytomegalievirusinfektion (CMV) bei Patienten mit schwerem atopischen Ekzem beschrieben.

2.7 Krankheiten, die selten mit atopischem Ekzem assoziiert sind

Während die Literatur über atopieassoziierte Krankheiten, Komplikationen und sekundäre Exazerbationen Bände füllt, gibt es nur wenige epidemiologische Studien über das Auftreten bestimmter Krankheiten, die nach dem allgemeinem klinischen Eindruck bei Atopie seltener auftreten als in der Normalbevölkerung. Dies legten besonders die pathophysiologischen Überlegungen des Th1/Th2-Konzeptes nahe (Olesen 2006).

Diabetes mellitus

Dem juvenilen *Diabetes mellitus (Typ 1)* geht eine autoimmunologische Th1-Reaktion gegen die Betazellen im Pankreas voraus. Es war deshalb von Interesse, die Häufigkeit von Diabetes bei Atopikern, bzw. die Inzidenz von atopischem Ekzem bei Diabetes zu untersuchen.

Eine holländische Studie fand bei 7- bis 12-jährigen Kindern eine niedrige Prävalenz atopischer Erkrankungen, eingeschlossen atopisches Ekzem, bei Patienten mit Insulin-dependent Diabetes mellitus (IDDM) (Meerwaldt et al. 2002). Eine weitere Studie berichtet über eine erniedrigte Prävalenz atopischer Erkrankungen, insbesondere von Asthma bei IDDM, mit widersprüchlichen Werten zur Häufigkeit von atopischem Ekzem (EURODIAB).

Eine dänische Studie an 3- bis 15-jährigen Kindern mit IDDM fand eine signifikant niedrigere Inzidenz von atopischem Ekzem bei Diabetes im Vergleich zur Normalbevölkerung (OR 0,49, CI 0,39–0, 63). War es zu einem manifesten Diabetes gekommen, fanden sich keine signifikanten Unterschiede mehr in der Prävalenz von atopischem Ekzem bei Diabetikern im Vergleich zu Normalpersonen (Olesen et al. 2001).

Das Auftreten von *Typ-2-Diabetes* bei Erwachsenen im mittleren Lebensalter wurde in Assoziation mit atopischen Erkrankungen und Schadstoffbelastung untersucht, wobei sich ebenfalls niedrigere Prävalenzen von Atopie bei Patientinnen mit Diabetes zeigten (Krämer et al. in prep.).

Rheumatoide Arthritis

Eine ähnliche Situation scheint sich für das Krankheitsbild der rheumatoiden Arthritis zu finden, mit Hinweisen für eine inverse Assoziation zwischen atopischen Erkrankungen und rheumatoider Arthritis (Verhoef et al. 1998, Olesen 2006).

Melanozytäre Naevi

Für viele Kliniker ist es selbstverständlich, jedoch ist es ihnen wohl nie derart spezifisch aufgefallen, dass es Anlass zu einer wissenschaftlichen Untersuchung gegeben hätte: Das Phänomen, dass Patienten mit atopischem Ekzem weniger melanozytäre Naevi aufweisen als Normalpersonen. Die Inspektion und Erfassung der ekzematösen Hautveränderungen steht im Vordergrund. Als Nebenbefund werden vereinzelt Naevi registriert, die selten Anlass zu weitergehenden Untersuchungen wegen „Atypie" geben.

In einer schwedischen Studie fand Broberg bei einer Gruppe von Patienten mit schwerem atopischem Ekzem eine signifikant erniedrigte Anzahl von melanozytären Naevi im Vergleich zu nicht atopischen Kontrollen. Sie fand eine signifikant negative Korrelation zwischen der Höhe des Serum-IgE-Spiegels und der Anzahl der melanozytären Naevi bei atopischem Ekzem (Broberg und Augustsson 2000).

In einer größeren dänischen Studie wurden 2030 erwachsene Patienten mit atopischem Ekzem erfasst und mit dem allgemeinen Krebsregister in Dänemark verglichen. Dabei fand sich kein Fall von malignem Melanom bei den Patienten mit atopischem Ekzem, obschon 2,4 Fälle zu erwarten gewesen wären (Olesen 2006).

Andere Erkrankungen

Die Assoziation von atopischem Ekzem mit *Psoriasis* wurde bereits oben diskutiert und ist kontrovers, obwohl auch hier im Hinblick auf die Th1/Th2-Hypothese erniedrigte Prävalenzen von Atopie bei Psoriasis zu erwarten wären. Ein besonders interessanter alternierender Verlauf wurde kürzlich von Eyerich et al. beobachtet (in prep).

Es gibt Hinweise, dass *Herz-Kreislauf-Erkrankungen* und Fettstoffwechselstörungen bei Atopie seltener auftreten, ohne dass sichere Studienergebnisse vorlägen (Schäfer pers. Mitteilung).

Kontaktallergie

Lange Zeit galt es als sicher, dass Kontaktallergien bei atopischem Ekzem seltener auftreten (Marghescu 1985), ganz besonders unter dem Eindruck des Th1/Th2-Paradigmas. Dies scheint nicht so zu sein. Viele Patienten mit atopischem Ekzem leiden auch unter Kontaktallergien (s. Kapitel 4 Abschnitt „Diagnostik“).

Zusammenfassung

Während es zahlreiche Erkrankungen gibt, die überdurchschnittlich häufig mit atopischem Ekzem assoziiert sind, insbesondere die respiratorischen atopischen Erkrankungen Asthma und allergische Rhinokonjunktivitis, gibt es einige Erkrankungen, die bei Neurodermitis möglicherweise seltener auftreten, wie z. B. Typ-1-Diabetes, rheumatoide Arthritis oder auch melanozytäre Nävi. Hier besteht noch erheblicher Forschungsbedarf.
Lange war das Auftreten einer Kontaktallergie bei atopischem Ekzem als seltener betrachtet worden im Sinne einer abgeschwächten Th1-Reaktion. Es bleibt festzustellen, dass allergische Kontaktdermatitis auch bei atopischem Ekzem auftreten kann, auch im Kindesalter. Die Durchführung eines Epikutantests gehört deshalb zum Standardrepertoire der Diagnostik bei atopischem Ekzem.
Komplikationen umschreiben insbesondere Infektionserkrankungen sowohl viraler (Eczema herpeticatum) als auch bakterieller Genese (mit Staphylokokken superinfiziertes oder impetiginisiertes atopisches Ekzem).

2.8 Atopisches Ekzem: Diagnostische Kriterien und Schweregraderfassung

Viele Faktoren haben zur unterschiedlichen Betrachtung dieser Krankheit beigetragen, was sich allein schon in der bunten Namensgebung zeigt. Die zum Teil unscharfe und wechselhafte Morphologie mit dem Fehlen einer echten Primäreffloreszenz, der unterschiedliche Aspekt des Krankheitsbildes in verschiedenen Lebensaltern, die unterschiedlichen Auffassungen zur Ätiopathophysiologie, all das hat zusammengewirkt, dass in Fachkreisen – insbesondere wenn es um die wissenschaftliche Definition des Phänotyps ging – unterschiedliche Meinungen bestanden (s. Kapitel 1, Abschnitt „Begriff der Atopie“).

Diagnostische Kriterien

Kriterien nach Hanifin und Rajka. Es ist das große Verdienst der beiden Dermatologen Jon Hanifin aus Portland (Oregon) und Georg Rajka aus Oslo, eine international akzeptierte Liste von diagnostischen Kriterien erarbeitet zu haben (Hanifin und Rajka 1980), die auf bekannten klinischen „Major“- und „Minor“-Befunden bzw. anamnestischen Erhebungen beruhen (Tab. 2.**6**). In den meisten wissenschaftlichen Studien wurden diese Kriterien eingesetzt.

Dabei kann die Diagnose „atopisches Ekzem“ gestellt werden, wenn mindestens 3 „Major“- und 3 zusätzliche „Minor“-Kriterien erfüllt sind.

In einer Analyse von Diepgen et al. (1991) an 110 Patienten mit atopischem Ekzem und gesunden Kontrollen erwiesen sich die folgenden 5 Kriterien als am häufigsten beobachtet:

- Juckreiz beim Schwitzen
- Wolle-Unverträglichkeit

Tabelle 2.**6** Diagnostische Kriterien für atopisches Ekzem nach Hanifin und Rajka.

Mindestens 3 „Major"-Kriterien	Plus 3 oder mehr „Minor"-Kriterien
Juckreiz Typische Morphologie und Verteilung • Beugenbefall oder Linearität bei Erwachsenen • Befall des Gesichts und der Streckseiten bei Säuglingen und Kindern • chronische oder wiederkehrende Dermatitis Eigen- oder Familienanamnese von Atopie (Asthma, allergische Rhinitis, atopisches Ekzem)	• Trockene Haut • Ichthyiose / palmare Hyperlinearität / Keratosis pilaris • Hauttest-Reaktivität vom Soforttyp (Typ I) • Erhöhtes Serum-IgE • Beginn im frühen Lebensalter • Tendenz zu Hautinfektionen (besonders Staphylococcus aureus und Herpes simplex) / abgeschwächte zellvermittelte Immunität • Tendenz zu unspezifischer Hand- oder Fußdermatitis • Mammillenekzem • Cheilitis • Rezidivierende Konjunktivitis • Dennie-Morgan-Infraorbitalfalte • Keratokonus • Anteriore subkapsuläre Katarakt • Orbitale Schatten • Gesichtsblässe, Gesichtserythem • Pityriasis alba • Vordere Halsfalten • Juckreiz beim Schwitzen • Unverträglichkeit gegen Wolle und Fettlösungsmittel • Perifollikuläre Akzentuierung • Nahrungsmittelunverträglichkeit • Verlauf wird durch Umwelt, emotionelle Faktoren beeinflusst • Weißer Demografismus / verzögerte Weiß-Reaktion

- trockene Haut,
- weißer Dermografismus
- Hertoghe-Zeichen

Die Vielfalt der Kriterien, die manchmal schwer zu präzisierenden Zeichen und Befunde und die Mischung zwischen tatsächlich beobachtetem klinischem Bild, anamnestischen Angaben und Laborergebnissen machen die Kriterien von Hanifin und Rajka für die tägliche Praxis schwierig.

Kriterien der UK-Working Party. Gerade im Hinblick auf epidemiologische Studien hat deshalb eine englische Arbeitsgruppe um H. Williams 1994 die „UK-Working Party's Diagnostic Criteria" entwickelt, mithilfe von Untersuchung und Validierung von Patienten aus dermatologischen Kliniken, wobei sich Sensitivität und Spezifität um 90% bewegten (Williams et al. 1994a und b und 1996, Möhrenschlager et al. 1998) (Tab. 2.**7**).

Nach dieser Definition ergibt sich die Diagnose „atopisches Ekzem" bei einem juckenden Hautausschlag, der zusammen mit 3 oder mehr Kriterien auftritt.

Tabelle 2.**7** Diagnostische Kriterien für atopisches Ekzem der UK Working Party.

Die Diagnose wird gestellt bei einem juckenden Hautausschlag, der mit 3 oder mehr der folgenden Kriterien einhergeht:
• Anamnese des Befalls der Beugen (Ellenbeuge, Vorderseite Fußknöchel, Hals, im Kindesalter unter 4 Jahren Wangen)
• Anamnese von Asthma oder Heuschnupfen beim Patienten oder einer atopischen Erkrankung bei einem Verwandten ersten Grades (z. B. Mutter, Vater, Bruder oder Schwester) bei Kindern unter 4 Jahren
• Anamnese einer allgemeinen Hauttrockenheit im letzten Jahr
• Sichtbare Beugenekzeme (oder Ekzem der Wangen / Stirn oder Streckseiten der Extremitäten bei Kindern unter 4 Jahren)
• Beginn während der ersten 2 Lebensjahre (entfällt bei Kindern unter 4 Jahren)

Tabelle 2.**8** Diagnostische Kriterien für atopisches Ekzem nach Ring.

Die Diagnose atopisches Ekzem kann gestellt werden, wenn mindestens 4 der folgenden 6 Kriterien zutreffen:
• Altersspezifische Morphologie
• Juckreiz
• Altersspezifische Verteilung der Hautveränderungen
• Stigmata des atopischen Ekzems („Typus neurodermiticus")
• Eigen- oder Familienanamnese von Atopie
• Nachweis einer IgE-vermittelten Sensibilisierung

Kriterien nach Ring. 1982 veröffentlichte Ring eine Liste von diagnostischen Kriterien für atopisches Ekzem (Ring 1982a) (Tab. 2.**8**), die dem Erfahrenen in der täglichen Praxis – aber auch für wissenschaftliche Phänotypisierung – eine schnelle diagnostische Sicherheit gibt.

Weitere Kriterien. Es sei nicht verschwiegen, dass neben den 3 genannten noch verschiedene andere Kriterien von hervorragenden und wissenschaftlich verdienten Dermatologen vorgeschlagen wurden (Bos et al. 1998, Wüthrich 1999a).

Beurteilung des Schweregrads

Nachdem Einigung über die diagnostischen Kriterien erzielt war, trat das Problem der unterschiedlichen Schweregrade der Erkrankung bei verschiedenen Patienten in den Vordergrund. Es ist offensichtlich, dass es milde und sehr schwere Verläufe gibt, die vorher nicht exakt definierbar sind. Verschiedene Versuche wurden zur Schweregradbeschreibung unternommen (Charman und Williams 2000, Emerson et al. 2000, Queille-Roussel et al. 1985, Ring 1982). Deshalb hat eine Arbeitsgruppe von pädiatrischen Dermatologen (European Task Force on Atopic Dermatitis ETFAD) zu Anfang der 90er Jahre begonnen, ein Scoring-System für „atopic Dermatitis" (SCORAD) zu entwickeln (European Task Force on Atopic Dermatitis 1993, Kunz et al. 1997).

Objektive Befunde und subjektive Beschwerden. Der SCORAD besteht aus einem objektiven Score, der sowohl die Ausdehnung als auch die Intensität der relativ verschiedenen Hautveränderungen zusammen mit einer subjektiven Bewertung der Leidensintensität umfasst, Letztere gemessen als Intensität des Juckreizes und der daraus resultierenden Schlaflosigkeit. Dabei wird die Ausdehnung als Prozent der befallenen Körperoberfläche gemessen. Die Intensität der verschiedenen Effloreszenzen

- Erythem
- Ödem / Papelbildung
- Nässen / Verkrustung
- Exkoriation
- Lichenifikation
- Trockenheit der Haut

wird semiquantitativ von 0 (= abwesend) bis 3 (maximale Ausprägung) bewertet.

Die subjektiven Beschwerden werden auf einer Visual-Analog-Skala (VAS) von 0–10 vom Patienten angegeben (bzw. von den Eltern).

Zur Erfassung des SCORAD gibt es Musterabbildungen und ein Evaluationsblatt (Abb. 2.**43**). Es werden spezielle Übungssitzungen zum Erlernen dieser Beurteilung angeboten.

Zurzeit läuft eine klinische Studie zur Validierung eines patientenorientierten (PO) SCORAD, der vom Patienten selbst, bzw. den Eltern, nach entsprechender Einführung erhoben werden kann (Stalder, in prep., Vourch-Jourdain et al. 2009).

Erfassen des klinischen Verlaufs. Mit dem Instrument des SCORAD ist es gelungen, den aktuellen Schweregrad der Erkrankung objektiv und reproduzierbar zu erfassen und den klinischen Verlauf über längere Zeiträume zu verfolgen. Insbesondere für klinische Studien im Hinblick auf Therapiemaßnahmen ist der SCORAD zwischenzeitlich unersetzbar geworden.

Auch hier sei nicht verschwiegen, dass verschiedene Arbeitsgruppen – zum Teil Autoren der ursprünglichen Gruppe innerhalb der ETFAD – begonnen haben, vereinfachte Versionen des SCORAD für schnellere Erhebungen zu entwickeln. Für den Geübten bedeutet die Erhebung des SCORAD einen Zeitaufwand von ca. 10 min. In Spezialkliniken (Davos, Nordseeinseln) gehört die Erhebung des SCORAD im Verlauf des Rehabi-

SCORAD Europäische Experten-Gruppe für atopische Dermatitis

Patient: Name/Vorname | Geburtsdatum | Besuchsdatum

eingesetztes topisches Steroid

Wirkstoff (Handelsname, Konzentration) | (g) Menge/Monat | Anzahl der Erytheme/Monat

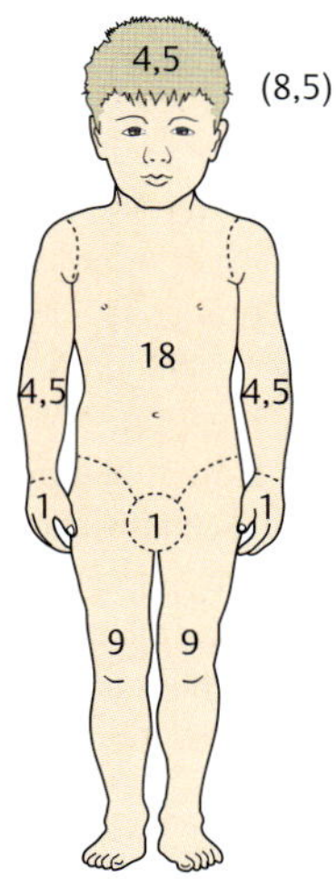

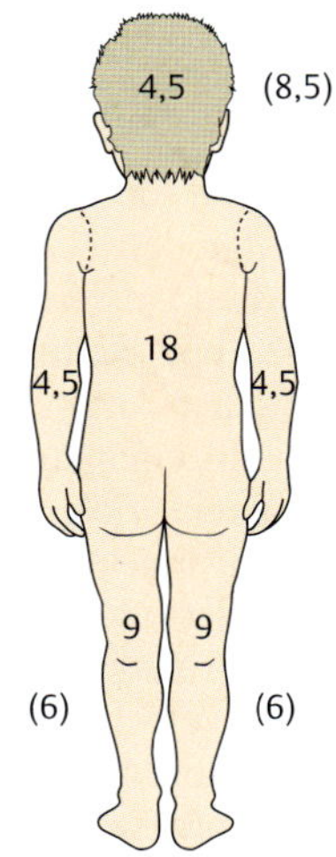

Ziffern in Klammern für Kinder unter 2 Jahren

A: Ausmaß
Bitte geben Sie die Summe der betroffenen Hautareale an

B: Intensität
Bemessungswerte
Angaben zur Intensität (üblicherweise typische Stellen) 0 = keine 1 = leicht 2 = mäßig 3 = stark

Kriterien	*Intensität*	*Kriterien*	*Intensität*
Erythem		Exkoriation	
Ödem/Papelbildung		Lichenifikation	
Nässen/Krustenbildung		Trockenheit Die Hauttrockenheit wird an nicht betroffenen Stellen bewertet	

C: subjektive Symptome

Pruritus und Schlaflosigkeit | **SCORAD A/5 + 7B/2 + C**

Visuelle Analog-Skala (Durchschnitt für die letzten drei Tage oder Nächte)

Pruritus (0–10) 0 1 2 3 4 5 6 7 8 9 10

Schlaflosigkeit (0–10) 0 1 2 3 4 5 6 7 8 9 10

Behandlung | Anmerkungen

Abb. 2.**43** Scoring-System for Atopic Dermatitis (SCORAD) mit objektiven und subjektiven Skalen.

litations- oder Akutkrankenhausaufenthaltes zum diagnostischen Standard.

Der SCORAD bietet darüber hinaus den Vorteil, dass er in Einzelteilen abgerufen werden kann; es ist möglich den Verlauf bestimmter Symptome speziell und unabhängig vom Gesamtscore zu verfolgen. So ist es z. B. möglich, den Effekt einer therapeutischen Maßnahme im Hinblick auf verschiedene klinische Morphologien (Lichenifizierung oder nässende Krusten etc.) zu unterscheiden und zu erfassen.

Der SCORAD wurde von der Arbeitsgruppe der ETFAD an mehreren hundert Patienten in 11 verschiedenen europäischen Ländern über mehrere Jahre hin evaluiert und verfeinert. Dabei ergab sich in der statistischen Analyse die vorgeschlagene Wertung der Einzelpunkte mit einem Maximum von 103 Punkten. Viele haben nicht verstanden, warum man sich nicht auf 100 Punkte einigen konnte. Die Wertung der einzelnen Symptome in ihrer Transformation in Punkte im Gesamtscore erfolgte eben nicht nur willkürlich – anfangs aufgrund der Erfahrung so bestimmt –, sondern anhand der Ergebnisse klinischer Untersuchungen an vielen Patienten.

Zusammenfassung

Zur Diagnose der Erkrankung gibt es verschiedene „diagnostische“ Kriterien, von denen die von Hanifin und Rajka (1980) die wichtigsten sind.
Für die Praxis und für epidemiologische Studien haben sich die von Williams (1994) veröffentlichten Kriterien einer Arbeitsgruppe des Vereinigtes Königreiches (UK Working Party) bewährt, ebenso wie die von Ring (1982).
In einer Task Force der Europäischen Gesellschaft für Pädiatrische Dermatologie wurde für die Neurodermitis das Scoring-System zur Messung des Schweregrades (SCORAD) entwickelt, welches neben der flächigen Ausdehnung auf der Körperoberfläche die Intensität verschiedener Effloreszenzen und die subjektive Betroffenheit durch Juckreiz und Schlaflosigkeit erfasst. Der SCORAD kann auch in seinen einzelnen Parametern für wissenschaftliche Studien analysiert werden, etwa im Hinblick auf Veränderungen bestimmter Ekzemmorphen.

3 Pathophysiologie des atopischen Ekzems

3.1 Genetik

Klassische Genetik des atopischen Ekzems

Seit der Einführung des Begriffes „Atopie“ durch Coca und Cooke 1923 und dem Einschluss der Hauterkrankung atopische Dermatitis bzw. atopisches Ekzem durch Wise und Sulzberger 1933 ist das familiär gehäufte Auftreten dieser Erkrankungen ein fester Bestandteil des klinischen Wissens (Schnyder 1960), so fest etabliert, dass man meinen möchte, alle Fragen seien geklärt. Dem ist nicht so.

Die klassische Genetik untersucht das Auftreten von Krankheiten oder Symptomen bestimmter Phänotypen innerhalb von Familienstammbäumen. Zwillingsstudien erlauben die eindeutige Abschätzung von genetischen Faktoren versus Umwelteinflüssen im Vergleich von mono- und dizygoten Zwillingspopulationen (Abb. 3.**1**). Seit Gregor Mendel lassen sich so unterschiedliche Erbgänge erfassen.

Allerdings ergeben sich *Schwierigkeiten* durch nicht exakte Präzisierung der Phänotyperfassung (z. B. anamnestische Angaben), durch die Definition der „Familie“ im Hinblick auf „positive Familienanamnese“ sowie in Bezug auf den Grad der Verwandtschaft, die Zuordnung von väterlich versus mütterlich übertragenen Erbfaktoren („mater semper, pater numquam constat“), die Überbetonung der aszendierenden (aufsteigenden) gegenüber der deszendierenden (absteigenden) Familienanamnese sowie durch die häufig unscharfe Definition von Atopie versus atopischer Erkrankung (Moffat und Cookson 1998, Uehara und Kimara 1993).

Die ersten *detaillierten Untersuchungen* wurden von Urs Schnyder in Zürich durchgeführt, wobei er fand, dass das Risiko eines Kindes, ein atopisches Ekzem zu entwickeln bei zwei gesunden Eltern bei ca. 15% lag, während bei einem atopischen Elternteil 25–30% der Kinder erkrankten und sogar 66%, wenn beide Eltern Atopiker waren (Schnyder und Klunker 1957, Schnyder 1960). Zwillingsstudien ergaben eine Konkordanzrate von ca. 80% bei eineiigen Zwillingen gegenüber ca. 25–30% bei Heterozygoten (Blumenthal und Jaffe 1933, Schultz Larsen und Holm 1985, Wüthrich 1975).

Leider fehlen exakte ähnliche Studien zur Betrachtung des *Merkmals „atopisches Ekzem“* allein. Familienstudien mit Langzeitbeobachtung aus Linköping (Kjellman 1977) ergaben, dass das Atopierisiko für Kinder atopischer Eltern dann am höchsten ist, wenn beide Eltern an der gleichen atopischen Manifestation (z. B. beide Eltern an atopischem Ekzem) leiden (Tab. 3.**1**). Es muss also neben der Vererbung der „Neigung zur IgE-

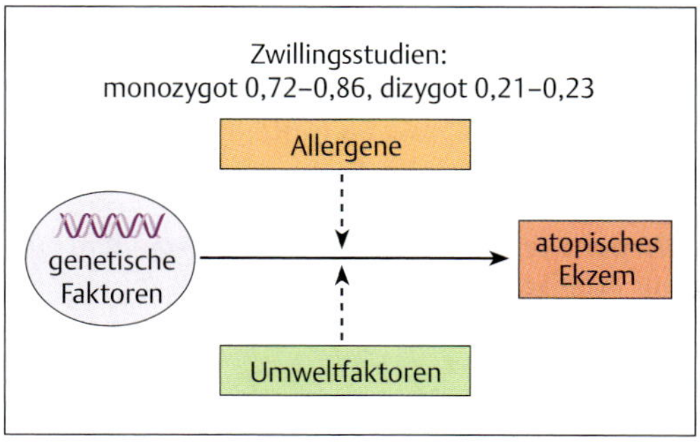

Abb. 3.**1** Atopisches Ekzem als genetisch beeinflusste Erkrankung. MZ: monozygot, DZ: dizygot.

Tabelle 3.1 Atopierisiko bei Kindern und elterliche Atopie (Quelle: Kjellman 1977).

Eltern	Atopierisiko (% im 12. Lebensjahr)
Ohne Atopie	10–15
Ein Elternteil atopisch	20–30
Zwei Elternteile atopisch (unterschiedliche Manifestation)	30–40
Zwei Elternteile atopisch (gleiche Manifestation)	60–80

Bildung“ auch die Betroffenheit eines bestimmten Organs vererbt werden.

Atopisches Ekzem als komplexe Erkrankung folgt nicht einem einfachen Mendelschen Erbgang, sondern wird polygen vererbt unter multifaktoriellem Einfluss und teilweise genomischer Prägung (mütterliche Einflüsse stärker als väterliche). Diese maternale Dominanz kann durch Umwelteinflüsse im uterinen Milieu, über die Brustmilchernährung, aber auch über epigenetische Effekte erklärt werden.

Allerdings gibt es kritische Stimmen, die diesbezügliche Studien im Hinblick auf die Methoden der Datenerhebung zur Familienanamnese hinterfragen. Wenn Eltern nach frühkindlichen Krankheiten (z.B. Milchschorf oder Säuglingsekzem) in ihrer eigenen Lebensgeschichte gefragt werden, kann es sein, dass Frauen sich besser erinnern, weil sie schon in früher Jugend mehr „Körpergefühl“ besitzen und auf das Aussehen Wert legen, während Männer vielleicht eher Unfälle im Knabenalter erinnern.

Interessant sind deshalb *Studien mit deszendenter Familienanamnese,* wie sie Uehara in Japan durchgeführt hat, indem er Eltern mit atopischem Ekzem über die Krankheiten ihrer Kinder befragte (Uehara und Kimura 1993). Bei insgesamt 270 Eltern mit insgesamt 529 Kindern betrug die Rate von atopischem Ekzem 60% mit völliger Geschlechtergleichheit (59% bei Knaben, 60% bei Mädchen). Bei einer Unterteilung der Erwachsenen bezüglich Atopieneigung beim Ehepartner fanden sich die höchsten Ekzemraten bei Kindern von Elternpaaren, bei denen sowohl Vater als auch Mutter am atopischen Ekzem litten (Tab. 3.**2**). Dagegen bestand kein Unterschied in der Ekzemhäufigkeit zwischen Elternpaaren, bei denen ein Ehepartner nicht atopisch oder von einer respiratorischen Atopie betroffen war. In einer anderen Studie verglich Uehara die paternalen und maternalen Effekte und fand bei 285 Erwachsenen mit atopischem Ekzem, die mit nicht atopischen Personen verheiratet waren und mindestens ein Kind hatten, dass keine Unterschiede in der Prävalenz des atopischen Ekzems bei den Kindern zwischen Familien bestanden, in denen der Vater an Ekzem litt, gegenüber Familien, in denen die Mutter betroffen war. Insgesamt litten 57% der Kinder an atopischem Ekzem (Uehara et al. 1999). Ein weiteres Problem der klassischen Genetik ist in der abnehmenden Kinderzahl zu sehen; es ist klar, dass die Häufigkeit einer positiven Familienanamnese bei kinderreichen Familien höher ist als bei Ein-Kind-Familien.

Bei sog. reinen „Neurodermitis-Patienten“, die weder in der eigenen noch in der Familienanamnese von respiratorischer Atopie betroffen sind, finden sich niedrigere IgE-Spiegel und ein höherer Anteil an *„intrinsischem“ Ekzem.* Es wird

Tabelle 3.**2** Häufigkeit von atopischem Ekzem bei Kindern aus Familien mit atopischem Ekzem bei einem oder beiden Elternteilen (Quelle: Uehara und Kimura 1993).

Ehepartner von Patienten mit atopischem Ekzem	n (Familien)	n (Kinder)	Kinder mit atopischem Ekzem
Nicht atopisch	164	321	180 (56%)
Atopisches Ekzem	26	59	48 (81%)
Respiratorische Atopie	80	149	88 (59%)
Gesamt	270	529	316 (60%)

interessant sein, diese Patientengruppe speziell auch im Hinblick auf die Genetik zu untersuchen. So fand Schultz-Larsen in der dänischen Zwillingsstudie ähnlich hohe Konkordanzraten für intrinsisches atopisches Ekzem wie für IgE-assoziierte Fälle (77% monozygot versus 15% dizygot) (Schultz-Larsen und Holm 1985).

Zusammenfassung

Atopische Erkrankungen unterliegen starken genetischen Einflüssen. Das geht aus Zwillingsstudien hervor, wonach monozygote Zwillinge eine Konkordanz von ca. 80% Auftreten des atopischen Ekzems zeigen, während bei zweieiigen Zwillingen diese bei ca. 20% liegt. Das Risiko, ein atopisches Ekzem zu entwickeln, liegt für Kinder mit einem atopischen Elternteil bei ca. 40%. Wenn beide Eltern an der gleichen Manifestationsform (z. B. Vater und Mutter Neurodermitis) leiden, liegt das Risiko bei 70–80%. Dabei finden sich gleich hohe Konkordanzzahlen für extrinsisches (IgE-assoziiertes) und intrinsisches (IgE-unabhängiges) atopisches Ekzem.

Molekulare Genetik

Nachdem klar war, dass das atopische Ekzem als komplexe Erkrankung keine monogene Vererbung im Sinne Mendelscher Gesetze zeigt, hoffte man lange Zeit, ein „Atopie-Gen" zu definieren (Cookson und Moffatt 2002). Zwischenzeitlich weiß man, dass zahlreiche Genloci auf verschiedenen Chromosomen an der Ausprägung des Phänotyps atopischer Erkrankungen beteiligt sind.

Die modernen Methoden der molekularen Genetik bedienen sich natürlich vorkommender DNA-Sequenzen, die als polymorphe genetische Marker (sog. Mikrosatelliten) über das gesamte Genom verteilt sind, sodass Genloci erkannt werden können. In verschiedenen Studienansätzen werden entweder Kopplungsanalysen durchgeführt, wobei genetische Marker und definierte klinische Merkmale innerhalb von Familien kosegregieren (z.B. affected peer), während in Assoziationsstudien größere Populationen betroffener Personen mit nicht betroffenen Individuen im Hinblick auf die Allel-Verteilungsmuster polymorpher Genmarker verglichen werden.

Prinzipiell stehen zwei Strategien zur Durchführung dieser Untersuchungen zur Verfügung:

- die Kandidatengen-Analyse und
- die genomweite Assoziationsstudie (Genome-wide Association Study, GWAS).

Kandidatengen-Analyse. Bei der Kandidatengen-Analyse werden Gene aufgrund ihrer bekannten Funktion in der Kodierung von pathophysiologisch relevanten Produkten für die entsprechende Erkrankung untersucht. Man nimmt dabei an, dass Veränderungen in der Funktion bestimmter Substanzen die Empfänglichkeit des Organismus für das Auftreten der Erkrankung erhöhen oder senken.

Am besten eignen sich hierfür sog. Familien-Trio-Studien mit dem Transmissions-Disequilibriums-Test (TDT). Dabei wird die Übertragung eines Merkmals von heterozygoten Eltern auf ein betroffenes Kind untersucht; ein krankheitsrelevantes Allel sollte dabei häufiger auf das erkrankte Kind übertragen werden als ein nicht beteiligtes Gen.

Genomweite Assoziationsstudien. Mithilfe der Mikrosatellitenmarker wird das gesamte Genom vieler betroffener Individuen untersucht, mit dem von nicht Betroffenen (Individuen bzw. Familien) verglichen, und es werden Assoziationen auf bestimmten Genloci mit Krankheitsphänotypen ermittelt. Hierbei können auch völlig neue, bislang unbekannte Gene mit unbekannter Funktion entdeckt werden, die dann durch positionelle Klonierung weiter untersucht und funktionell analysiert werden.

Mit Atopie assoziierte Genloci. Tab. 3.**3** zeigt eine Übersicht über die derzeit bekannten Genloci mit Assoziation zu Markern von Atopie oder atopischem Ekzem. Der Fortschritt auf diesem Gebiet geht so rapide voran, dass sich halbjährlich neue Erkenntnisse ergeben (Kabesch et al. 2003 und 2006, Moffatt et al. 1994 und 2007, Vercelli 2008).

Entscheidend für die Erfolge der molekulargenetischen Analysen ist die exakte Charakterisierung des untersuchten Phänotyps; hier kommen der erfahrene Kliniker und die exakte Beobachtung und Erfassung der Morphologie ins Spiel.

Im Folgenden sollen einige Genloci kurz besprochen werden. Bei den Gesamtgenom-Screens fiel auf, dass Überlappungen von relevanten Gen-

Tabelle 3.**3** Atopie und atopisches Ekzem: assoziierte Kandidatengene.

Region	Kandidatengen	Assoziierte weitere Phänotypen
1q31–32	?	Psoriasis
1q21	EDC: Filaggrin	Ichthyosis vulgaris, atopisches Ekzem, Asthma
3p24	Chemokin RANTES	–
3q21	COL29A1	atopisches Ekzem
4q35.1	IRF2	–
5q31	SPINK5	Netherton-Syndrom
(gemeinsame Loci mit IBD)	IL-4 Cluster	Asthma, Rhinitis, SPT, Gesamt-IgE
	IL-13	Asthma, BHR, SPT, Gesamt-IgE
	CD14	Asthma, Rhinitis, SPT, Gesamt-IgE, spezifisches IgE
11q13	FCER1B, FCER1A	Atopie, Asthma, Gesamt- und spezifisches IgE, atopisches Ekzem
13q12–14	?	–
14q11.2	Mastzell-Chymase	–
16p11.2 ± 12.1	IL-4-Rezeptor α	Asthma, BHR, Rhinitis, Gesamt-IgE
17qcen-q11	NOD2A	Asthma, SPT
17q11-q12	RANTES	Asthma, Anzahl der Eosinophilen
	MCP1	Asthma, Anzahl der Eosinophilen
17q21	Eotaxin	Asthma, BHR
19p13.3	TXA2	Gesamt-IgE
19q13.1	TGFB1	Asthma, SPT, Gesamt- und spezifisches IgE

EDC: epidermaler Differenzierungskomplex, BHR: bronchiale Hyperreagibilität, SPT: positiver Skin-Prick-Test, IBD: Inflammatory Bowel Disease

loci zwischen atopischem Ekzem und Asthma eher selten zu beobachten waren (Lee et al. 2000), während häufiger Übereinstimmungen mit Psoriasis sowie Morbus Crohn gefunden wurden. Dies legt den Gedanken nahe, dass gemeinsame genetische Risikofaktoren für entzündliche Erkrankungen von „Barriereorganen zur Umwelt" wie Haut und Darm von Bedeutung sind. Die wohl aufregendsten neuen Befunde waren die Entdeckung von Polymorphismen mit Defizienzmutationen des Filaggrin-Gens als kausalem Faktor für die Ichthyosis vulgaris durch die Arbeitsgruppe um McLean und Irvine, welche sich auch in hochsignifikanter Assoziation mit atopischem Ekzem fanden (Palmer et al. 2006, Smith et al. 2006, Weidinger et al. 2007 und 2008a).

Ein weiterer wichtiger Faktor in der Beurteilung genetischer Effekte sind die Wechselwirkungen von Umwelteinflüssen mit genetischen Faktoren; so werden bestimmte genetische Veränderungen eben erst dann klinisch relevant, wenn sie mit entsprechender Exposition gegenüber Umweltfaktoren, z.B. Allergenen oder Schadstoffen (Tabakrauch), zusammenwirken.

Gene der Hautbarrierefunktion

Unter den vielen Genen, die assoziiert mit Markern der Atopie bzw. des atopischen Ekzems gefunden wurden, ergaben sich besonders aufregende Assoziationen mit Genen auf Chromosom 1 im Kontext des sog. epidermalen Differenzierungskomplexes (Epidermal Differentiation Complex, EDC) (Abb. 3.**2**).

Filaggrin. Neben verschiedenen Proteinen der sog. S100-Gruppe ist es vor allen Dingen das Fi-

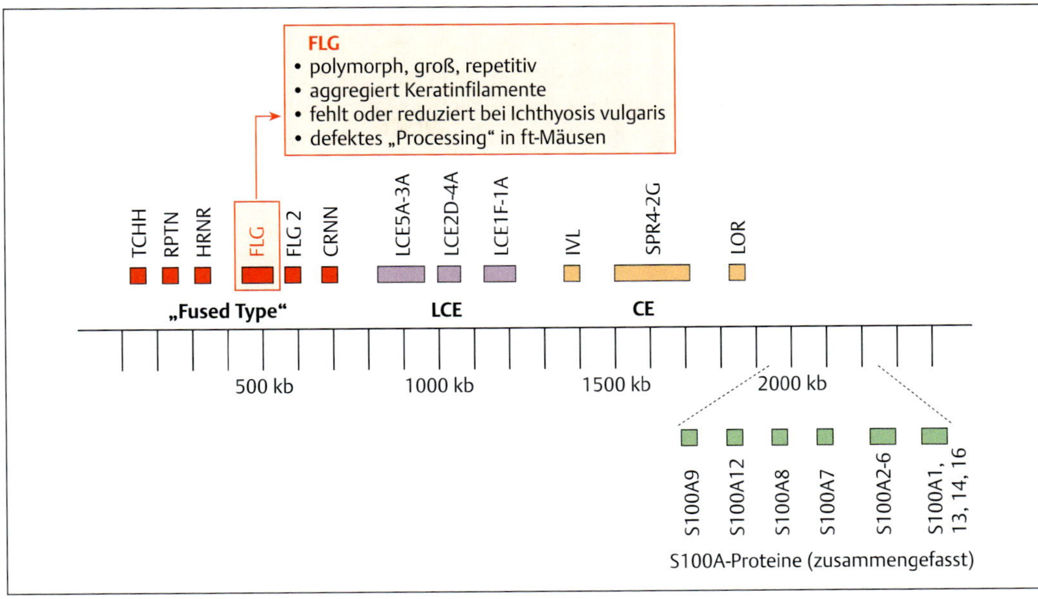

Abb. 3.**2** Epidermaler Differenzierungskomplex (EDC) auf dem Chromosom 1, Abschnitt 1p.21, mit verschiedenen für die epidermale Barriere relevanten Genloci (Quelle: Weidinger 2009, modifiziert).

laggrin, das bei trockener Haut gestört ist. Dieses Protein, das in den Keratohyalin-Granula in der oberen Epidermis gebildet und aus dem Vorläufermolekül Profilaggrin durch Proteolyse freigesetzt wird, hat eine entscheidende Funktion in der Aggregation von Keratinfilamenten in der oberen Epidermis, sodass Lipide und Eiweiße innerhalb der Schichten der abgestorbenen Keratinozyten in der geeigneten Schichtung angeordnet werden (Abb. 3.**3**).

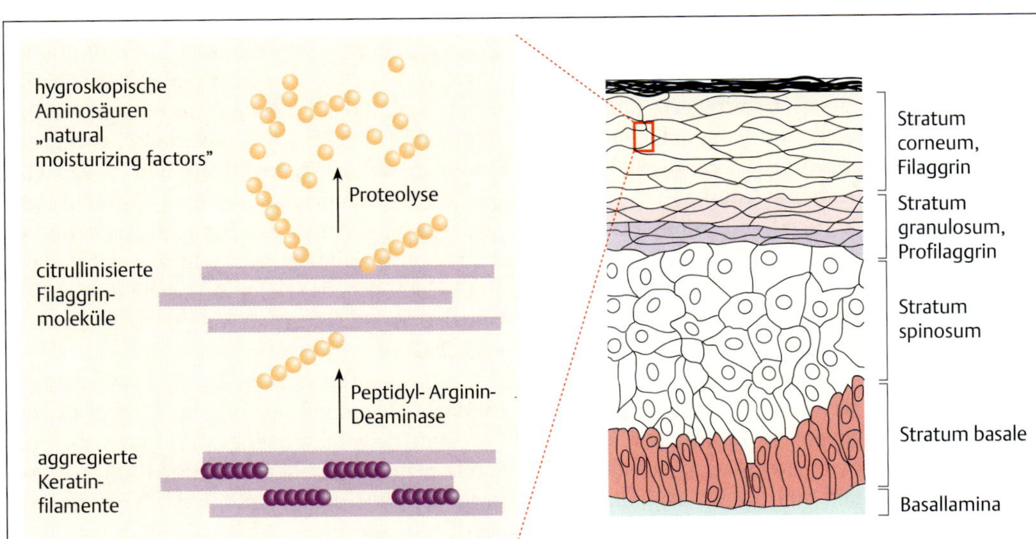

Abb. 3.**3** Filaggrin-Prozessierung (Quelle: Rodriguez et al. 2009).

Filaggrin und atopisches Ekzem. Nachdem gezeigt werden konnte, dass Filaggrin-Verlustmutationen kausal an der Entstehung der autosomal-dominanten Ichthyosis vulgaris, der häufigsten genetischen Keratinisierungsstörung, beteiligt sind, lag es nahe, diese Mutationen auch bei Patienten mit atopischem Ekzem zu untersuchen. Tatsächlich fanden sich in mittlerweile zahlreichen Studien – auch über verschiedene ethnische Gruppen hinweg – hochsignifikante Assoziationen von Filaggrin-Verlustmutationen mit atopischem Ekzem mit zum Teil extrem hohen Signifikanzniveaus (Baurecht et al. 2007, Rodriguez et al. 2009).

Vor allem 2 häufige Filaggrin-Varianten (R501X, 2282del4) sowie 18 weniger häufige Varianten wurden bislang bei europäischen Patienten und Kontrollpersonen beschrieben. Zusätzlich fanden sich 17 Mutationen, die vorwiegend bei Menschen asiatischer Abstammung auftreten. Alle diese Variationen können aber zu Loss-of-Function-Mutationen im Filaggrin-Molekül mit daraus folgender Störung der Barrierefunktion führen.

Die Ergebnisse einer Metaanalyse von 24 Studien über insgesamt 6448 Fälle von atopischem Ekzem und 26787 Kontrollen in 1993 Ekzemfamilien sowie 17 Studien mit 3138 Fällen von Asthma zeigen in der Zusammenfassung eine sehr starke Evidenz für die Rolle von Filaggrin in der Entwicklung von atopischem Ekzem (Baurecht et al. 2007).

Interessant ist, dass Filaggrin-Mutationen auch mit dem Marker „erhöhtes IgE" sowie mit Asthma assoziiert sind. Wenn man dies mit einer multiplen logistischen Regression korrigiert, findet sich keine Assoziation mehr für Asthma alleine, wohl aber hochsignifikant für das Zusammentreffen von atopischem Ekzem und Asthma.

Dies gab Anlass zu der Spekulation, dass möglicherweise der primäre Defekt atopischer Erkrankungen in einer gestörten epidermalen Barrierefunktion besteht, die später zum leichteren Eintritt von Noxen oder Allergenen führt, die dann über das angeborene und adaptive Immunsystem zu entsprechenden Immundeviationen und – bei anders genetisch vermittelter Neigung – zur Entwicklung von Atemwegsüberreaktivität nach Allergenkontakt und zur Ausbildung von allergischen Atemwegserkrankungen führen. In Mitteleuropa beträgt die Häufigkeit von Filaggrin-Verlustmutationen in Heterozygoten ca. 15%. Homozygote Träger der Filaggrin-Mutation entwickeln eine Ichthyosis vulgaris, Heterozygote haben ein 3- bis 4-fach erhöhtes Risiko an atopischem Ekzem zu erkranken.

Es ist festzuhalten, dass es auch Patienten mit atopischem Ekzem gibt, die keine Filaggrin-Mutation aufweisen; dieser Marker kann deshalb nicht als ausschließlicher und einziger Kausalfaktor betrachtet werden. Er ist aber der zurzeit attraktivste und mit der höchsten Signifikanz assoziierte genetische Marker für atopisches Ekzem.

Intrinsisches und extrinsisches Ekzem. Hatte man anfangs gehofft, mit diesem Marker endlich ein positives diagnostisches Instrument zur Unterscheidung von intrinsischem und extrinsischem atopischem Ekzem (nicht bzw. IgE-assoziiert) zu finden, wurden diese Hoffnungen enttäuscht: Sowohl das intrinsische als auch das extrinsische sind mit der Filaggrin-Mutation assoziiert, ja es scheint sogar die IgE-assoziierte Form noch stärker assoziiert zu sein (Weidinger et al. 2008a). Dies mag aber auch mit der geringeren Prävalenz von intrinsischem atopischen Ekzem gegenüber der extrinsischen Population zu tun haben. So führte z. B. die Exposition gegenüber Katzenallergen zum Zeitpunkt der Geburt zu einem erhöhten Risiko von atopischem Ekzem bei Kindern, insbesondere bei der Subgruppe, die die Filaggrin-Mutation aufwies (Bisgaard et al. 2008).

Filaggrin-Konzentrationen. Tatsächlich finden sich auch erniedrigte Filaggrin-Konzentrationen sowie gleichzeitig niedrigere Spiegel von natürlichen Feuchtigkeitsfaktoren (natural moisturizing factors, nmF) bei Patienten mit atopischem Ekzem. Patienten mit Filaggrin-Mutationen zeigen eine erhöhte Hautrauigkeit (Cork et al. 2009). Es fanden sich auch eindeutige Beziehungen zwischen der Filaggrin-Mutation und dem Schweregrad des atopischen Ekzems (Nemoto-Hasebe et al. 2009), wobei dies kontrovers diskutiert wird (Hubiche et al. 2007).

Psoriasin. In unmittelbarer Nachbarschaft des Filaggrin-Locus innerhalb des EDC liegt auch das S100-Kalzium-bindende Protein S100A7 (= Psoriasin), das hochsignifikant mit der Psoriasis assoziiert ist (Gläser et al. 2009a).

Proteasen und Protease-Inhibitoren

Ausgehend von den Befunden beim Netherton-Syndrom, bei dem ein Polymorphismus im SPINK5-Gen kausal ist, welcher den lymphoepithelialen Kazal-Type-related Inhibitor (LEKTI), einen wichtigen Serinprotease-Inhibitor, kodiert, wurden entsprechende Untersuchungen auch beim atopischen Ekzem durchgeführt. Dabei fanden sich Änderungen der *Kallikrein-(KLK-) abhängigen Peptidasen.* In einem transgenen Mausmodell mit Überexpression von KLK7 mit Chymotryptase-Aktivität entwickelten sich Hautveränderungen ähnlich einem atopischem Ekzem (Cork et al. 2009). In Kandidatengen-Untersuchungen fand sich jedoch am Menschen keine signifikante Assoziation von KLK7-Mutationen mit atopischem Ekzem (Weidinger et al. 2008).

Andererseits haben sich Assoziationen von Polymorphismen der Mastzell-Chymase mit kindlichem atopischen Ekzem gezeigt (Mao et al. 1996).

Epidermale Serinproteasen wirken über eine Signaltransduktion des *Protease-activated Receptors PAR2*, ein G-Protein-gekoppelter Rezeptor, der auch im angeborenen Immunsystem sowie in der Vermittlung von Juckreiz eine Rolle spielt (Steinhoff et al. 2003). Die Aktivierung von PAR2 führt zu einer Hemmung von „lamellar bodies" und der Hornschichtbildung. Nach Hachem führt die Änderung im Kaliumgradienten und gleichzeitige Aktivierung von PAR2-Rezeptoren zu einer schnellen Transformierung der äußersten Keratinozyten des Stratum granulosum in terminal differenzierte Korneozyten (Hachem et al. 2003).

Auch die Dicke der Epidermis insgesamt, die Dicke des Stratum corneum und die Größe der Korneozyten können die Barrierefunktion beeinflussen. So fanden Hölzle und Plewig (1977) bei atopischem Ekzem *kleinere Korneozyten* im Vergleich zu gesunden Personen. Die kleinsten Korneozyten finden sich retroaurikulär und auf der Stirn, Areale, die auch häufig vom atopischen Ekzem betroffen sind.

Einige Studien fanden auch eine – wenn auch schwache – Assoziation der *SPINK5-Gen-Mutation* mit atopischem Ekzem (Weidinger et al. 2008).

Zusätzlich zum SPINK5-Locus wurde eine Mutation im Cystein-Protease-Inhibitor *Cystatin A* (CSTA auf Chromosom 3q21) beschrieben, die mit atopischem Ekzem assoziiert ist (Lee et al. 2000).

Gene der innaten Immunantwort

Toll-like-Rezeptoren. In der Auseinandersetzung mit Noxen (Gefahrensignal) antwortet das Immunsystem primär mit Reaktionen der sog. angeborenen (innaten) Immunantwort (Matzinger 1994); Träger der Erkennung von Pathogenen (pathogen associated molecular patterns, PAMP) sind die Toll-like-Rezeptoren (TLR), die von Nüsslein-Volhard an der Drosophila-Fliege entdeckt wurden, jedoch auch beim Menschen eine ganz entscheidende Rolle in der Auseinandersetzung mit Bakterien, Viren und Pilzen spielen. So fand sich eine Assoziation eines Polymorphismus des TLR2-Gens mit schwerem atopischem Ekzem und häufigen bakteriellen Infektionen (Ahmad-Nejad et al. 2004). Keine Assoziation konnte zu TLR4 und TLR6 gefunden werden (Weidinger et al. 2008), während sich eine signifikante Assoziation zu einem Polymorphismus von TLR9 fand (Novak et al. 2007) ebenso wie mit dem NOD1-Gen, einem Molekül der Signaltransduktion, das in der innaten Immunreaktion gegen Bakterien eine Rolle spielt (Weidinger et al. 2005).

Antimikrobielle Peptide. Ein wichtiger Bestandteil des innaten Immunsystems sind die in der Epidermis vorhandenen antimikrobiellen Peptide wie z. B. Defensin oder Cathelicidin. Eine koreanische Studie fand signifikante Polymorphismen für Defensin β1 (DEF β1) bei atopischem Ekzem (rs 5743399 und CT Haplotyp), die insbesondere bei der extrinsischen Form von atopischem Ekzem vorkommen (Kim et al. 2009).

Gene der adaptiven Immunreaktion

Schon früh waren Assoziationen atopischer Erkrankungen mit Genen auf Chromosom 5 bemerkt worden, wo der sog. *Zytokin-Cluster* zwischen 5q31–33 für eine Reihe von Kandidatengenen, wie z. B. IL-4, IL-13, IL-9, IL-5, aber auch für CD14 (Endotoxinrezeptor) kodiert (Marsh et al. 1994, Rosenwasser et al. 1995). Viele Gen-Assoziationen aus diesem Cluster wurden für Atopie im Allgemeinen, IgE-Bildung sowie für respiratorische atopische Erkrankungen gefunden, müssen jedoch in ihrer Rolle für das atopische Ekzem speziell betrachtet werden und fanden sich nur bei bestimmten Subtypen von atopischem Ekzem (Novak 2009).

Ähnliches gilt für den *STAT6*-Signal-Transduktionsmarker (signal transport and activation in T cells) (Weidinger et al. 2004).

Das Gen für das Chemokin RANTES bzw. den Promoter des Transkriptionsfaktors GATA fand sich assoziiert mit atopischem Ekzem (Lee et al. 2000).

Ebenfalls assoziiert fanden sich Polymorphismen des *hochaffinen IgE-Rezeptors* (FcεRI) (Cookson und Moffatt 2002, Weidinger et al. 2008b). Es scheint so zu sein, dass Mutationen in der α-Kette des hochaffinen IgE-Rezeptors besondere Bedeutung für die IgE-Bildung besitzen (Weidinger et al. 2008b und 2010).

Genloci mit noch unbekannter Funktion

In einem der ersten Gesamtgenom-Screens wurde von Lee et al. eine hochsignifikante Assoziation von atopischem Ekzem mit einer Region auf *Chromosom 3q21* gefunden In dieser Region werden auch die Proteine CD80 und CD86 als kostimulatorische Moleküle bei der T-Zell-Aktivierung kodiert (Lee et al. 2000).

Auf *Chromosom 11* konnte vor Kurzem eine Genvariante identifiziert werden, die signifikant das Risiko für atopisches Ekzem erhöht. Es handelt sich dabei um das Protein EMSY, welches in verschiedenen Geweben, jedoch vor allem in der Haut und in Immunzellen vorkommt. Es fand sich ebenfalls eine hochsignifikante Assoziation mit der entzündlichen Darmerkrankung Morbus Crohn (Esparza-Gordillo et al. 2009).

Ausblick

Schon jetzt wird klar, dass die Zukunft der molekulargenetischen Forschung in Verbindung mit exakter klinischer Phänotypisierung sowie funktionellen Studien zur Interaktion von Gen und Umwelt aufregende neue Erkenntnisse zur Pathophysiologie des atopischen Ekzems bringen wird. Bereits heute wissen wir, dass in der Ausprägung der Erkrankung mit Sicherheit eine Vielzahl von Genen involviert ist.

Tiermodelle mit Knock-out-(ko-)Mäusen zur Erzeugung bestimmter Gendefizienzen oder aber transgener Überexpression von bestimmten Genen können helfen, das pathophysiologische Geschehen besser zu verstehen (z. B. „Flaky-Tail“-Maus mit kombiniertem Defekt von Filaggrin und Hornerin).

Abb. 3.**4** zeigt Ergebnisse von „Linkage“-Studien mit Assoziationen von Genloci auf verschiedenen Chromosomen (Cookson et al. 2001).

Zusammenfassung

Mit den Methoden der molekularen Genetik gelang es, verschiedene Loci auf verschiedenen Chromosomen mit phänotypischen Markern des atopischen Ekzems in Assoziation zu bringen. Einige der Gene sind positional kloniert. Besondere Bedeutung haben dabei Gene des epidermalen Differenzierungskomplexes (EDC) auf Chromosom 1 (u. a. Filaggrin und möglicherweise Hornerin), die mit hoher Signifikanz mit atopischem Ekzem assoziiert sind. Homozygote Träger der Filaggrin-Mutation entwickeln eine Ichthyosis vulgaris, Heterozygote haben ein 3- bis 4-fach erhöhtes Risiko, an atopischem Ekzem zu erkranken. Auch Gene der epidermalen Proteasen bzw. Protease-Inhibitoren scheinen eine Rolle zu spielen, wie z. B. SPINK 5, das auch bei Netherton-Syndrom, einer monogenen Erkrankung, pathophysiologische Bedeutung besitzt. Auch Gene der innaten und adaptiven Immunantwort sind in die Pathophysiologie des atopischen Ekzems involviert. Genomweite Assoziationsstudien (GWAS) haben neue Gen-Assoziationen entdeckt, deren Funktion noch keineswegs klar ist, z. B. auf Chromosom 11q, aber auch Mutationen im Bereich der Alphakette des hochaffinen IgE-Rezeptors. Es ist klar geworden, dass es nicht ein „Atopie-Gen“ gibt, sondern dass in der Entstehung des Phänotyps einer atopischen Erkrankung viele Gene auf verschiedenen Chromosomen zusammenwirken.

3.2 Störungen der Hautfunktion: „empfindliche“, „trockene“ Haut, gestörte Barrierefunktion

Aufbau und Funktionen der Haut

Zum besseren Verständnis der Vorgänge beim atopischen Ekzem ist es wichtig, den Aufbau und die Funktion der normalen Haut kurz zu betrach-

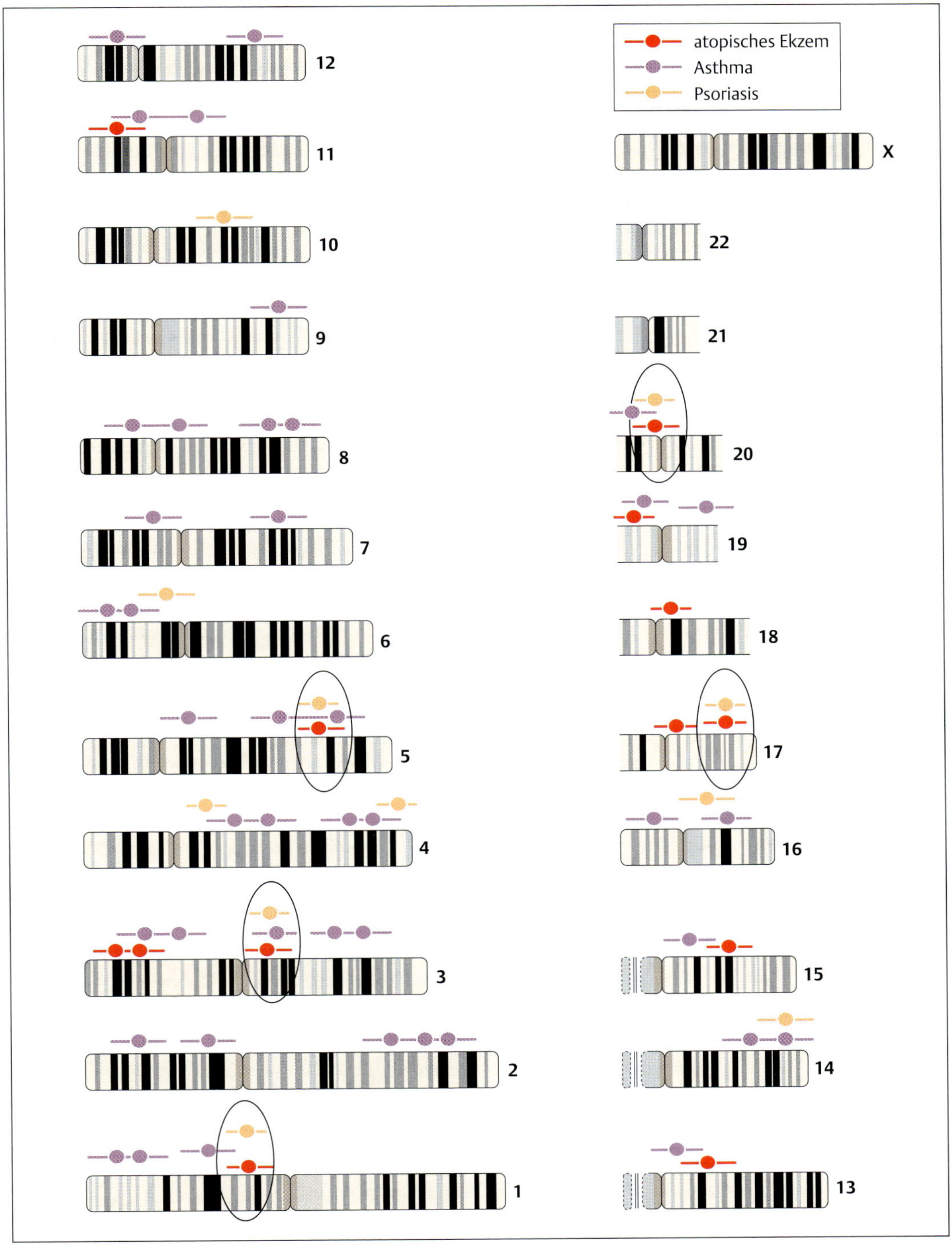

Abb. 3.**4** Ergebnisse von Linkage-Studien, die Assoziationen von Genloci auf verschiedenen Chromosomen zu atopischen Erkrankungen nachwiesen (nach Cookson und Moffatt 2002).

ten. Mit einer Größe von 1,5 bis 2,5 m^2 ist die Haut von der Fläche her das größte Organ unseres Körpers. Viele Menschen finden es erstaunlich, dass die Haut überhaupt als „Organ" bezeichnet wird; wir empfinden sie mehr als Hülle für die anderen eigentlichen Organe.

Aufgaben. Die Haut ist jedoch weit mehr als der „Sack, der den Menschen zusammenhält, damit er nicht auseinanderfällt, ähnlich wie bei der Wurst" – wie von einigen primitiv vermutet. Sie ist ein hochkomplexes Gebilde mit einer Fülle von Funktionen (Tab. 3.**4**).

Die Haut schützt uns vor Wind, Kälte und Sonne, hält schädliche Substanzen und Parasiten ab. Sie sorgt dafür, dass die Temperatur im Körper so ist, dass die notwendigen Stoffwechselvorgänge ungehindert ablaufen können.

Nur über die Haut können wir unsere Umwelt „begreifen" – manchmal schmerzhaft. Sie ist ein Sinnes- und Ausdrucksorgan der Seele, was bei der „Schamesröte" (Erythema e pudore) mitunter peinlich sein kann. Dichter haben die Haut als „Spiegel der Seele" bezeichnet, was sich auch in zahlreichen Redewendungen des Alltags niederschlägt, wie „die Haut zu Markte tragen", „das geht unter die Haut", „aus der Haut fahren" und viele mehr.

Die Haut ist aber auch ein Immunorgan; sie enthält alle Zellen und Produktionsstätten der entsprechenden Botenstoffe, die zur Ausbildung einer Immunantwort nötig sind. Man spricht deshalb ähnlich wie vom Immunsystem des Darmes (Gut associated lymphoid Tissue, GALT) von „Skin associated lymphoid Tissue" (SALT) (Bergstresser und Takashima 2001, Granstein und Askari 1986).

Tabelle 3.**4** Funktionen des Hautorgans.

- Grenze
- Barriere (physikalisch, chemisch, biologisch)
- Stoffwechselorgan
- Immunorgan
- Sinnesorgan
- Ausdrucksorgan der Seele
- Ästhetische Funktion

Anatomie. Anatomisch gliedert sich die Haut von außen nach innen in die Epidermis (Oberhaut), Dermis oder Corium (Lederhaut) und Subkutis (Unterhaut) (Abb. 3.**5**).

Die Oberhaut ist nicht an allen Stellen des Körpers gleich dick. Abhängig von der Lokalisation weist die Epidermis Dicken zwischen 0,014 und 1,5 mm auf. Sie gliedert sich von innen nach außen betrachtet in vier Schichten:

- Stratum basale oder Stratum germinativum (Basalschicht)
- Stratum spinosum (Stachelzellschicht)
- Stratum granulosum (Körnerschicht)
- Stratum corneum (Hornschicht)

Innerhalb der Epidermis sind die fein verästelten – dendritischen – Zellen (Langerhans-Zellen) die äußersten Vorposten des Immunsystems. Sie wirken als antigenpräsentierende Zellen, welche Fremdstoffe aufnehmen und an Lymphozyten präsentieren, nachdem sie durch die Basalmembran gewandert sind. Aber auch die Fülle der epidermalen Zellen, die den Eiweißstoff Keratin als Substanz unserer Hornschicht bilden, die sog. Keratinozyten, sind immunologisch hochaktiv und können zahlreiche Zytokine bilden.

Im Bindegewebe der Lederhaut und in der Subkutis eingebettet sind die Hautanhangsgebilde, sog. Adnexe, wie z. B. die Anlagen für Haare sowie Schweißdrüsen und Talgdrüsen.

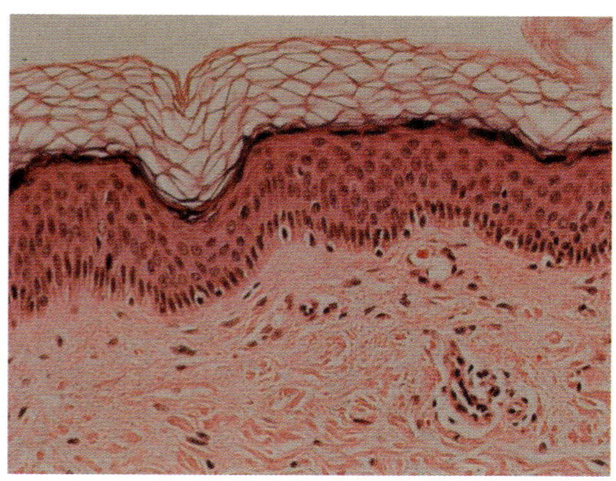

Abb. 3.**5** Aufbau der Haut. Feingewebliche Darstellung der normalen Haut mit Oberhaut und Dermis (Hämatoxylin-Eosin-Färbung) (mit freundl. Genehmigung von V. Steinkraus).

Barrierefunktion

Hornschicht. Die Barrierefunktion der Haut, mit deren Hilfe es gelingt, die Grenze zwischen dem Organismus und der Umwelt physiologisch zu erhalten und ein Eindringen von pathogenen Noxen weitgehend zu verhindern, realisiert sich in der Hornschicht. Dabei ist diese Barriere nicht völlig undurchlässig, sondern verfügt über eine gewisse Permeabilität, die zwischen dem inneren Milieu des Organismus und den von außen kommenden Stoffen vermittelt. Die Hornschicht ist dementsprechend nicht nur „abgestorbene Haut", wie oft angenommen wird, sondern ist das Endprodukt eines sehr differenzierten epidermalen Prozesses, in dem sich die Hautzellen in der untersten Zellschicht teilen und wachsen und nach außen zu immer mehr Keratinfilamente bilden, welche sich mit Lipiden vereinen zur gerichteten Ausbildung des Stratum corneum nach dem Modell von „Ziegelsteinen und Zement" („bricks and mortar") (Elias und Menon 1991, Pierard 1989, Seyfarth et al. 2011).

Die strukturelle Integrität der Hornschicht entsteht über sog. modifizierte Desmosomen (Korneodesmosomen), die Korneozyten aneinanderbinden und so einen Schutz gegen Scherkräfte und mechanische Belastung bieten. Im Modell von Peter Elias sind die Korneozyten vergleichbar mit den Ziegelsteinen, während die Lipidlamellen zwischen ihnen als Zement fungieren. Die Korneodesmosomen könnten mit „Eisenklammern" („iron rods") (Cork 1997, Cork et al. 2005) verglichen werden, die den Korneozyten besondere Resistenz gegen mechanische Belastung vermitteln (Proksch et al. 2003).

Korneozyten. Korneozyten sind flache Zellen im Endstadium der Differenzierung der epidermalen Keratinozyten, die im Stratum granulosum erfolgt. Dabei verlieren die Zellen die Zellkerne sowie die intrazytoplasmatischen Organellen und werden dicht mit Keratinfibrillen verbunden. Das menschliche Stratum corneum besteht aus durchschnittlich 20 Lagen von Korneozyten mit je 30 µm Durchmesser. Die Keratinozyten des Stratum granulosum setzen die Inhalte der Keratohyalin-Granula frei, die dann zusammen mit den Keratinfilamenten die Lipidlamellen-Matrix des „Zements" bilden. Die Lipidschicht besteht aus Cholesterin, Ceramiden, Fettsäuren und Cholesterinestern, welche sich als kohärente lamelläre Schicht im Stratum corneum darstellen (Fartasch et al. 1989). Im Zuge der terminalen Differenzierung von Keratinozyten verwandelt sich die Zellmembran in eine unlösliche Proteinschicht, genannt „cornified envelope", an die sich die Lipidschicht bindet. Das „cornified envelope" besteht hauptsächlich aus den Strukturproteinen Lorikrin, Involukrin, Filaggrin und kleinen prolinreichen Proteinen, die über Transglutaminasen vernetzt werden.

Filaggrin. Filaggrin, welches aus Profilaggrin entsteht, spielt eine besondere Rolle in der Aggregierung der Keratinfilamente im zellulären Zytoskelett. Schließlich wird Filaggrin weiter abgebaut zu kleinen Peptiden und freien Aminosäuren, die einen Teil der bekannten natürlichen Feuchtigkeitsfaktoren, „Natural Moisturizing Factors" (Milchsäure, Natriumpyrrolidon, Urocaninsäure, Harnstoff und andere) darstellen. Die „Natural Moisturizing Factors" spielen eine entscheidende Rolle bei der Bindung der entsprechenden Feuchtigkeit der Hornschicht, indem sie Wasser innerhalb der Korneozyten binden. Natriumpyrrolidonsäure und Milchsäure sind speziell hygroskop, indem sie Wasser absorbieren und so Spaltbildung zwischen den Korneozyten verhindern (Cork 1997).

Korneodesmosomen. Die Korneodesmosomen sind Teil des Korneozyten-Envelopes und bestehen hauptsächlich aus Proteinen der Cadherin-Familie, einer Gruppe von extrazellulären Transmembran-Glykoproteinen. Korneodesmosin ist ein 52-kD-Protein, das speziell in verhornenden Epithelien exprimiert wird und nach seiner Sekretion in den Extrazellulärraum in der Übergangszone zwischen Stratum granulosum und Stratum corneum in die Desmosomen so integriert wird, dass sie zu Korneodesmosomen verwandelt werden.

Desquamation. Natürlicherweise werden oberflächliche Hornzellen in einem kontinuierlichen Prozess abgeschilfert, sodass ein ausgewogenes Gleichgewicht zwischen Keratinozytenneubildung im Stratum basale und Schuppenbildung besteht. Der Prozess der Desquamation hängt dabei von einem Netz aktiver Proteasen und Protease-Inhibitoren ab, die die extrazellulären korneodesmosomalen Strukturen abbauen und so ein

Abschilfern der oberflächlichsten Korneozyten erlauben. Insbesondere beteiligt sind hierbei die humanen Kallikrein-assoziierten Peptidasen wie z.B. Stratum-corneum-chymotryptisches Enzym (SCCE) KLK7 sowie Stratum-corneum-tryptisches Enzym (SCTE) KLK5 (Egelrud 1993). Neben den genannten Serinproteasen sind auch Zysteinproteasen wie Kathepsin L2 (SC-Thiol-Protease) und die Aspartat-Protease Kathepsin D bei einem pH-Optimum im sauren Bereich aktiv. KLK-bezogene Serinproteasen haben ihr Aktivitätsoptimum im leicht alkalischen pH.

Die Aktivität der genannten Proteasen wird reguliert durch eine Mischung von Protease-Inhibitoren, wie z.B. den Serin-Leukoprotease-Inhibitoren, aber auch Cystatin-Protease-Inhibitoren. Cystatin A wird auch im Schweiß ausgeschieden und bildet einen Schutzfilm gegen exogene Proteasen aus Mikroben oder Parasiten (S. aureus oder Hausstaubmilben). Der lymphoepitheliale Kazal-Type-5-Protease-Inhibitor LEKTI, der über Serinprotease-Inhibitor-Kazal-Type-5-Gen (SPINK5) kodiert wird, ist ein besonders wichtiger pH-abhängiger Regulator der Desquamation. LEKTI wird im Stratum granulosum gebildet und in die Zwischenschicht zwischen Stratum granulosum und Stratum corneum („lamellar bodies") sezerniert, wo es sich – kolokalisiert mit den oben genannten Kallikrein-Peptidasen – im neutralen pH-Wert findet. Je saurer der pH-Wert nach außen zu wird, desto schwächer ist das inhibitorische Potenzial von LEKTI, sodass in den oberflächlichsten Lagen eine normale Desquamation möglich wird.

Säuremantel. Seit den bahnbrechenden Arbeiten von Marchionini in den 30er Jahren ist das Konzept des „Säuremantels" der Haut als Bestandteil der Barrierefunktion bekannt (Marchionini und Hausknecht 1938). Während man die Bildung des Säuremantels früher hauptsächlich exogenen Stoffen (kolonisierenden Bakterien auf der Hautoberfläche sowie freien Fettsäuren aus den Talgdrüsen und Schweißdrüsen) zuschrieb, weiß man heute, dass auch Nebenprodukte im Verlauf der Keratinisierung sowie freie Fettsäuren über Phospholipidabbau durch Phospholipase A2 zusätzlich zum Säuremantel beitragen.

Der saure pH-Wert der Hautoberfläche hat starke antimikrobielle Effekte (Leyden et al. 1974) und fördert die Adhäsion von nicht pathogenen Bakterien; ferner spielt er eine Rolle in der Beeinflussung der oben genannten Proteasen und Protease-Inhibitoren bei der Desquamation (Schmid-Wendtner und Korting 2007).

Störungen der Barrierefunktion bei atopischem Ekzem

Die Komplexität der Ausbildung einer normalen Barrierefunktion der Haut macht deutlich, dass Störungen auf verschiedensten Ebenen entstehen können. Tatsächlich wurden in den letzten Jahrzehnten von verschiedenen Autoren ganz unterschiedliche Befunde zur Barrierefunktion bei atopischem Ekzem beschrieben, wie Störungen des Säuremantels mit erhöhten pH-Werten (Eberlein-König et al. 2000, Seidenari et al. 1996) sowie Störungen von Lipiden und lipidsynthetisierenden Enzymen (Hara et al. 2000, Imokawa et al. 1991, Jungersted 2010, Mustakallio et al. 1967) bzw. Veränderungen von Proteasen und Protease-Inhibitoren, aber auch von Strukturproteinen.

Mutationen des Filaggrin-Gens. Die wohl wichtigste kausal bedeutsame Störung der epidermalen Barrierefunktion beim atopischen Ekzem dürfte in den oben beschriebenen Mutationen des Strukturproteins Filaggrin liegen, die zur Verminderung der Hydration des Stratum corneum und des Zusammenhaltes der Korneozyten führen. Daraus folgt ein verstärktes Eindringen von Noxen, seien sie mikrobieller, chemischer oder allergener Natur (Abb. 3.**6**).

Andere Mutationen. Außer Filaggrin können jedoch eine ganze Reihe anderer Strukturproteine betroffen sein, wie z.B. Desmoglein, Desmoplakin, aber auch Proteine der „Tight Junctions", wie z.B. Claudin 1 und Claudin 23 als Bestandteil der Korneodesmosomen (Fujita et al. 2011).

Ferner wurden Störungen im Proteasen- und Protease-Inhibitor-Stoffwechsel bei atopischem Ekzem beschrieben, besonders fußend auf dem Gendefekt im SPINK5 mit fehlendem LEKTI.

„Messen" der Hautfunktion. Eine Reihe von Methoden wird eingesetzt, um die Hautfunktion zu messen. Leider sind viele dieser Techniken jedoch nur für wissenschaftliche Fragestellungen und unter sehr kontrollierten Bedingungen mit Vergleichsgruppen – am besten am gleichen Individu-

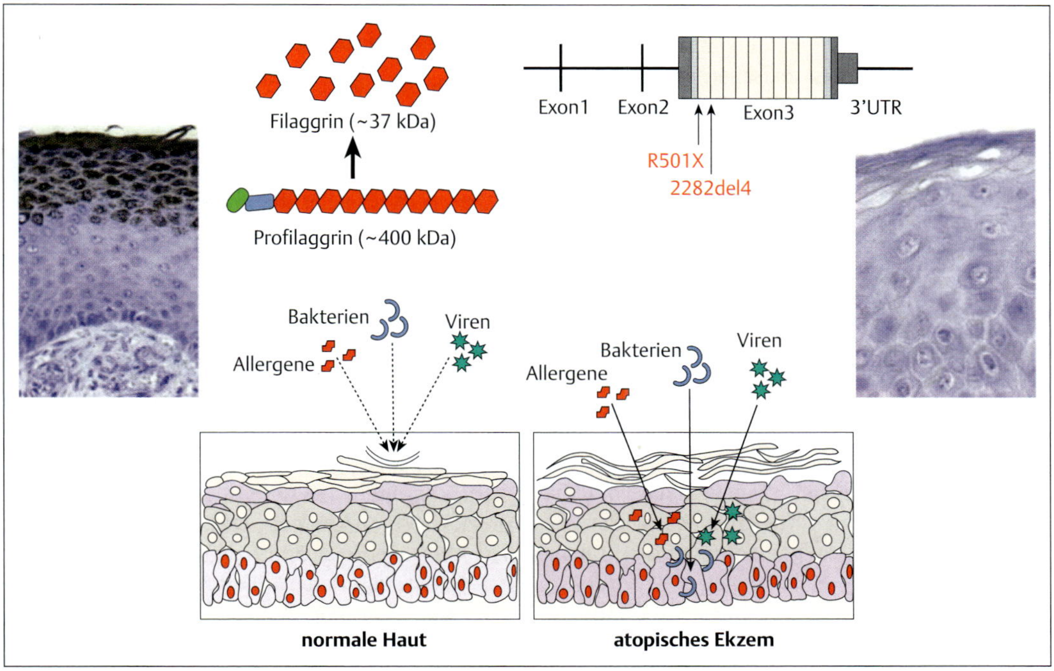

Abb. 3.**6** „Loss-of-Function"-Mutationen im Filaggrin-Gen prädisponieren zu atopischem Ekzem. Bei ineffizienter Funktion von Filaggrin kommt es zum verstärkten Eindringen von Noxen durch die gestörte Barrierefunktion der Epidermis (mit freundlicher Genehmigung von S. Weidinger).

um an verschiedenen Körperstellen – geeignet. Es fehlen praktikable und in der Routine einsetzbare Messmethoden zur Quantifizierung des Merkmals „empfindliche Haut", wie wir sie für die respiratorischen atopischen Erkrankungen mit der Messung der bronchialen Hyperreaktivität als Charakteristikum des Asthma bronchiale besitzen.

- Mit der *Profilometrie* kann die Rauigkeit der Haut gemessen werden; bei Patienten mit atopischem Ekzem ist diese erhöht (Eberlein-König et al. 1996).
- Der Wassergehalt des Stratum corneum wird mit dem sog. *Corneometer* gemessen und zeigte in verschiedenen Studien nur geringe bzw. keine Auffälligkeiten bei atopischem Ekzem (Eberlein-König et al. 2000).
- Die Talgdrüsensekretion lässt sich durch Lipidanalyse der Hautoberfläche mit dem sog. *Sebumeter* messen; hier fanden sich vereinzelte Hinweise für eine erniedrigte Talgsekretion (Gloor 1991), die aber nicht konsistent fassbar ist.
- Die am besten geeignete Methode zur Messung der Barrierefunktion des Hautorgans ist die Bestimmung des transepidermalen Wasserverlustes (Transepidermal Water Loss, TEWL) mit dem *Evaporimeter*. Bei Patienten mit atopischem Ekzem finden sich tatsächlich bereits auf der unbefallenen Haut, aber noch stärker bei ekzematösen Herden, starke Erhöhungen des transepidermalen Wasserverlustes (Gfesser et al. 1997).
- Besonders interessant sind Studien zur *Reparaturaktivität* bzw. Regeneration auf bestimmte Reize wie z. B. Hornschichtabriss („tape stripping"), Applikation von Irritanzien wie Natriumlaurylsulfat oder Dimethylsulfoxid (DMSO). In vielen Studien fanden sich abnorme Reaktionsmuster bei Patienten mit atopischem Ekzem, vereinzelt auch bei Patienten mit respiratorischer Atopie, obwohl letztere Frage kontrovers diskutiert wird (Cork et al. 2005).

Expositionsstudien. In Expositionsstudien gegenüber Innenraumchemikalien (wie z. B. Formaldehyd oder volatilen organischen Compounds, VOC) fanden wir (Eberlein-König et al. 1998, Huss-Marp et al. 2006) signifikante Beeinträchtigungen der epidermalen Barrierefunktion bei Patienten mit atopischem Ekzem unter Expositionsbedingungen mit Konzentrationen der genannten Stoffe deutlich unterhalb des toxischen Bereiches, wie sie durchaus in Innenräumen anzutreffen sind. Bei diesen Studien bemerkten die Patienten keine Missempfindungen.

Eine gleichzeitig durchgeführte Testung mit epikutaner Auftragung von Hausstaubmilbenallergen im Atopie-Patch-Test (APT) zeigte eine signifikante Verstärkung der APT-Reaktionen nach Exposition gegenüber VOC, ebenfalls ohne klinische Missempfindungen seitens der Patienten (Huss-Marp et al. 2006).

Tabakrauch als hauptsächlicher Innenraumluftschadstoff kann die Entstehung eines atopischen Ekzems bei entsprechender genetischer Prädisposition verstärken, wie in einer Studie von Einschulungskindern mit aktueller Messung der Cotinin-Belastung im Urin gefunden wurde (Krämer et al. 2004).

Klinik. Man kann davon ausgehen, dass die eindeutig vorliegenden Störungen der Hautbarrierefunktion bereits subklinisch von pathophysiologischer Bedeutung sind und zu einem erleichterten Eindringen von verschiedenen Noxen bei diesen Patienten führen.

Klinisch geben Patienten in ihrer Vorgeschichte bei stark empfindlicher Haut folgende Symptome an:

- Juckreiz beim Schwitzen
- Wolleunverträglichkeit
- Lösungsmittelunverträglichkeit
- Lichtempfindlichkeit

Reinigungsmaßnahmen. Inwieweit die zunehmende Hygiene mit Reinigungsmaßnahmen des Körpers an der Zunahme der Häufigkeit des atopischen Ekzems beteiligt ist, ist zu diskutieren. Cork et al. fanden eine signifikante Zunahme des Seifenverbrauches von 76 Mio. Pfund 1981 auf 453 Mio. Pfund 2001 im United Kingdom (Cork et al. 2005). Gleichzeitig stieg auch der persönliche Wasserverbrauch von 1961 zu 2001 von 11 l/Person/d auf 51 l/Person/d. Auch die Härte des Wassers kann einen Einfluss durch direkte Irritation oder höheren Seifenverbrauch auf den Verlauf des atopischen Ekzems haben (McNally et al. 1998, Miyake et al. 2004).

Zusammenfassung

Für die Barrierefunktion der Haut, die einen physiologischen Austausch zwischen Organismus und Umwelt ermöglicht, ist das Zusammenspiel von Proteinen und Lipiden in der Hornschicht entscheidend. Beim atopischen Ekzem liegen verschiedene Abnormalitäten vor, deren wohl wichtigste eine Mutation im Strukturprotein Filaggrin sein dürfte, die zu einem 3- bis 4-fach erhöhten Risiko für atopisches Ekzem in der Bevölkerung führt (s. Abschnitt „Molekulare Genetik“, S. 69). Auch Störungen des Protease- bzw. Protease-Inhibitoren-Stoffwechsels spielen eine Rolle.
Das klinisch erfassbare Merkmal „trockene Haut“ kann am besten entweder als Rauigkeit der Haut oder als erhöhter transepidermaler Wasserverlust (TEWL) gemessen werden. Praktische Bedeutung liegt in der leichteren Irritierbarkeit der Haut. Umweltschadstoffe, z. B. Formaldehyd oder volatile organische Compounds sind in der Lage, bei Patienten mit atopischem Ekzem verstärkte Ekzemreaktionen hervorzurufen bzw. zu einer Erhöhung des TEWL zu führen.

3.3 Immundeviation in der Pathophysiologie des atopischen Ekzems

Um die komplexen Interaktionen in der Pathogenese des atopischen Ekzems besser zu verstehen, scheint es sinnvoll, sich mit der Physiologie der normalen Immunreaktion kurz auseinanderzusetzen, in deren Zentrum die morphologisch so unscheinbaren, kleinen runden Lymphozyten stehen. Erst vor 50 Jahren wurde ihre Bedeutung als Träger der spezifischen Immunantwort erkannt!

B- und T-Zellen. Im Verlauf der Reifung der Lymphozyten aus Stammzellen im Knochenmark sind zuerst die beiden großen Gruppen der B- und T-Zellen zu trennen. Beide entwickeln sich aus undifferenzierten Stammzellen im Knochenmark (Abb. 3.**7**). Die T-Zellen dienen der zellulären Abwehr (z. B. zytotoxische Zellen) sowie der Immunregulation, während die B-Zellen sich in antikörperproduzierende Plasmazellen differenzieren.

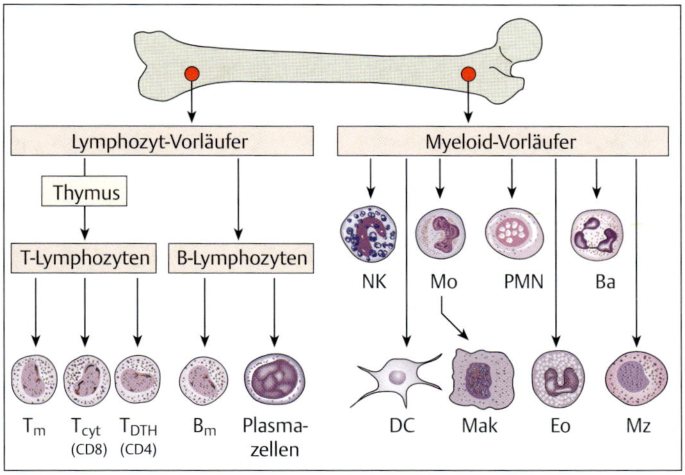

Abb. 3.**7** Entstehung der verschiedenen Zellreihen des Immunsystems aus dem Knochenmark. Tm: T-Memory-Zellen, Tcyt: zytotoxische T-Zellen, TDTH: an „delayed type hypersensitivity reactions" beteiligte T-Zellen, Bm: B-Memory-Zellen, NK: Natural-Killer-Zellen, Mo: Minozyten, PMN: polymorphkernige Neutrophile, Ba: Basophile, DC: dendritische Zellen, Mak: Makrophagen, Eo: Eosinophile, Mz: Mastzellen.

Die T-Zellen reifen im Thymus (Bries), daher die Bezeichnung T-Zellen. Die Vorläufer von B-Zellen reifen überwiegend im Knochenmark; sie werden als B-Zellen bezeichnet nach der Bursa Fabricii, einem Immunorgan der Vögel.

Reife T- und B-Lymphozyten werden in die Blutbahn ausgeschleust und erreichen die sog. sekundären lymphatischen Organe (z.B. Lymphknoten), wo der Kontakt mit dem Antigen über die antigenpräsentierenden Zellen die weiteren Differenzierungen auslöst.

Antikörper. Antikörper, auch Immunglobuline genannt, werden von speziell differenzierten Plasmazellen (aus der Reihe der B-Lymphozyten) produziert. Nach ihrer Primärstruktur unterscheidet man 5 verschiedene Immunglobulinklassen (G, M, A, D, E), die sich durch die schweren Ketten unterscheiden (Abb. 3.**8**).

IgE-Antikörper unterscheiden sich von IgG durch eine 5. Domäne; sie sind etwas größer und besitzen die Eigenschaft, sich an spezifische Rezeptoren auf der Oberfläche bestimmter Zellen, vor allen Dingen Mastzellen und basophilen Leukozyten, zu binden (FcεRI) (Abb. 3.**9**).

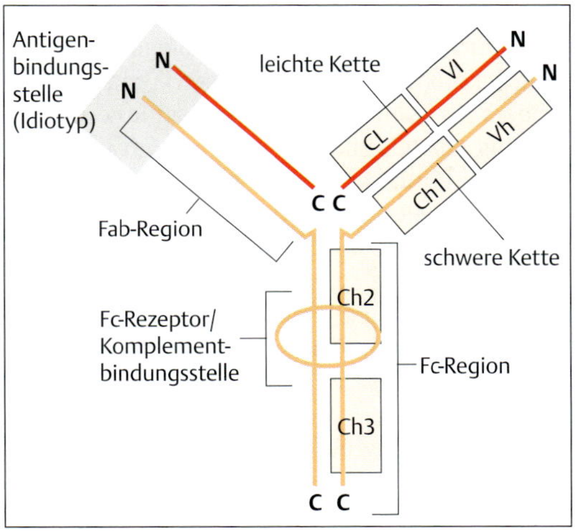

Abb. 3.**8** Schematischer Aufbau von Immunglobulinmolekülen mit konstanten Anteilen (Fc) und antigenbindenden Regionen (Fab).

Abweichungen bei atopischem Ekzem. Während die pathophysiologischen Zusammenhänge bei anderen allergischen Erkrankungen, wie Heuschnupfen (allergische Rhinokonjunktivitis) oder allergisches Asthma bronchiale, zumindest in ihrer Entstehung und Symptomauslösung weitgehend verstanden sind, beschreiben die ätiopathophysiologischen Konzepte des atopischen Ekzems ganz verschiedene Fehlregulationen auf unterschiedlichen Ebenen, die in einem komplizierten Zusammenspiel von genetischer Prädisposition und Umweltbelastung zur Entstehung der ekzematösen Hautveränderungen führen.

Wie schon in der Vielfalt der Namensgebung angedeutet (s. Kapitel 1.3 „Begriff der Atopie"), stehen verschiedene Hypothesen nebeneinander, die den unterschiedlichen Forschungsrichtungen bestimmter Arbeitsgruppen entsprechen

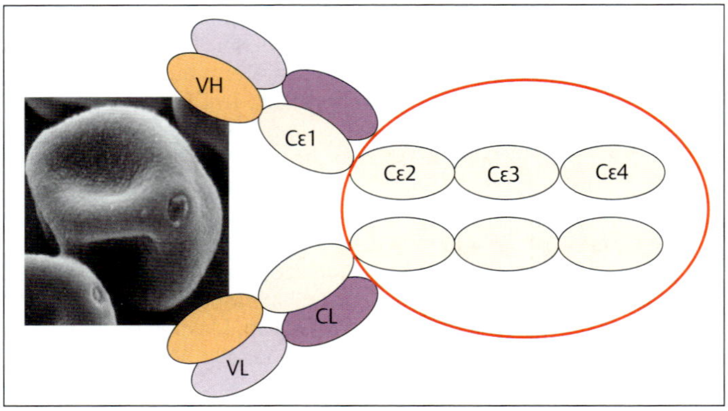

Abb. 3.**9** Schematischer Aufbau von Immunglobulin E. VH: variable schwere Kette, VL: variable leichte Kette, CL: konstante leichte Kette.

(Tab. 3.**5**). Im Folgenden sollen die wichtigsten dieser pathophysiologischen Konzepte kurz besprochen werden.

IgE-Bildung. Eines der hervorstechendsten Merkmale der atopischen Erkrankungen – und ganz besonders des atopischen Ekzems – ist die vermehrte Neigung zur IgE-Bildung. Während im normalen Organismus nur geringe Mengen von Antikörpern der Klasse IgE gebildet werden (im Bereich von wenigen ng/ml Serum), zeichnen sich atopische Erkrankungen durch eine sehr stark erhöhte Bildung dieses Immunglobulins aus.

An der Entstehung dieser „Immundeviation" ist ein komplexes Zusammenspiel verschiedener in die Immunantwort involvierter Zellen und ihrer Botenstoffe (Zytokine, Chemokine, Autakoide = Gewebshormone u. a. m.) beteiligt. Im Folgenden sollen die wichtigsten dieser „Spieler" im Konzert der atopischen Entzündung kurz besprochen werden, wobei daran zu erinnern ist, dass nie eine einzelne Zelle oder Zellpopulation alleine die entscheidende Rolle spielt, sondern immer die gesamte Interaktion zu bedenken ist.

Tabelle 3.**5** Atopisches Ekzem: Ätiopathophysiologie.

- Genetischer Hintergrund
- Trockene Haut – Barrierestörung
- Mikrobielle Kolonisierung
- Dysregulation im vegetativen Nervensystem
- Psychosoziale Faktoren (Stress)
- Entzündung:
  - nicht immun (irritativ)
  - allergisch DTH (Th 1)
  - allergisch-atopisch (Th 2, IgE)
  - autoimmun

DTH: Delayed Type Hypersensitivity

Dendritische Zellen

Dendritische Zellen (DC) im Gewebe gelten neben den Monozyten im Blut als die wesentlichen antigenpräsentierenden Zellen im lymphoiden oder peripheren Gewebe, d. h. die Zellen, die den ersten Kontakt mit einem Fremdstoff (Antigen) bewerkstelligen über dessen Erkennung, Aufnahme und darauf folgend Präsentation spezifischer Strukturen an Lymphozyten (Lanzavecchia und Sallusto 2001). Ohne geeignete Stimulation durch dendritische Zellen können sich keine spezifischen T-Effektor-Zellen entwickeln.

Es gibt verschiedene dendritische Zellen (Schaekel et al. 2002), zum einen gegliedert nach der *Topografie* in der Haut, wo wir zwischen den epidermalen DC und den dermalen DC unterscheiden.

Von ihrer *Funktion* können dendritische Zellen unterschieden werden in
- plasmazytoide dendritische Zellen (pDC) und
- myeloide dendritische Zellen (mDC), die in der Epidermis weiter unterteilt werden in:
  - Langerhans-Zellen und
  - inflammatorische dendritische epidermale Zellen (IDEC)

Dendritische Zellen zählen als Vorposten des Immunsystems auch zum sog. *angeborenen Immun-*

system (innate immune response) und exprimieren entsprechende Rezeptoren für molekulare Muster (Pathogen-associated molecular Pattern, PAMP), wie z.B. die in der Evolution stark konservierten Toll-like-Rezeptoren (TLR) (Terhoorst et al. 2010). Durch Gefahren-(„danger"-) Signale stimuliert, wie z.B. mechanische Verletzungen, Kratzen, Hitzestress etc., können dendritische Zellen aktiviert werden (Matzinger 1994). Über die Produktion unterschiedlicher *Zytokine* beeinflussen sie die Entwicklung und Polarisierung von T-Zellen in Richtung spezifisch funktioneller Subpopulationen erheblich.

Langerhans-Zellen

Langerhans-Zellen wurden als erste Gruppe der dendritischen Zellen in normaler menschlicher Epidermis beschrieben, zuerst von dem Medizinstudenten Paul Langerhans (1847–1888) in seiner Doktorarbeit bei Rudolf Virchow, der sie wegen ihrer dendritischen Ausläufer für Nervenzellen hielt (Langerhans 1868). Erst 1961 wurde das spezifische Merkmal in der Elektronenmikroskopie entdeckt, das sog. Birbeck-Granulum, das die Langerhans-Zellen morphologisch definiert und immunologisch durch die Expression von Langerin nachweisbar ist (Silberberg et al. 1974).

Langerhans-Zellen exprimieren an ihrer Oberfläche Marker des Major Histocompatibility Complex (MHC) Klasse II sowie CD 1a. Sie stammen aus dem Knochenmark, entwickeln sich aus hämatopoetischen Stammzellen über Vorläufer (CD 34-positive Zellen) und differenzieren sich unter Einfluss bestimmter Wachstumsfaktoren, wie Granulozyten-Monozyten-Kolonie-stimulierender Faktor (Granulocyte Monocyte Colony-stimulating Factor, GM-CSF) sowie TGFβ (Tumor Growth Factor β). Langerhans-Zellen verweilen längere Zeit (Wochen bis Monate) in der Epidermis und wandern zum Lymphknoten, wo sie die Antigene an Lymphozyten präsentieren.

Langerhans-Zellen werden als die *äußersten Vorposten des Immunsystems* im Organismus betrachtet, denen die Funktion der Antigenerkennung und -aufnahme zukommt (Enk und Katz 1992, Jakob et al. 2001, Stingl et al. 1977 und 1978). Neuerdings werden vermehrt Konzepte diskutiert, nach denen Langerhans-Zellen nicht nur in der Entstehung einer Immunantwort, sondern – möglicherweise viel wichtiger – bei der Unterhaltung einer Immuntoleranz gegen Fremdstoffe von Bedeutung sind (von Bubnoff et al. 2004).

Inflammatorische dendritische epidermale Zellen (IDEC)

Eine zweite Population von dendritischen Zellen in der Epidermis sind die sog. inflammatorischen dendritischen epidermalen Zellen (IDEC), die keine Birbeck-Granula enthalten, aber dennoch CD 1a- und MHC-II-Moleküle exprimieren und besonders in entzündlich veränderter Haut auftreten, wie z.B. bei atopischem Ekzem, Psoriasis vulgaris, allergischer Kontaktdermatitis, aber auch bei Mykosis fungoides und anderen entzündlichen Erkrankungen (Wollenberg et al. 1996).

Unter Anwendung des Atopie-Patch-Tests konnte gezeigt werden, dass IDEC sehr früh in der Entstehung der ekzematösen Hautläsionen in der Epidermis nachweisbar sind, und zwar in gleicher Weise bei extrinsischem (IgE-assoziiertem) und intrinsischem (IgE nicht nachweisbar) atopischem Ekzem (Kerschenlohr et al. 2003a).

Bedeutung der epidermalen dendritischen Zellen für das atopische Ekzem

Besondere Beachtung erfuhren die epidermalen dendritischen Zellen in ihrer Bedeutung für die Pathogenese des atopischen Ekzems durch die Entdeckung der Arbeitsgruppen T. Bieber und G. Stingl, wonach Langerhans-Zellen nicht nur IgE, sondern auch den hochaffinen Rezeptor für Immunglobulin E (FcεRI) tragen (Bieber et al. 1992 und 1995, Maurer et al. 1994, Wang et al. 1992) (Abb. 3.**10**). Dieser war damals – so war das Dogma – nur auf der Oberfläche von Mastzellen und basophilen Granulozyten vermutet worden. In weitergehenden Untersuchungen wurde klar, dass in dieser Expression Unterschiede bestehen: Langerhans-Zellen exprimieren den FcεRI vorwiegend intrazellulär, während IDEC eine komplette Membranexpression des hochaffinen Rezeptors aufweisen. Man vermutet, dass dieses membrangebundene IgE auch eine Rolle in der Antigenerkennung spielt.

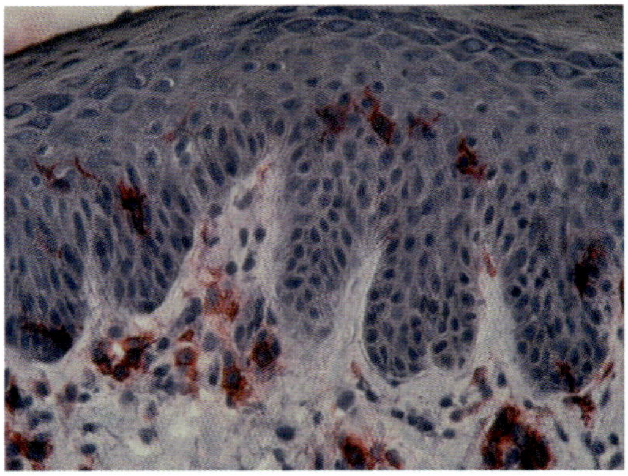

Abb. 3.**10** Immunhistochemische Darstellung von Immunglobulin E auf epidermalen Langerhans-Zellen (Foto: T. Bieber, mit freundlicher Genehmigung).

Von japanischen Arbeitsgruppen wurde in immunhistochemischen Untersuchungen der gleichzeitige Nachweis von IgE-Antikörpern und Hausstaubmilbenallergen auf der Oberfläche von epidermalen Langerhans-Zellen erbracht (Tanaka et al. 1990).

Plasmazytoide dendritische Zellen. Weniger bekannt ist die Rolle der plasmazytoiden dendritischen Zellen, die – nach Aktivierung – in der Lage sind, durch Interferonproduktion besonders antivirale Antworten zu vermitteln. pDC sind vor allen Dingen in peripherem Blut von Patienten mit atopischem Ekzem beschrieben und tragen auch die drei Ketten des Fcε-Rezeptors auf ihrer Oberfläche. pDC sind nicht in der Epidermis nachweisbar und bei atopischem Ekzem auch in der Dermis eher seltener, was möglicherweise für eine abgeschwächte Immunantwort gegen virale Infektionen (Eczema herpeticatum) eine Rolle spielen kann (Wollenberg et al. 2003a und b).

Informationsweitergabe. Nach Aufnahme des Antigens wandern dendritische Zellen der Haut zum Lymphknoten, wo sie die spezifische Information an T-Zellen weitergeben und gleichzeitig diese in ihrer weiteren Entwicklungsrichtung „polarisieren", d. h. die Ausbildung von T-Zell-Subpopulationen beeinflussen.

T-Zellen und T-Zell-Subpopulationen

In der feingeweblichen Darstellung der ekzematösen Hautreaktion findet sich ein entzündliches Infiltrat, das vorwiegend aus Lymphozyten besteht, die der T-Zell-Reihe zugeordnet werden. In weiteren Analysen sieht man vorwiegend T-Helferzellen (CD4+); die Rolle von CD8+-Zellen beim atopischen Ekzem ist umstritten, sie sind jedoch nachweisbar und spielen möglicherweise bei der Entstehung der Spongiose eine Rolle (Trautmann et al. 2000). Eine verzögerte Reifung von T-Zellen bei Atopie wurde diskutiert (Holt et al. 1992, Prescott et al. 1999, 2003).

CD4+-Zellen

Eine fortschreitende Differenzierung der CD4+-Helferzellen in noch weitere Subpopulationen ermöglichte den großen Fortschritt im Verständnis der IgE-Antwort Ende der 80er Jahre durch das Konzept der Th1- und Th2-Reaktion (Mossmann und Saat 1996). In Tab. 3.**6** sind unterschiedliche T-Zell-Subpopulationen dargestellt.

Tabelle 3.**6** T-Zell-Subpopulationen.

Art	Bildung von	Funktion
Th1	Interferon γ Interleukin 2 TNFα	DTH (Delayed Type Hypersensitivity) allergische Kontaktdermatitis Tuberkulinreaktion chronisches atopisches Ekzem
Th2	Interleukin 4 Interleukin 13	Bildung von IgE Parasitenabwehr atopisches Ekzem
Treg	Interleukin 10 TGFβ	Toleranzentwicklung Hemmung überschießender Th1- und Th2-Antworten
Th17	Interleukin 17	Neutrophilenaktivierung pustulöse Dermatosen Infektabwehr
Th22	Interleukin 22 Interleukin 17	Signalling im Gewebe

Th1-Zellen sind die klassischen Träger der Delayed Type Hypersensitivity (DTH) und der allergischen Kontaktdermatitis (Typ-IV-Allergie nach Coombs und Gell). Sie produzieren vorwiegend Interferon γ und Tumornekrosefaktor (TNFα).

Th2-Zellen sind charakterisiert durch die Bildung von IL-4, IL-5 und IL-13 und sind die entscheidenden Zellen in der Entstehung der Immunglobulin-E-Produktion. IL-4 bewirkt in B-Zellen die Differenzierung zu Immunglobulin-E-sezernierenden Plasmazellen durch Aktivierung einer Rekombinase, die im Zellkern die ε-Domäne der schweren Ketten in Kontakt zur Junktions- und Leichtketten-Domäne bringt und damit die Produktion von Antikörpern der Klasse IgE ermöglicht („Isotype Switch").

Lange Zeit beherrschte das Paradigma der *Th1-Th2-Waage* die Überlegungen zur Pathophysiologie der Immundeviation beim atopischen Ekzem, mit verstärkter Th2- und abgeschwächter Th1-Antwort. Aus Letzterer erklärte man sich die klinisch beobachtete häufigere Neigung zu Hautinfektionen im Sinne einer „minimalen Immundefizienz" oder „abgeschwächten Immunreaktion" (Neumann 1991, Ring 1979). Hieraus leiteten sich auch die Überlegungen zu einer geringeren Prävalenz von Kontaktallergie beim atopischen Ekzem (s. Kapitel 2.7 Abschnitt „Kontaktallergie") ab.

Tatsächlich finden sich in der frühen Phase der atopischen Entzündung vermehrt Th2-Zellen im entzündlichen Infiltrat (Hamid et al. 1994). Besondere Bedeutung erlangte hier das Modell des Atopie-Patch-Testes (s. Kapitel 4.1 „Diagnostische Maßnahmen beim atopischen Ekzem"), wo es möglich wird, am betroffenen Individuum in einer experimentellen Situation ein atopisches Ekzem auszulösen und zu untersuchen. Dabei findet sich in der Frühphase ein verstärkter Einstrom von Th2-Zellen sowie Eosinophilen, während bei zunehmender Chronizität der Läsion Th1-Zellen mit Bildung von Interferon γ und TNF überwiegen.

Die Rolle von T-Zellen in der ekzematösen Entzündung wurde von der Gruppe um C. und M. Akdis genauer untersucht: Dabei fand sich eine durch aktivierte Lymphozyten entstehende Apoptose von epidermalen Keratinozyten als entscheidender Pathomechanismus (Akdis et al. 1999, Trautmann et al. 2000). Ähnliche Befunde wurden von der Arbeitsgruppe um Girolomoni vorgelegt (Cavani et al. 2001, Girolomoni et al. 2001).

Abb. 3.**11** stellt das Konzept der T-Zell-Subpopulationen dar (Eyerich et al. 2009a).

Einwandern der T-Zellen in die Haut. T-Zellen werden aus dem Blut in die Haut gelockt über bestimmte „Homing Faktoren". Der wichtigste Marker ist das Cutaneous Lymphocyte Antigen (CLA) (Santamaria et al. 1995). Dabei handelt es sich um eine Neuraminsäure enthaltende Kohlenhydratstruktur entsprechend dem P-Selectin Glycoprotein Ligand-1 (PSGL1). CLA bindet sich an der Gefäßwand an E-Selectin (CD62), das insbesondere unter entzündlichen Bedingungen in

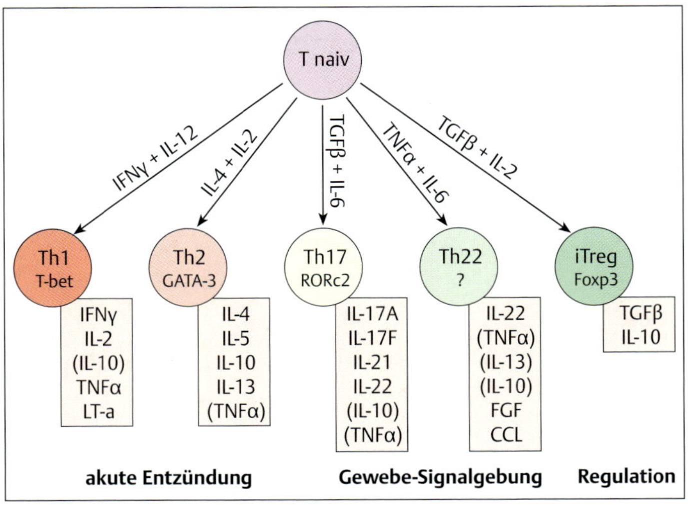

Abb. 3.**11** Neues T-Helfer-Konzept. Zusammenspiel verschiedener T-Zell-Subpopulationen (Quelle: Eyerich et al. 2009a).

postkapillären Venolen und Endothelien exprimiert wird.

Durch weitere Stimuli, z.B. von Superantigen produzierenden Staphylokokken (Boehncke und Zollner 1999), wird die Expression von CLA aber auch von E-Selectin auf dem Gefäßendothel über Zytokine, IL-1 und IL-12 gesteigert. Dadurch kommt es zu einer verstärkten Rezirkulation von Lymphozyten in das entzündete Gewebe. Beim atopischen Ekzem wurden CLA-positive T-Zellen mit bevorzugter Sekretion von Th2-Zytokinen gefunden sowie Faktoren, die die Eosinophilen-Apoptose verzögern.

Unter den chemotaktischen Faktoren, die die T-Zellen anlocken, spielen vor allen Dingen die Chemokine CCL2 (früher MCP-1), CCL5 (früher RANTES), CCL17 (früher TARC) und CCL27 (früher CTACK) eine Rolle (Homey und Zlotnik 1999), die beim atopischen Ekzem vermehrt nachgewiesen werden (Tab. 3.7). Einige der Serumspiegel dieser Zytokine (insbesondere CCL17) korrelieren auch mit der Intensität der aktuellen klinischen Hauterkrankung. Zytokine der Th2-Reihe (IL-4 und IL-13) haben auch Einflüsse auf Keratinozyten, die sie zur Attraktion von CCL4-positiven Th2-Zellen über CCL22 bringen (Purwar et al. 2007). Interessante Befunde zeigen eine Interaktion zwischen Filaggrin-Expression und Zytokin-Sekretion. Keratinozyten, die unter Einfluss von IL-4 und IL-13 differenzierten, zeigen eine signifikant verminderte Filaggrin-Gen-Expression im Medium (Howell et al. 2007) (s. Abschnitt „Störungen der Barrierefunktion bei atopischem Ekzem“, S. 78).

Juckreiz. In der Entstehung des Juckreizes kommt möglicherweise einem neueren Zytokin – dem IL-31 – eine entscheidende Rolle zu, das als Th2-assoziiertes Zytokin besonders in der akuten Phase von ekzematösen Entzündungen (sowohl atopisch wie kontaktallergisch) gefunden wurde (Neis et al. 2006). Im Mausmodell war IL-31 assoziiert mit Juckreizentstehung (Sonkoly et al. 2006). Bei stark juckenden Hautarealen fand sich eine vermehrte IL-31-Expression (Raap et al. 2006). Durch Gewebshormone, aber auch Superantigene aus mikrobieller Kolonisation konnte ebenfalls eine erhöhte IL-31-Expression nachgewiesen werden (Gutzmer et al. 2009).

CD8+-Zellen

Während in den 80er Jahren die heute als CD8+-Zellen bezeichneten „Suppressor Zellen“ viel Aufmerksamkeit fanden als Vermittler von immunologischer Toleranz und Suppression einer Immunantwort (Tada 1975, Tada et al. 1997), waren sie

Tabelle 3.**7** Chemokine und Rezeptoren mit möglicher Bedeutung beim atopischen Ekzem (Quelle: Homey et al. 2006).

Chemokin	Früherer Name	Entsprechender Rezeptor	Bildungsort
CCL2	MCB-1	CCR2	Keratinozyten
CCL3	MIP-1α	CCR1, CCR5	?
CCL4	MIP-1β	CCR5	?
CCL5	RANTES	CCR1, CCR3, CCR5	Keratinozyten
CCL11	Eotaxin	CCR3	Fibroblasten, T-Zellen, Eosinophile
CCL13	MCP-4	CCR2, CCR3	Keratinozyten
CCL17	TARC	CCR4	Endothel, Keratinozyten
CCL20	MIP-3α	CCR6	Keratinozyten
CCL22	MDC	CCR4	Makrophagen, dendritische Zellen
CCL26	Eotaxin 3	CCR3	Keratinozyten
CCL27	CTACK	CCR10	Keratinozyten
CXCL1	Fraktalkine	CX, CR-1	Endothel

über viele Jahre auf immunologischen Tagungen plötzlich aus der Mode gekommen. Erst durch die Untersuchungen von Sakaguchi et al. (2007) in Japan wurden T-Zellen, die nicht nur aktivieren, sondern bestehende Immunantworten auch hemmen können, als „regulatorische T-Zellen" (Treg) wieder „salonfähig" (Abb. 3.**12**).

Insbesondere die Gruppe von Blaser und Akdis konnte zeigen, dass diese Subpopulation sich durch die Sekretion des Zytokins IL-10 sowie Transforming Growth Factor β (TGFβ) auszeichnet. In ihrer Reifung benötigen regulatorische T-Zellen den Signaltransduktionsmarker Foxp3, während Th1-Zellen T-bet und Th2-Zellen vorwiegend GATA benutzen (Akdis et al. 2000, Blaser 2008). Eine seltene Autoimmunerkrankung mit Polyendokrinopathie und gastrointestinalen Störungen sowie hohen IgE-Spiegeln geht mit einer X-chromosomal-assoziierten Mutation von Foxp3 einher (Blaser 2008).

Bei atopischem Ekzem fanden sich in einzelnen Studien verminderte Zahlen von regulatorischen T-Zellen in der Haut (Verhagen et al. 2006).

Neue Subpopulationen von T-Helferzellen

Eine neue Subpopulation von Lymphozyten wurde als CD4+, IL-17-produzierende *Th17-Zellen* (Ochs et al. 2009) beschrieben, die sich von den bisherigen Subpopulationen unterscheiden und vorwiegend bei Th1-vermittelten Erkrankungen gefunden wurden. Sie spielen eine Rolle in der Abwehr mikrobieller Infektionen, insbesondere von Candida (Eyerich et al. 2008 und 2009b). In

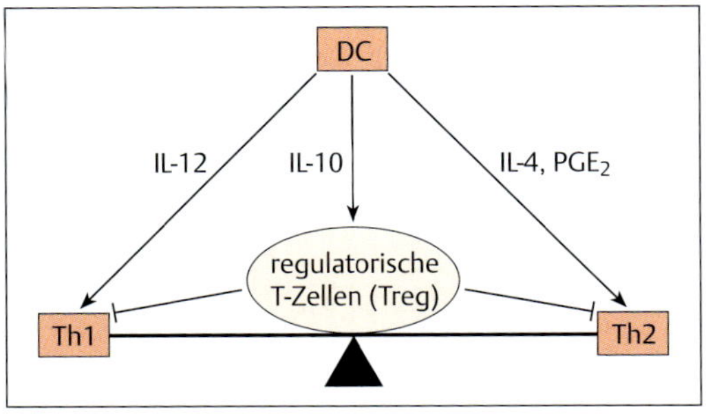

Abb. 3.**12** Gleichgewicht immunologischer Reaktionen durch regulatorische T-Zellen. DC: dendritische Zellen.

der entzündeten Haut von Patienten mit atopischem Ekzem fanden sich Th17-Zellen ebenfalls im Atopie-Patch-Test nach Hausstaubmilbenapplikation. Die Aktivität von Th17-Zellen bei atopischem Ekzem ist eher vermindert.

Ebenso offen ist die Rolle der erst kürzlich beschriebenen *Th22-Zellen*, die neben den Th17-Zellen als „signalverstärkende" T-Zell-Subpopulationen physiologische oder pathophysiologische Bedeutung erlangen können (Eyerich et al. 2009a).

Mastzellen

Mastzellen werden gemeinhin vorwiegend mit Urtikaria und Angioödem in Verbindung gebracht. Es handelt sich um eine heterogene Gruppe von Gewebezellen, die sich insbesondere um die Gefäße oder Adnexstrukturen herum ansammeln und erstmals von Paul Ehrlich 1877 wegen ihres gemästeten Eindrucks voller Granula so genannt wurden (Ehrlich 1877).

Mastzellen entstehen aus CD34+-Vorläufer-Zellen im Knochenmark und tragen einen Rezeptor für Stammzellfaktor (SCF), der zusammen mit IL-6 für ihre Differenzierung und ihr Wachstum eine Rolle spielt (Galli et al. 2005).

Phänotypen. Mastzellen können phänotypisch in Knochenmark-Mastzellen oder Bindegewebs-Mastzellen unterschieden werden. Nach der Art der in ihnen gebildeten neutralen Proteasen unterscheidet man tryptasepositive Mastzellen sowie Mastzellen, die Tryptase und Chymase (MC_{TC}) bilden.

Alle genannten Phänotypen exprimieren den hochaffinen IgE-Rezeptor und können in der akuten allergischen Reaktion der Mastzellaktivierung mit darauf folgender Mediatorfreisetzung eine Rolle spielen. Neuerdings nimmt man an, dass Tryptase enthaltende Mastzellen mehr an der Allergieentstehung, Chymase und Tryptase enthaltende Mastzellen dagegen bei den chronischen Schäden der Fibrosierung beteiligt sind.

Mediatorsubstanzen. Zahlreiche Stimuli können Mastzellen aktivieren; ebenso setzen Mastzellen nicht nur Histamin als Mediatorsubstanz frei, sondern eine Fülle von anderen Botenstoffen, Zytokinen, Heparin sowie Proteasen und Proteoglykane. Mastzellen bilden darüber hinaus noch weitere

Proteasen wie Carboxypeptidase und Cathepsin G (Abb. 3.**13**). Unter den Zytokinen, die von Mastzellen gebildet werden, sind vor allen Dingen IL-3, IL-4, IL-5, IL-10 sowie TNFα zu nennen (Galli 2004).

Mastzellen und atopisches Ekzem. Erhöhte Mastzellzahlen wurden beim atopischen Ekzem gefunden (Mihm et al. 1976).

Nach Kontakt mit dem Allergen kommt es zur Überbrückung zweier IgE-Moleküle auf der Oberfläche von Mastzellen oder Basophilen; diese Reaktion setzt eine Signalkaskade in Gang, die zur Aktivierung der Mastzelle mit darauf folgender Degranulation und Mediatorfreisetzung führt (De Weck 2008). Welche Rolle IgE und der IgE-Rezeptor auf anderen Zellen (z. B. Langerhans-Zellen der Epidermis oder aber auch eosinophile Granulozyten und Thrombozyten) spielt, ist derzeit noch unklar.

Verschiedene Autoren favorisierten das Konzept der erhöhten Reaktionsbereitschaft („Releasability") von Mastzellen bei atopischen Erkrankungen (Conroy et al. 1983, Lichtenstein 1975, Ring und Thomas 1989). Entsprechend fanden sich erhöhte Plasmahistaminspiegel bei schwerer Ausprägung von atopischem Ekzem (Amon et al. 1994, Ring und Thomas 1989).

Es steht außer Zweifel, dass Histamin nicht der entscheidende proinflammatorische Mediator des atopischen Ekzems sein kann, da Antihistaminika in der Therapie des atopischen Juckreizes nur sehr begrenzt wirken (s. Kapitel 5.4 „Antihistaminika"). Dennoch kommt Mastzellen und deren Aktivierung durch Soforttyp-Allergene (z. B. Nahrungsmittelallergie) auch beim atopischen Ekzem in der Initiierung einer allergischen Sofortreaktion mit darauf folgender Auslösung eines ekzematösen Schubes praktische klinische Bedeutung zu.

Eosinophile Granulozyten

Erhöhte Zahlen von eosinophilen Granulozyten im peripheren Blut sowie im Gewebe gehören zu den lange bekannten Zeichen atopischer Erkrankungen. Dabei war die Rolle der Eosinophilen im Hinblick auf ihre pathophysiologische Bedeutung zwischen „gut" und „böse" lange Zeit umstritten; bis in die 80er Jahre des letzten Jahrhunderts wurden sie als „Morgenröte der Entzündung" in pathologischen Lehrbüchern beschrieben und sollten durch ihre Enzyme in der Aufräumaktion und Inaktivierung der Mediatoren allergischer Sofortreaktionen eine schützende Rolle spielen (Eosinophile als Polizei) (Ring 1978). Seit 20 Jahren sieht man jedoch Eosinophile mehr als *proinflammatorische Zellen*, die durch Freisetzung ihrer hochaktiven basischen und kationischen Proteine gewebetoxisch wirken können (Simon et al. 2003) (Tab. 3.**8**).

Schweregradmarker. Gleich und Leifermann waren die ersten, die eindeutig Eosinophilen-Produkte in der ekzematösen Haut nachwiesen (Gleich 1982). Das Eosinophile kationische Protein (ECP)

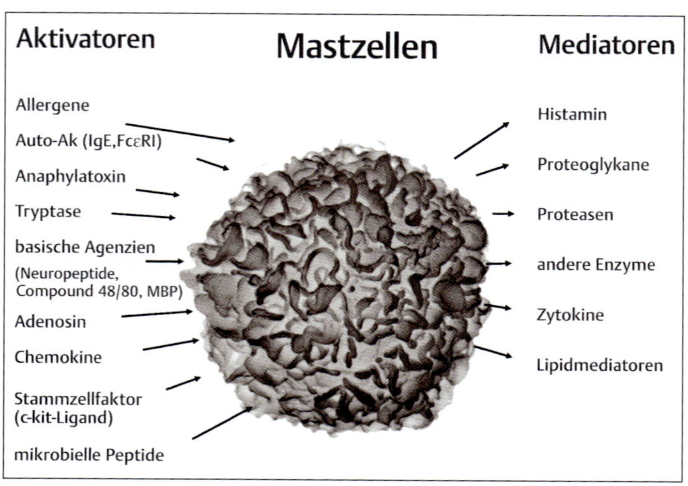

Abb. 3.**13** Rasterelektronenmikroskopische Darstellung einer Mastzelle (Foto: H. Behrendt, mit freundlicher Genehmigung). Stimuli, die Mastzellen aktivieren, und Mediatoren, die von Mastzellen freigesetzt werden.

Tabelle 3.**8** Wichtigste Rezeptoren und Mediatoren von eosinophilen Granulozyten.

Rezeptoren:
• hochaffine IgE-Rezeptoren? • IgG-Rezeptoren
Mediatoren (Inhaltsstoffe von Granula):
• kationische Proteine (Eosinophil cationic Protein, ECP) • Eosinophil-derived Neurotoxin (EDN) • Eosinophil Peroxidase (EPO) • Major basic Protein (MBP)

dient als Marker der eosinophilen Entzündung und kann im Verlauf der Erkrankung bei schweren Schüben erhöht gefunden werden (Jakob et al. 1991). Im Blut von Patienten mit atopischem Ekzem finden sich erhöhte IL-5-Spiegel und eine verzögerte Eosinophilen-Apoptose. Die Tatsache, dass in der Routinehistologie des atopischen Ekzems eine Gewebseosinophilie nicht zwangsläufig zu den diagnostischen Kriterien gehört, erklärt sich dadurch, dass eosinophile Granulozyten in der ganz frühen Phase der Entstehung eines atopischen Ekzems ins Gewebe wandern und dort sehr bald ihre toxischen Granula freisetzen (Bruijnzeel et al. 1993, Bruijnzeel-Koomen 1988); diese sind dann noch nachweisbar, während die Eosinophilen als solche nicht mehr gefunden werden (Wedi et al. 1997). Auch der Marker „Thymus and Activation Regulated Chemokine" (TARC) scheint geeignet, im Verlauf des atopischen Ekzems einen Schweregradmarker darzustellen.

Keratinozyten

95% der epidermalen Zellen bestehen aus den sog. Keratinozyten, die das charakteristische Keratin der Hornschicht bilden. Sie wurden lange als immunologisch uninteressante Gerüstzellen betrachtet, die bei der Entstehung allergischer Erkrankungen keine Rolle spielen. Dabei ist immer klarer geworden, dass Keratinozyten wesentlich in die Immunreaktion eingreifen und dass sie eine ganze Palette von Chemokinen (CCL2, CCL5, CCL18, CCL22, CCL27) und Zytokinen (IL-1, IL-8, IL-18, IL-23, IL-27) produzieren können.

Eine besondere Rolle scheint den Keratinozyten in der *angeborenen Immunantwort* zuzukommen. Sie exprimieren TLR und sezernieren antimikrobielle Peptide (Defensin, Cathelicidin) sowie das Thymic Stromal Lymphopoietin (TSLP). Letzteres wird besonders bei atopischem Ekzem auch schon in unbefallener Haut gefunden (Soumelis und Liu 2004). Es trägt zur Th2-Dominanz des Mikromilieus bei.

Keratinozyten aus Läsionen von *atopischem Ekzem* produzieren erhöhte Mengen bestimmter Zytokine, wie z.B. GM-CSF. Über die Interaktion mit Lymphozyten und durch Sekretion zahlreicher proinflammatorischer Substanzen tragen Keratinozyten aktiv zur Unterhaltung der ekzematösen Entzündung bei.

Autoimmunphänomene bei atopischem Ekzem

Das atopische Ekzem stellt in vielen Fällen eine schwer behandelbare chronische Hauterkrankung dar, die trotz Änderung der Umweltbedingungen, Ernährungsgewohnheiten und Elimination von möglichen relevanten Allergenen keine Besserung zeigt.

Aufbauend auf frühen Beobachtungen aus den 20er Jahren des 20. Jahrhunderts und Beobachtungen von „Allergie gegen menschliche Hautschuppen" (human dandruff) gewannen Überlegungen zu möglichen Autoimmunphänomenen beim atopischen Ekzem wieder an Interesse (Simon 1947, Uehara und Ofuij 1976). Der Autor erinnert sich an Allergen-Test-Kästen mit Allergen-Extrakten, die neben Pollen, Hausstaubmilben und Tierhaaren auch „menschliche Schuppen" enthielten (bis zum Beginn der AIDS-Ära). Wenn hier Testreaktionen positiv waren, wusste man nie so recht, was man damit anfangen sollte.

IgE-Autoantikörper. Es war die Gruppe um Rudi Valenta, die diese Frage wissenschaftlich anging und Seren von Patienten mit unterschiedlich schweren Verlaufsformen von atopischem Ekzem auf IgE-Reaktivität gegenüber humanen epidermalen Proteinen untersuchte. Die Autoren fanden, dass bei besonders schwerem atopischem Ekzem (SCORAD über 40) ein hoher Prozentsatz der Patienten Autoantikörper der Klasse IgE gegen menschliche epidermale Proteine aufwies (Natter et al. 1998) (Tab. 3.**9**). Die Hypothese ist attraktiv, dass durch Zerstörung von Keratinozyten (Krat-

Tabelle 3.9 Mögliche Autoantigene mit Bedeutung für atopisches Ekzem (Quelle: Valenta et al. 2000).

Allergen	Molekulargewicht (kD)	Herkunft	Funktion
Hom s 1 (SART 1)	73,4	Haut, Lunge, Leberzellen	wird von zytotoxischen Zellen von Krebspatienten erkannt
Hom s 2 (α-NAC)	23,2	Skelett, Muskel, Leber	Sortierung und Translokation intrazellulärer Proteine
Hom s 3 (BCL 7B)		Galle, Skelettmuskel, Plazenta, Leber, Ziliarkörper	putatives Onkogen
Hom s 4 (CALC)	54	Haut, Gehirn, Lunge, Brust, Leber, Herz	kalziumbindendes Protein
Hom s 5 (KER)	42,6	epitheliale Gewebe	Bildung von Intermediärfilamenten

zen) Autoantigene frei werden, die über eine Stimulation autoreaktiver Lymphozyten zur allergischen Reaktion führen und zur Perpetuierung der Entzündung beitragen (Valenta et al. 2000).

Kreuzreaktivitäten. Neben diesen menschlichen Autoallergenen sind auch Ähnlichkeiten oder Kreuzreaktivitäten zwischen bekannten Allergenen aus der Umwelt und menschlichen Proteinen zu bedenken. Dies wurde z. B. für Profilin beschrieben, einem bekannten Allergen aus Pflanzen, das aber alle eukaryoten Zellen bilden und wogegen auch bei Allergikern IgE-Antikörper gefunden wurden.

Auch Kreuzreaktivitäten zwischen Säugetierallergenen (Hund, Katze) sowie Pilzallergenen (Mangan-Superoxid-Dismutase MnSOD aus Aspergillus fumigatus) wurden beschrieben (Crameri et al. 1996).

Zusammenfassung

Die Haut besitzt neben vielen anderen Eigenschaften auch die Funktion eines „Immunorgans". Neben der physikalisch-chemischen Barriere in der Hornschicht stellt die immunologische Barriere des Hautorgans eine entscheidende Säule der Abwehr gegen mikrobielle Erreger dar. Dabei kommt dem innaten Immunsystem über die Bildung von antimikrobiellen Peptiden (z. B. humanes β-Defensin, hBD) eine entscheidende Rolle zu. Diese wird u. a. durch Th 17-Zellen aus Keratinozyten hervorgerufen. Dieser Abwehrschritt scheint bei atopischem Ekzem abgeschwächt zu sein. Dagegen besteht eine Dominanz der Th 2-Antwort, die nach Antigenerkennung über dendritische Zellen eine Bildung von IgE-Antikörpern aus Plasmazellen über eine Reihe Th 2-spezifischer Zytokine (Interleukin 4, Interleukin 13) zur Folge hat. Interleukin 5 führt zur Rekrutierung und Aktivierung eosinophiler Leukozyten. Interleukin 31 scheint eine Rolle in der Juckreizentstehung zu spielen. Regulatorische T-Zellen sind bei atopischem Ekzem eher abgeschwächt gefunden worden. Das Thymus and Activation regulated Chemokine (TARC) (heute CCL17) scheint geeignet, im Verlauf des atopischen Ekzems einen Biomarker des Schweregrades darzustellen.
Bei Patienten mit besonders schwerem atopischem Ekzem konnten Autoantikörper der Klasse IgE gegen epidermale Proteine nachgewiesen werden, die möglicherweise zur Perpetuierung der Entzündungsreaktion beitragen.

3.4 Rolle von Infektion und mikrobiellen Faktoren

Eine erhöhte Anfälligkeit für Infektionen ist bei atopischen Erkrankungen aus dem klinischen Alltag bekannt. Während dies bei Rhinokonjunktivitis und Asthma meistens die oberen Luftwege betrifft, kommt es beim atopischen Ekzem häufiger zu Infektionen des Hautorgans. Diese Beobachtungen sind sehr alt (Kaposi 1891) und haben schon den Allergologen Urbach dazu gebracht festzustellen, dass Infektion ein vorbereitender Faktor für Allergie sei (Urbach 1939).

Dabei scheinen jedoch bestimmte Erreger besonders häufig mit atopischem Ekzem assoziiert zu sein: Bei den Bakterien sind es Staphylococcus aureus (S. aureus), bei den Viren ist vor allem die Herpes-simplex-Infektion mit dem gefürchteten Eczema herpeticatum zu nennen, bei den Pilzen sind es einerseits Candida albicans in den intertriginösen Bereichen sowie Malassezia furfur in der Kopf- und Nackenregion. Die klinischen Charakteristika wurden bereits in Kapitel 2 „Klinische Symptomatik des atopischen Ekzems" beschrieben.

Staphylococcus aureus bei atopischem Ekzem

Während auf der normalen Hautoberfläche bei den bekannten physiologischen Bedingungen des leicht erniedrigten pH-Bereichs vorwiegend Staphylococcus epidermidis und nur sehr selten S. aureus zu finden ist, ist die Haut von Patienten mit atopischem Ekzem in nahezu 90% – auch auf vom Ekzem nicht befallenen Arealen – mit S. aureus kolonisiert, auch wenn keine Infektionszeichen zu sehen sind (Bode et al. 1982, Hauser und Saurat 1985, Leyden et al. 1974, Mempel et al. 1998, Stalder und Sourisse 1989). Auf ekzematös veränderter Haut kann die Dichte von S. aureus 10^5 CFU/cm^2 (CFU: koloniebildende Einheiten) betragen, sogar bis zu 10^7 CFU/cm^2 sind gemessen worden (Leung 2003). Ursache für dieses Phänomen ist ein komplexes Zusammenspiel zwischen Virulenzfaktoren, Bakterien und Adhärenzmechanismen in den oberen Epidermisschichten beim atopischen Ekzem.

S. aureus produziert eine Reihe von *Adhäsionsfaktoren,* darunter auch Protein A, Koagulase, aber auch bestimmte Proteine, die andere Proteine binden, z.B. Fibronektin-bindendes Protein, die hier von Bedeutung sind. Bei höheren pH-Werten von 7 bis 8 wird die Adhäsion erleichtert. Die Fibronektin-Expression wird u.a. von Interleukin 4, einem bei atopischem Ekzem in der Initialphase der ekzematösen Reaktion beteiligten Zytokin, gefördert. Auch Fibrinogen bindet sich an Verklumpungsfaktoren aus Staphylokokken. Dies kann bei entzündeter Haut und Plasmaexsudation eine zusätzliche Rolle spielen.

Weiterhin bilden S.-aureus-Stämme unterschiedliche *Toxine,* die Keratinozyten schädigen oder aktivieren können (z.B. exfoliatives Toxin); auch Bestandteile der Zellwand wie Peptidoglykane oder Lipoteichonsäure spielen eine Rolle. Unter den Virulenzfaktoren sind insbesondere die als Superantigene wirkenden Staphylokokken-Enterotoxine zu nennen, welche als „Danger"-Signale nicht nur das angeborene Immunsystem aktivieren, sondern auch den T-Zell-Rezeptor direkt stimulieren können. Superantigene können darüber hinaus auch direkt T-Zellen stimulieren und so zur weiteren Erhöhung der IgE-Bildung beitragen (Boehncke und Zollner 1999, Bunikowski et al. 1999, Neuber et al. 1995, Novak et al. 2007).

Es scheint keine spezifischen Staphylokokkenstämme für die Betroffenheit beim atopischen Ekzem generell zu geben, wohl aber fanden wir *spezifische Stämme* bei individuellen Patienten, die über Monate hin nachweisbar waren (Schnopp et al. 2008). Auch die Bildung verschiedener Staphylokokken-Toxine war in 70% der mit S. aureus kolonisierten Individuen positiv für mindestens ein Superantigen in der PCR-Analyse für verschiedene seg-seo-Gene im Enterotoxin-Gene-Cluster; es bestand jedoch keine auffällige Beziehung zum klinischen Schweregrad im SCORAD.

Staphylokokken stimulieren das angeborene Immunsystem über Toll-like-Rezeptoren (TLR) auf Keratinozyten, die daraufhin verschiedene *Abwehrmechanismen* aktivieren, wie z.B. die Bildung von Interleukin-8, von induzierbarer NO-Synthase (iNOS) und die Bildung von antimikrobiellen Peptiden (humane β-Defensine 2 und 3 sowie das antimikrobielle Peptid LL37) (Mempel et al. 2003). All diese Abwehrmechanismen scheinen beim atopischen Ekzem schwächer abzulaufen als bei gesunden Individuen oder bei Psoriasis (Leung 2003).

Auch wenn die Mechanismen noch nicht völlig geklärt sind, ist die Tatsache der häufigen Kolonisation der Haut mit S. aureus (und insbesondere der Schleimhaut des Naseneingangs!) bei Patienten mit atopischem Ekzem Anlass zur sorgfältigen *antimikrobiellen Behandlung* als Teil der therapeutischen Strategie (s. Kapitel 5.3 „Antimikrobielle Therapie").

Viren und atopisches Ekzem

Pockenimpfung

Aus der Ära der Pockeninfektion und Pockenimpfung weiß man, dass Patienten mit atopischem

Ekzem ein ausgeprägtes Risiko haben, nach der Impfung an einer sich ausbreitenden Infektion mit dem Vakzinia-Virus („Eczema vaccinatum“) zu erkranken, die u.U. tödlich verlaufen kann (Plaut und Tinkle 2003). Deshalb war auch das Vorliegen einer Neurodermitis Kontraindikation für die Pockenimpfung. Der Autor erinnert sich, dass Neurodermitiker damals (bis in die 80er Jahre) praktisch nicht nach USA reisen durften, weil dort eine Pockenimpfung vorgeschrieben war.

MVA-Vakzine. Es war deshalb ein großer Fortschritt, als in der Bayerischen Landesimpfanstalt in Zusammenarbeit des Veterinärbiologen Prof. Mayr mit dem Impfexperten Prof. Stickl ein neuer Virusstamm, der über viele Kulturen passagiert worden war (modifiziertes Virus Ankara MVA), nach langen In-vitro- und Tierversuchen in die klinische Erprobung kam (Mayr et al. 1978, Stickl et al. 1974). Diese MVA-Vakzine ermöglichte eine subkutane Applikation und musste nicht länger durch Skarifikation in die Haut eingeritzt werden. Die Verträglichkeit der MVA-Vakzine war hervorragend und vergleichbar mit anderen Impfungen. Stickl und Mayr empfahlen deshalb die MVA-Impfung als Vorimpfung zur besseren Verträglichkeit der echten Vaccinia-Impfung und konnten zeigen, dass diese damit auch bei Risikopatienten möglich wurde. Leider wurde die MVA-Vakzine nicht weiter verfolgt, obwohl über 100000 Patienten erfolgreich behandelt worden waren, nachdem in den 80er Jahren die WHO bekannt gab, dass die Pocken auf der Welt ausgerottet seien. Lediglich in zwei Laboratorien in Russland und USA werden Variola-Stämme noch für Forschungszwecke gehalten. Die Sorge um bioterroristische Anschläge hat den Gedanken der Pockenimpfung wieder aufleben lassen. In einer Studie mit einer neuen MVA-Vakzine konnten wir zeigen, dass Patienten mit atopischem Ekzem auch bei Vorliegen aktueller Läsionen bei guter Verträglichkeit und vergleichbarer Wirksamkeit geimpft werden können (Darsow et al. in prep., von Sonnenburg et al. in prep.). Auch wenn man hofft, dass diese Gedanken „Alptraum“ oder Hirngespinste bleiben mögen, ist es beruhigend zu wissen, dass für besonders Gefährdete – und das sind Hautärzte sowie Ärzte und Pflegepersonal auf Infektionsstationen – eine Schutzmöglichkeit für solche Fälle existiert.

Herpes-simplex-Virus

Das häufigste Problem einer Virusinfektion beim atopischen Ekzem stellt jedoch Herpes-simplex-Virus (HSV) dar. Schon im 19. Jahrhundert hat Kaposi eine eruptive Ausbreitung dieser Erkrankung bei atopischem Ekzem beobachtet (Kaposi 1891); deshalb heißt diese Krankheit „Kaposi's varicelliforme eruption“, sie kann auch durch andere Viren ausgelöst werden.

Klinik. Nach einer Inkubationsphase von 5 bis 12 Tagen kommt es zu multiplen stark juckenden vesikulopustulösen Eruptionen, die schnell aufgekratzt und hämorrhagisch werden können und als punktförmige Erosionen imponieren. Schnell werden diese Areale mit bakteriellen Erregern wie S. aureus, aber auch mit Streptokokken superinfiziert. Im Rahmen eines derartigen „Eczema herpeticatum“ kommt es auch zu einer explosiven Verschlechterung des Hautbefundes allgemein. Am häufigsten wird das Eczema herpeticatum durch Küsse übertragen (s. Kapitel 2 „Klinische Symptomatik des atopischen Ekzems“).

Pathophysiologisch kommt möglicherweise den plasmazytoiden dendritischen Zellen pDC, welche beim atopischen Ekzem eine geringere Aktivität aufweisen, eine wichtige Rolle zu (Wollenberg et al. 2003a und b).

Andere virale Infektionen

Auch andere virale Infektionen sind beim atopischen Ekzem häufiger oder verlaufen intensiver, wie vulgäre Warzen, Mollusca contagiosa, aber auch Windpocken (s. Kapitel 2 „Klinische Symptomatik des atopischen Ekzems“).

Mykosen und atopisches Ekzem

Während die Häufigkeit von Dermatophyten-Infektionen bei atopischem Ekzem ein Gegenstand der Diskussion ist, scheint eine erhöhte Anfälligkeit für *Candida-Infektionen* besonders im intertriginösen Bereich bei Kindern mit atopischem Ekzem zu bestehen.

Eindeutig ist jedoch der häufigere Befall der Kopf- und Nackenregion mit *Malassezia furfur* (früher Pityrosporum orbiculare), einer sakrophytären Hefe, die bei normalen Individuen zur heißen Sommerzeit oder bei starkem Schwitzen das harmlose Krankheitsbild der Pityriasis versicolor auslöst (Nenoff et al. 2001). Der dänische Dermatologe N. Hjorth beobachtete als erster, dass bei Patienten mit atopischem Ekzem und besonderem Befall der Kopf- und Nackenregion häufig M. furfur nachgewiesen werden kann („head and neck dermatitis") (Hjorth et al. 1983). Interessanterweise lassen sich Hauttestreaktionen vom Soforttyp, aber auch IgE-Antikörper im Serum gegen Malassezia furfur bei diesen Patienten nachweisen, sodass die Kolonisierung mit Malassezia möglicherweise einen Auslöse- oder Unterhaltungsfaktor des Ekzems darstellt (Devos und van der Valk 2000, Rokugo et al. 1990, Tengvall Lindner et al. 2000). Positive Atopie-Patch-Test-Reaktionen mit M. furfur sind beschrieben worden (Johansson et al. 2003, Schmid-Grendelmeier et al. 2002).

Auch Soforttyp-Reaktionen gegen *Dermatophyten* (Trichophyton) wurden beschrieben (Jones et al. 1973a und b, Woodfolk et al. 1998).

Die Vermutung, dass über die Reaktivität gegen mikrobielle Organismen, auch IgE-Reaktivität, die Natur der sog. „intrinsischen" Variante des atopischen Ekzems aufgeklärt werden könnte (Leung et al. 1993), hat sich leider nicht bestätigt (Novak et al. 2003). IgE-Antikörper gegen M. furfur finden sich besonders häufig bei Patienten mit insgesamt erhöhter IgE-Bildung gegen andere Allergene (Schnopp et al. 2008).

Zusammenfassung

Infektionskrankheiten der Haut können bei atopischem Ekzem besonders schwere Verläufe zeigen, so die Infektion mit Herpes-simplex-Virus in Form des Eczema herpeticatum. Aus der Ära der Pockenimpfung ist das gefürchtete Eczema vaccinatum bekannt. Bakterielle Besiedelung mit Staphylococcus aureus liegt bei den meisten Patienten mit atopischem Ekzem – auch auf unbefallener Haut – vor. Über die Bildung von Superantigenen, aber auch die Induktion von IgE-Antikörpern können Staphylokokken zur Unterhaltung der Ekzemreaktion beitragen. Die Hefe Malassezia furfur kann eine Rolle bei besonderer Betroffenheit der Kopf-Hals-Region spielen.

3.5 Psychische Einflüsse bei atopischem Ekzem

Der in Frankreich 1891 erstmals verwendete und in Deutschland noch heute übliche Begriff „Neurodermitis" beinhaltet die unwidersprochene Beobachtung, dass nervale oder psychische Faktoren bei dieser Erkrankung eine wichtige Rolle spielen. Ich habe jahrelang gegen diesen Begriff gekämpft, weil er meiner Ansicht nach die Patienten unnötig als „nervenkrank" oder „psychisch abnorm" zu stigmatisieren schien, wo es sich doch ganz klar um eine Hauterkrankung handelt, die freilich durch psychische Faktoren mit beeinflusst werden kann. Ich gebe aber zu, dass gerade aufgrund jüngster Forschungen auf dem Gebiet der Psycho-Neuro-Allergologie (Ader et al. 1991, Iamandescu 2007, Raap et al. 2003 und 2006, Sugiura et al. 1992) und Psychosomatik im Allgemeinen eine Beteiligung von Nervenzellen zumindest in der Auslösung und Verstärkung der Juckreizempfindung wahrscheinlich ist. Dabei dürfen wir die Patienten auf keinen Fall in die „psychische Ecke" stellen. Es ist ärgerlich, wie oft unter dem Begriff „Psychosomatik" einseitig nur die psychischen Wirkungen auf Entstehung und Unterhaltung einer Erkrankung betrachtet werden; genauso wichtig ist der Einfluss einer bestehenden Erkrankung, insbesondere einer solch quälenden Hauterkrankung wie Neurodermitis, auf die psychische Verfassung. Wir müssen also immer psychosomatisch und somatopsychisch im Zusammenspiel sehen (Chida et al. 2008)!

Immunsystem und Nervensystem sind unsere Systeme, mit denen wir uns mit der Umwelt auseinandersetzen (Abb. 3.**14**). Sie interagieren in

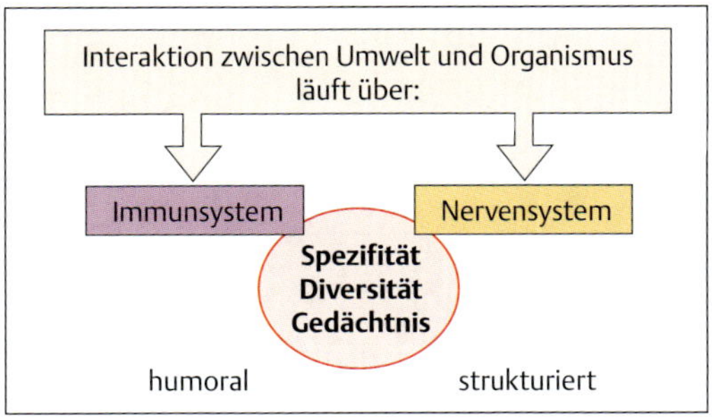

Abb. 3.**14** Analogie von Nervensystemen und Immunsystem in der Auseinandersetzung des Organismus mit der Umwelt.

vielfältiger Weise, wie z. B. Mastzellen und Nerven (Abb. 3.**15**). Neue Methoden erlauben die objektive Untersuchung von Juckreiz mit bildgebenden und EDV-gesteuerten Verfahren (Darsow et al. 2000, Pfab et al. 2010a).

Neurovegetative Dysregulation

Der Ausdruck „neurovegetativ" ist aus der Mode gekommen. Dennoch ist es unzweifelhaft, dass bestimmte Menschen leichter oder anders im vegetativen Nervensystem reagieren. Dies gilt auch für Patienten mit atopischem Ekzem. In den 50er Jahren des 20. Jahrhunderts wurde dieser Gedanke insbesondere von G.W. Korting in seiner Habilitationsschrift „Endogenes Ekzem" herausgearbeitet (Korting 1954). Leider ist vieles davon heute vergessen.

Veränderte Reaktionsmuster

Patienten mit atopischem Ekzem weisen häufig ein Ungleichgewicht in ihrer Reaktion auf bestimmte pharmakologische Reize, insbesondere auf Überträgerstoffe des vegetativen Nervensystems, auf. Dabei kann man grob vereinfacht von einer *abgeschwächten β-adrenergen Reaktion* sprechen, welche von Szentivanyi als

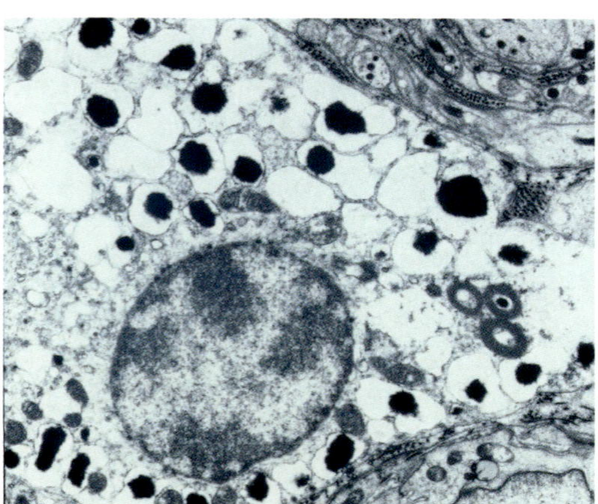

Abb. 3.**15** Elektronenmikroskopisches Bild einer Mastzelle in engem Kontakt mit einem sensorischen Nerv (Foto: H. Behrendt, mit freundlicher Genehmigung).

„β-Blockade" insbesondere bei allergischem Asthma beschrieben wurde (Szentivanyi 1968, Szentivanyi et al. 1980), aber allgemein ein Reaktionsmuster bei atopischen Erkrankungen darstellt.

Gleichzeitig können Phänomene einer *verstärkten α-adrenergen und cholinergen Reaktivität* beobachtet werden (Ring 1979). Diese Phänomene lassen sich in vitro in der Reaktion bestimmter Zellen, aber auch in einer veränderten Aktivität der Phosphodiesterase (PDE) und daraus folgend des zyklischen Nukleotidstoffwechsels fassen (Butler et al. 1985, Chan et al. 1993). Sie könnten zur Erklärung der beobachteten veränderten Reaktionsbereitschaft mediatorsezernierender Zellen (verstärkte „releasability") beitragen (Ring 1981).

Die veränderten Reaktionsmuster im vegetativen Nervensystem umfassen jedoch auch gänzlich nicht immunologische Größen wie z. B. die Pupillenreaktion, die orthostatische Kreislaufreaktion (Schellong-Grote-Test) und das Schwitzen (Korting 1954, Warndorff 1970). In einer japanischen Studie hatten Neurodermitiker seltener Hypertonie als gesunde Personen (Uehara, persönliche Mitteilung).

Die erhöhten intrazellulären Phosphodiesterasespiegel gaben Anlass zur Entwicklung spezieller PDE-Inhibitoren. Lange Zeit wurde Theophyllin auch bei Ekzem eingesetzt; Papaverin zeigte eine erfolgreiche Wirkung gegen Juckreiz. Alle diese Agenzien wurden jedoch wegen zu geringer Spezifität und Wirkungsbreite wieder verlassen (s. Kapitel 5).

Inwieweit der bekannte weiße Dermografismus mit der abnormen Gefäßreaktion auch einer veränderten vegetativen Regulation entspricht, wird diskutiert.

Verstärkung allergischer Reaktionen

Schwächen im β-adrenergen System führen zu einer Verstärkung allergischer Reaktionen (Hemels 1970). Dies ist vom Einsatz von Betablockern bekannt, die sowohl allergisches Asthma als auch Anaphylaxie verstärken können.

So können Patienten mit atopischem Ekzem auf kleinste Reizwirkungen verstärkt *vasoaktive Mediatoren* freisetzen, was zu erhöhten Plasmahistaminspiegeln, aber auch zur vermehrten Freisetzungsrate anderer Mediatoren wie Leukotrienen führen kann (Ruzicka und Ring 1987). Diese Mediatoren wirken aber nicht nur entzündungsfördernd, sondern greifen auch z.B. über Histaminrezeptoren auf Leukozyten, insbesondere auf regulatorischen T-Zellen, in die Regulation der Immunreaktion ein (Jutel et al. 2001), wo es wiederum zu einer gesteigerten IgE-Produktion und damit zu einem Circulus vitiosus kommen kann (Ring 1981).

Auf dem Boden dieser vegetativen Dysregulation könnte man sich die Effekte bestimmter *psychischer Einflüsse,* die positiv wie negativ das Krankheitsbild beeinflussen, pathophysiologisch erklären, da Stress oder Angst dieselben Mediatoren freisetzen können (Histamin), die auch Juckreiz und Entzündung vermitteln (Giannetti et al. 1992, Grewe et al. 2000, Renz et al. 2006).

Das Problem einer „neurodermitischen" Persönlichkeitsstruktur

Bei vielen Ärzten – wohl aufgrund intensiver Erlebnisse mit Patientenkontakten – hat sich das Bild einer typischen „Neurodermitiker"-Persönlichkeit eingeprägt (Borelli 1950, Bosse 1990, Hölscher 1998), insbesondere auch das einer „Neurodermitiker-Mutter", ohne dass dies wissenschaftlich exakt fassbar wäre. Jeder von uns hat das Schreckbild der „Neurodermitiker-Mutter" vor Augen, die – insbesondere wenn Oberlehrerin und Mitglied der Grünen Partei (ein sehr subjektives Fehl-Vorurteil!) – alles besser wissend Arzt und Pflegepersonal vor eine harte Geduldsprobe stellt! Dies sind jedoch Vorurteile, so lebhaft sie sich auch in das Gehirn manches Arztes engrammiert haben.

Das verlassene Konzept der „Persönlichkeitsprofile"

Es gibt viel Literatur über charakteristische Persönlichkeitsprofile bei Allergikern (Borelli 1950), bei genauer Betrachtung fallen einem jedoch starke *Widersprüche* auf, wenn bei diesem Persönlichkeitsprofil einerseits von „mangelnder Hingabefähigkeit", „scheu", „passiv", gleichzeitig „Geltungsbedürfnis", „Pedanterie" und „Überkorrektheit", „kontaktfreudig" und „hyperaktiv" gesprochen wird (zitiert bei Whitlock 1976).

Die mehr psychoanalytisch orientierte Literatur sieht in – oft frühkindlichen – Sexualkonflikten Ursachen für Allergien; man sieht eine autoerotische Komponente im orgiastischen Kratzen bei Juckreiz (Marty 1958).

Die neue Literatur ist jedoch von der Existenz von Neurodermitiker-Persönlichkeitsprofilen abgekommen. In Longitudinaluntersuchungen fanden sich Normalisierungen von vorher abnormen Persönlichkeitsprofilen, die mit einer Besserung der klinischen Befunde einhergingen (Rechardt 1970).

Ob psychische Faktoren ursächlich, d.h. in der Entstehung der Erkrankung von Bedeutung sind, ist Gegenstand der wissenschaftlichen Diskussion. Unzweifelhaft können *psychische Einflüsse,* Stress oder starke emotionale Erregung Ekzemschübe auslösen. Dies wird von über der Hälfte der Patienten ganz eindeutig so angegeben.

Studienergebnisse über elterliche Partnerschaftsprobleme als Risikofaktor für die Entwicklung eines atopischen Ekzems sind interessant, bedürfen jedoch der Erklärung.

Eltern-Kind-Beziehung bei atopischem Ekzem

Bei Kindern mit atopischem Ekzem erweist sich die Eltern-Kind-Beziehung sowie allgemein die Familiendynamik häufig als problematisch (Hölscher 1998). In psychodiagnostischen Tests zur Untersuchung von Persönlichkeitsprofilen im Kindesalter fanden wir keine statistisch signifikanten Unterschiede zwischen Kindern mit atopischem Ekzem und Kindern mit anderen Hautkrankheiten im Hinblick auf die untersuchten Merkmale „Neurotizismus" und „Extraversion" (Ring et al. 1986). Im Test nach dem Freiburger Persönlichkeitsinventar (FPI) zeigten sich Mütter von Kindern mit atopischem Ekzem etwas weniger spontan, „beherrschter" und „weniger emotional" als das Normalkollektiv. Die Väter der atopischen Kinder zeigten keine signifikanten Unterschiede, ließen jedoch einen Trend zu „größerer Reizbarkeit" erkennen.

Erziehungsstil und Zuwendung. Interessant war die Beurteilung des Erziehungsstils aus der Sicht der Kinder mittels der Erziehungstafeln nach Stang. Dabei empfanden Kinder mit atopischem

Ekzem das Merkmal „Strenge“ im Erziehungsstil der Mutter stärker ausgeprägt als Kontrollkinder, während der Erziehungsstil der Väter gleich beurteilt wurde. Im Einzelnen war interessant, dass aus der Sicht der Kinder Atopiker-Mütter häufiger ein „erwachsenes Verhalten“ belohnten, während „affektive Wärme“ oder „Mitfreude“ schwächer ausgeprägt waren.

Ließen wir die Kinder die Familie zeichnen – entweder als Personen oder als Tiere –, ließen Neurodermitis-Kinder die „freundliche Atmosphäre“, die sich häufig bei Kontrollkindern fand, eher vermissen (Abb. 3.**16**). Auffällig war im Größenvergleich Vater zu Mutter, dass die Väter von atopischen Kindern deutlich kleiner gezeichnet wurden als die von Kontrollkindern (Abb. 3.**17**) (Ring et al. 1986).

Etwas grob vereinfacht empfehlen wir den Eltern von Neurodermitis-Kindern auf den verschiedenen Ebenen der elterlichen Zuwendung Extreme zu vermeiden (Tab. 3.**10**).

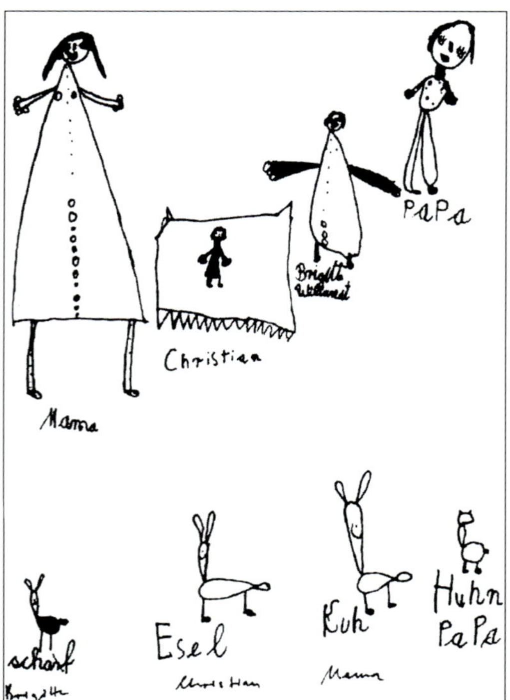

Abb. 3.**16** Kinderzeichnung eines Mädchens mit atopischem Ekzem, das die Familie in relativ wenig kontaktfreudiger Weise darstellt (Quelle: Ring et al. 1986).

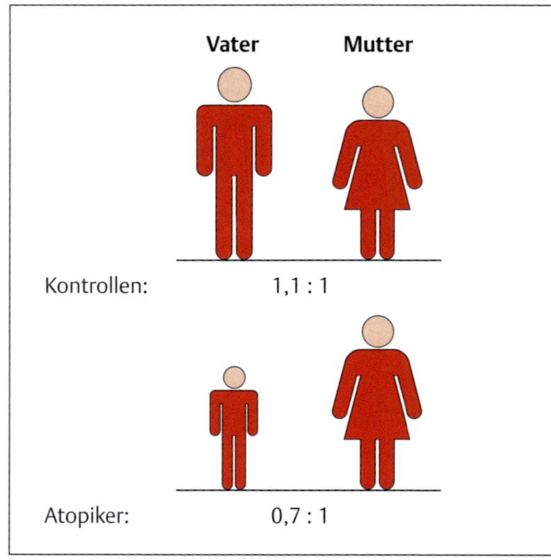

Abb. 3.**17** Psychosomatik der Familiendynamik bei atopischem Ekzem. Größenvergleich Vater/Mutter bei Kindern mit atopischem Ekzem und anderen hautkranken Kontrollkindern: Bei den Kindern mit atopischem Ekzem erscheint die Mutter zu groß bzw. der Vater zu klein.

Tabelle 3.**10** Formen elterlicher Zuwendung, die besonders bei atopischem Ekzem zu beachten sind.

Verkrampfung	nein	Sorge	ja
Zwanghaftigkeit	nein	Konsequenz	ja
Dominanz	nein	Stärke	ja
Überforderung	nein	Anregung	ja
Gleichgültigkeit	nein	Loslassen	ja
Ehrgeiz	nein	Liebe	ja

Stress und atopisches Ekzem

Gieler und Mitarbeiter fanden bei Patienten in bestimmten Untergruppen deutlich erhöhte Werte von „Angst“ und „Depression“, wobei „Angst“ und „hostility“ (Feindseligkeit, Aggressivität) zwar in einzelnen Skalen zu messen waren, jedoch von den Patienten unterdrückt wurden (Gieler et al. 1992, Wright 2005). Konfliktsituationen (Probleme im Privatleben, berufliche Belastung) und besondere Situationen (Prüfung, Verlobung, Hochzeit) können zu Ekzemschüben führen. Juckreiz hat als Symptom oft deutlich aggressive Komponenten.

All dies wird heute unter dem Begriff „Stress“ zusammengefasst. Der Begriff „Stress“ geht Ärzten und Patienten leicht über die Lippen, bittet man jedoch um eine Definition, erntet man zunächst Schweigen und Stottern.

Ein Blick in die Geschichte ist hilfreich. Der Begriff „Stress" wurde von Hans Selye 1936 geprägt, nachdem ihm als Student im Rahmen einer Patientenvorstellung in der großen Vorlesung auf die Frage des Professors: „Was fällt Ihnen an dem Patienten auf?" nur die Antwort: „Er sieht krank aus" einfiel, was mit allgemeinem Gelächter quittiert wurde. Dieses so offensichtliche kranke Aussehen wollte Selye näher beschreiben und kam darüber zur Schöpfung des neuen Begriffs. Er meinte damals eine „unspezifische Antwort des Körpers auf irgendwelche Herausforderungen".

Das Phänomen wurde zunächst rein biologisch registriert, gewann jedoch im Lauf der Zeit auch Anwendung im psychischen Bereich.

Definition. In Anlehnung an verschiedene Autoren (von Eiff 1984, Young et al. 1986) definieren wir Stress als *„primär unspezifische psychobiologische Reaktion auf eine Bedrohung für das individuelle physiko-chemische oder psychische Empfinden"*.

Es erübrigt sich deshalb von „Stress-Reaktion" zu sprechen, da der zweite Begriff bereits im ersten enthalten ist. Auslösefaktoren werden als „Stressoren" bezeichnet und können unterschiedlichster Natur sein (Tab. 3.**11**).

Mögliche Folgen von Stress. Man unterscheidet auch nach dem zeitlichen Verlauf zwischen akutem und chronischem Stress. Insbesondere Letzterer kann Folgen psychosomatischer Natur auslösen wie Angst, Aktivitätsverlust, Verminderung des Selbstwertgefühls, aber auch vasovagale Reaktionen und Hyperventilation (Sapolsky 1992).

Stress kann über verschiedene Mechanismen zu physiologischen oder pathophysiologischen Veränderungen führen, die sich unterschiedlich entweder im Nervensystem, endokrinologisch oder an verschiedenen Organen äußern (Tab. 3.**12**).

Tabelle 3.**11** Verschiedene Arten von Stressoren.

Physikalisch, Trauma	Chemisch	Biologisch	Psychosozial, Lebensereignisse
• Schmerz • Erschöpfung • Hitze • Kälte • Lärm	• Umweltnoxen	• Ernährung • Infektion • Allergie	• Trauer • Angst • Depression • emotionale Erregung

Tabelle 3.**12** Überlegungen zur Beeinflussung allergischer Reaktionen durch Stress.

Gewebe	Zellen / Mediatoren	Klinische Folgen
Nervensystem	Nozizeptoren Neurotransmitter vegetative Impulse (β-adrenerg schwach, cholinerg gesteigert)	Wirkung auf Immun- und Entzündungszellen sowie am Endorgan
Endokrines System	Hypothalamus (CRF) Nebenniere (Katecholamine)	Hormoneffekte
Immunsystem	Th 1-Zellen	Abwehrschwäche
	NK-Zellen	Infektionsneigung
	Th 1-/Th 2-Deviation	IgE-Bildung / Allergie
	Entzündungszellen	Mediatorfreisetzung
Endorgan (Atemwege, Haut)	Schleimsekretion	Rhinopathie
	Bronchokonstriktion	Asthma
	Vasodilatation	Urtikaria
	Juckreiz	Ekzem

Tabelle 3.**13** Verwendete Messverfahren zur Quantifizierung von Stress.

Chemisch	Physiologisch	Psychologisch
Bestimmung von Hormonen bzw. Autakoiden • Adrenalin, Noradrenalin und Metabolite • adrenokortikotropes Hormon (ACTH), Corticotropin releasing Factor (CRF) Neurotrophine (Nerve Growth Factor, NGF) • Aldosteron, Renin, Angiotensin • Histamin	• Puls, Blutdruck, EKG • Muskelspannung (Elektromyogramm) • Hauttemperatur, Hautdurchblutung, elektrischer Hautwiderstand • Veränderungen im Elektroenzephalogramm (EEG)	• kognitive Aktivität • Affektresonanz • psychodiagnostische Testverfahren (z. B. STAI etc.)

Dementsprechend gibt es auch verschiedene Messverfahren zum Nachweis von Stress (Tab. 3.**13**).

Psychosozialer Stress

Stress unterliegt auch *soziokulturellen Schwankungen*, da zahlreiche Stressoren im psychosozialen Umfeld zu sehen sind. Alexander Solschenizyn hat die kulturell sanktionierte Profitgier der westlichen Welt kritisiert, die zum übermäßigen Konkurrenzdenken, zur persönlichen Isolation und darüber zu einer immer stärkeren egoistischen Anstrengung in einen Teufelskreis von Stress führt (zitiert bei Young et al. 1986).

Interessant sind die Ergebnisse aus Japan nach dem großen Erdbeben in Kobe (Hanshin) von 1995, wo es bei 38% der Patienten mit atopischem Ekzem zu einer deutlichen Ekzemverschlechterung kam, verglichen mit 7% in einer Kontrollgruppe ohne Erdbeben. 9% der Patienten aus der Erdbebenregion erlebten eine deutliche Besserung des Ekzems (Kodama et al. 1999).

In einer multiplen Regressionsanalyse war der subjektive Stress der beste Indikator, um einen Ekzemschub vorherzusagen. *Alltägliche Stresssituationen* beeinflussen das atopische Ekzem erheblich. Zahlreiche Studien bestätigen, dass Stress bei sehr vielen Patienten mit atopischem Ekzem Krankheitsschübe auslösen kann (Hünecke 1993, Kilpeleinen et al. 2002, Münzel 1999).

Münzel und Schandry (1990) untersuchten verschiedene Arten von Stress bei Patienten mit atopischem Ekzem und einer hautgesunden Kontrollgruppe im Hinblick auf die physiologischen Wirkungen, die Herzfrequenz, Hautwiderstand und Hauttemperatur. Dabei reagierten die Patienten mit atopischem Ekzem wesentlich stärker auf *emotionalen Stress* (Aufforderung zur Äußerung einer Meinung vor der Gruppe) als auf mentalen Stress (Rückwärtszählen).

Stresssituationen werden in ihrem belastenden Effekt mittels verschiedener *psychodiagnostischer Testverfahren* erfasst. Es gibt den „State trait anxiety inventory“ (STAI) sowie die „Social readjustment rate scale“. Dabei deuten hohe Werte in den Tests unter Umständen auf eine zukünftige Erkrankung hin.

Bei all diesen Überlegungen darf man nicht vergessen, inwieweit abnorme Befunde „Ursache“ oder „Folge“ der Krankheit sind. Genau das ist ja das Charakteristische an Hauterkrankungen, dass sie nicht nur mit einer Funktionsstörung eines Organs einhergehen, sondern sich immer auch psychisch äußern, da die Haut ein Ausdrucksorgan der Seele ist und ihr eine eminente ästhetische Funktion zukommt (Pallas et al. 2010).

3.6 Hormone

Hormonelle Einflüsse auf die Allergieentwicklung und -ausprägung sind wenig untersucht. Es fällt auf, dass manche allergische Erkrankungen wie auch Asthma und Neurodermitis im Kindesalter häufiger bei Knaben beobachtet werden, während im Erwachsenenalter das weibliche Geschlecht überwiegt. Dies lässt an einen Einfluss von Geschlechtshormonen denken (Chen et al. 2008). Tatsächlich finden sich auch häufiger Zeichen von Androgenmangel bei Männern mit schwerem atopischem Ekzem (Weidinger et al. 2004). Die Substitution von Testosteron bei einem Patienten mit Gonadendysgenesie und schwerem nummulärem Ekzem führte zu einer dramatischen Besserung der vorher therapieresistenten Hautveränderungen (Neuber et al. 1993).

Zusammenfassung

Der früher häufig verwendete Begriff der „Neurovegetativen Dysregulation" ist heute aus der Mode gekommen; es besteht jedoch kein Zweifel, dass Patienten mit atopischem Ekzem veränderte Reaktionsmuster im vegetativen Nervensystem aufweisen im Sinne einer abgeschwächten β-adrenergen und verstärkten α-adrenergen sowie cholinergen Reaktivität. Dies bezieht sich auch auf die zelluläre Funktion von Lymphozyten und Mastzellen, die ebenfalls entsprechende Rezeptoren besitzen.

Eine spezifische „neurodermitische" Persönlichkeitsstruktur, wie sie aus Vorurteilen von Ärzten oft zitiert wird, existiert wahrscheinlich nicht. Zweifellos spielen jedoch psychische Einflüsse in der Auslösung und Unterhaltung der Ekzemreaktion eine entscheidende Rolle. Stress kann allergische Reaktionen beeinflussen und zur Auslösung eines Schubes von atopischem Ekzem führen. Psychische Einflüsse werden auch innerhalb der Familiendynamik von betroffenen Familien sichtbar. Diese Befunde haben Eingang in die Schulungsprogramme bei atopischem Ekzem gefunden.

4 Management von Patienten mit atopischem Ekzem

Viele Patienten mit atopischem Ekzem sind verzweifelt, gehen von Arzt zu Arzt bis zum „Wunderheiler", weil sie gehört haben, dass „Neurodermitis unheilbar" sei. Viele Ärzte benutzen diese Aussage, um endlich Ruhe zu haben vor den häufig sehr fordernden Patienten bzw. Eltern. Sie begründen die Aussage mit der genetischen Prädisposition, die eben in die Wiege gelegt worden sei. Hier muss klar unterschieden werden: Die genetische Disposition der Atopie bzw. des atopischen Ekzems lässt sich heute nicht ändern, vielleicht bald molekular im Sinne eines prädiktiven Tests besser erfassen, dies sagt jedoch nichts über die aktuelle Behandelbarkeit der Erkrankung.

Wie aus den Überlegungen zur Ätiopathophysiologie klar hervorgeht, liegt bei den meisten Patienten ein komplexes Gemisch von verschiedenen Ursachen und Auslösefaktoren vor, welche die Krankheit und ihren Verlauf beeinflussen.

Therapie plus Verhaltensänderungen. Therapeutische Maßnahmen konzentrieren sich einerseits akut auf die Behandlung der entzündlichen Hautveränderungen, müssen aber gleichzeitig im Sinne der Prävention die gestörte Barrierefunktion des Hautorgans behandeln sowie individuelle Auslösefaktoren aufdecken, um sie eventuell vermeiden zu können (Abeck und Ring 2002, Abels 2006, Akdis et al. 2006, Braun-Falco und Ring 1984, Ellis et al. 2003, Harper et al. 2002, Leung und Barber 2003, Przybilla et al. 1994, Schnopp und Ring 2003). Der akute Ekzemschub lässt sich gut behandeln; die Neigung zu neuen Schüben lässt sich schlecht vorhersagen. Deshalb sollte man die Krankheit jedoch nicht als „unheilbar" bezeichnen, da dies bei den Betroffenen Verzweiflungsgefühle auslöst. Ich erkläre meinen Patienten, dass eine Streptokokkenangina doch auch als heilbare Krankheit gilt, obschon sie ein halbes Jahr später erneut auftreten kann. Das Ekzem können wir behandeln, die Neigung zur Überreaktivität des Hautorgans ist dem Patienten gegeben und erfordert größere Sorgfalt in der *Hautpflege,* als sie ein nicht betroffener Mensch aufwenden muss.

Aus dem Gesagten geht hervor, dass die Behandlung des atopischen Ekzems wesentlich mehr beinhaltet als nur das Ausfüllen eines Rezeptes für eine Tablette oder Salbe. Vielmehr erfordert es eine umfassende *Diagnostik,* aus der neben therapeutischen Maßnahmen des Arztes auch *Verhaltensänderungen* des Patienten folgen müssen. Diese Information muss auf dem Boden eines Vertrauensverhältnisses zwischen Arzt und Patient fließen, verbunden mit der Motivation, dass der Patient bzw. die Eltern die Krankheit selbst in die Hand nehmen und in die Lage versetzt werden, selbstständig das Richtige zu tun („Empowerment" des Patienten).

Dieser Aspekt wird ganz besonders im Kapitel 6.4 „Neurodermitis-Schulung" besprochen. Ich fasse deshalb das Bündel der Maßnahmen, die wir zur Besserung des Krankheitsbildes bei unseren Patienten in die Wege leiten, unter dem Begriff „Patienten-Management" zusammen (Ring et al. 1996). Die Maßnahmen beginnen mit einer fachgerechten Diagnostik, die viele Schritte umfasst, und reichen bis zu Empfehlungen betreffend Diäten, Wohnraumsanierung, Freizeitgestaltung, Berufsberatung u. a. m.

4.1 Diagnostische Maßnahmen beim atopischen Ekzem

Es gibt wenige Krankheiten, bei denen Diagnostik und Therapie in so engem Verbund zu sehen sind wie bei Allergien und insbesondere bei atopischem Ekzem. Immer wieder werden wir nach einer „kausalen Therapie" gefragt; viele Ärzte ziehen sich dann auf den Terminus „nicht existent, da unheilbar" zurück. Dies muss die Betroffenen entmutigen. Tatsächlich können wir derzeit die genetische Basis, die das Auftreten des atopischen Ekzems begünstigt, nicht verändern, wohl aber kann man das Ekzem beim einzelnen Patienten sehr gut behandeln. Ursächliche Therapien beinhalten die Aufdeckung von individuellen Triggerfaktoren, und dies gelingt durch eine gründliche Allergiediagnostik.

Es geht in diesem Kapitel nicht um die Stellung der Diagnose „atopisches Ekzem" und die Abwägung von Differenzialdiagnosen, sondern um die weiteren diagnostischen Maßnahmen beim einzelnen Patienten, nachdem die Diagnose „Neurodermitis" gestellt ist. Wie bei anderen allergischen Erkrankungen gestaltet sich das Vorgehen auch beim atopischem Ekzem (Darsow und Ring 2000, Host et al. 2003).

Allergiediagnostik umfasst im Wesentlichen 4 Schritte, die aufeinander aufbauen und sich gegenseitig ergänzen (Ring 2005) (Abb. 4.**1**):

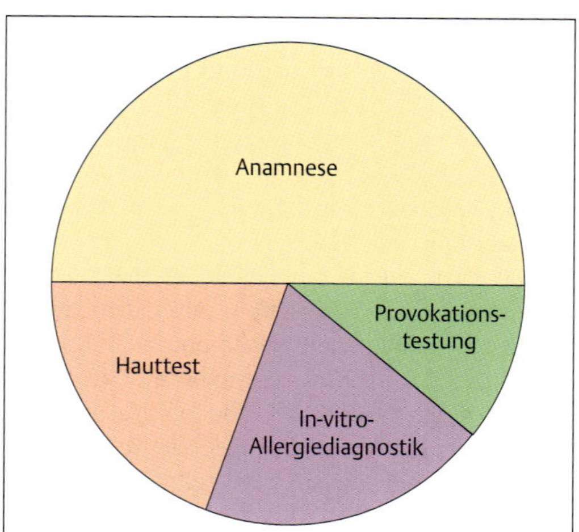

Abb. 4.**1** Die 4 wesentlichen Säulen der Allergiediagnostik.

- Anamnese
- Hauttest
- In-vitro-Allergiediagnostik
- Provokationstestung

Es gibt derzeit kein standardisiertes Routineverfahren zur Provokationstestung mit Aeroallergenen beim atopischen Ekzem, wie man dies sich etwa als Exposition in einem stark milbenhaltigen Raum oder in einer Expositionskammer mit unterschiedlichen Konzentrationen von Katzenhaarallergenen denken könnte. Deshalb bleiben uns neben der sorgfältigen Anamnese vor allem In-vitro- und In-vivo-Testverfahren.

Anamnese

Die sorgfältige Anamnese schließt nicht nur die Frage nach der Symptomatik, dem Beginn, der Dauer und dem zeitlichen Ablauf der Erscheinungen ein, sondern geht auch auf Umstände im Hinblick auf mögliche Auslösefaktoren ein, wie Jahreszeit, örtliche Gegebenheiten, Beruf, Urlaub, Freizeittätigkeiten, Einnahme von Medikamenten, Hormonsituation, Stress, um nur die wichtigsten zu nennen (Brockow et al. 1999a) (Tab. 4.**1**).

Hauttests

Unter den zahlreichen Hauttestverfahren unterscheidet man im Wesentlichen solche, die perkutan durch Einbringung von Allergen durch die epidermodermale Junktionszone erfolgen (Scratch-, Prick-, Intrakutan-Teste) sowie epikutane Testverfahren, wo die Allergenzubereitungen lediglich äußerlich auf die unbefallene Haut aufgebracht werden.

Prick- und Intrakutantest

Der am häufigsten verwendete Standardtest ist der *Prick-Test*, bei dem ein Tropfen des Allergenextraktes auf die Haut aufgetragen und mit einer speziellen Lanzette durchstochen wird, wobei es nach Möglichkeit nicht bluten soll. Nach 15 Minuten wird die Testreaktion abgelesen.

Positive Prick-Test-Reaktionen sind geradezu pathognomonisch für atopische Erkrankungen,

Tabelle 4.1 Bestandteile einer allergologischen Anamnese.

Symptome
• Beginn (Erstauftreten, akute Beschwerden) • Dauer • zeitlicher Ablauf (zirkadian, Jahresrhythmus) • Intensität (Schweregrad) • Häufigkeit • Ansprechen auf Therapie • Verschlechterung durch Therapie • Krankenhausaufenthalte
Begleiterkrankungen
• Eigenanamnese (Atopie) • Familienanamnese (Atopie) • andere Erkrankungen (gastroösophagealer Reflux, Haut- oder Lungenerkrankungen)
Auslösefaktoren und Begleitung
• Jahreszeit • örtliche Gegebenheiten (Innenraum, Außenluft) • Beruf • Urlaub • Hobby • Medikamente • Nahrungsmittel • Anstrengung • Stress, emotionale Belastung • Erkältungskrankheiten (virale Infekte) • UV-Licht • Hormonsituation (Menstruation, Schwangerschaft)
Lebensgewohnheiten
• (Haus-)Tierkontakte (auch passiv, „derivativ") • Tabakrauch (aktiv, passiv) • Hausstaubmilben-, Schimmelpilzbelastung • Chemikalienkontakt • Pflanzen • Kosmetik • Schnarchen, Mundatmung

vereinzelt werden sie sogar ausschließlich zur Definition einer Atopie herangezogen. In Mitteleuropa kann man davon ausgehen, dass über 90% der „Atopiker" positive Reaktionen gegen die häufigsten Aeroallergene (insbesondere Katzenepithel, Hausstaubmilben und/oder Gräserpollen) aufweisen (Guillett und Guillett 1992, Schäfer et al. 1997a).

Beim *Intrakutantest* werden 0,02–0,05 ml einer Allergenverdünnung, die durchschnittlich einem Hundertstel der Allergenkonzentration der Prick-Testlösung entspricht mit einer Tuberkulinspritze und kleiner Kanülengröße streng intrakutan injiziert. Intrakutantestverfahren sind relativ selten notwendig und bleiben den Fällen vorbehalten, in denen sich trotz eindeutiger Anamnese im Prick-Test keine Reaktionen finden.

Klinische Relevanz. Positive Prick-Test-Reaktionen korrelieren relativ gut mit der Konzentration von spezifischen Immunglobulin-E-Antikörpern im Serum, gemessen im Radio-Allergo-Sorbens-Test (RAST) (s. Abschnitt „In-vitro-Allergiediagnostik", S. 108). Sie sagen jedoch nichts aus über die Organbetroffenheit, d. h. über die klinische Relevanz für eine bestehende Atemwegs- oder Hauterkrankung durch IgE-Antikörper.

Es ist einer der häufigsten Fehler, positive Testreaktionen mit bestehenden Allergien gleichzusetzen und daraus praktische Empfehlungen abzuleiten, wie dies leider am Beispiel von Nahrungsmittelallergien sehr häufig geschieht: Patienten haben zahlreiche positive Prick-Test-Reaktionen auf Nahrungsmittel, die dann in komplizierten Diäten gemieden werden sollen.

Die Beurteilung der klinischen Relevanz einer gegebenen Sensibilisierung ist die hohe Kunst des erfahrenen Allergologen, beim atopischen Ekzem des allergologisch versierten Dermatologen!

Atopie-Patch-Test (APT)

Der Nachweis von spezifischen IgE-Antikörpern oder positiven Prick-Test-Reaktionen gegen Aeroallergene gehört fast definitionsgemäß zum atopischen Ekzem. Dennoch war die Bedeutung dieser Sensibilisierungen jahrzehntelang umstritten. Seit dem Beginn des 20. Jahrhunderts bewegt sich in der „Philosophie" dieser Erkrankung die Einschätzung der Rolle von Allergien wie in modischen Wellen auf und ab; Phasen, bei denen lediglich die Trockenheit der Haut oder die seelische Beeinflussbarkeit im Vordergrund standen, wechseln mit Phasen, in denen man die Rolle von Allergien für die Erkrankung deutlich zu sehen glaubte. Ursache dieser Unsicherheit war die fehlende Methodik zum Nachweis einer durch Aeroallergene induzierten Ekzemreaktion. Dabei war es von der klinischen Beobachtung her klar, dass viele Patienten nach Kontakt mit Tierhaaren oder in stark staubhaltiger Umgebung eindeutige

Verschlechterung erfuhren, während sie in „allergenarmen" Räumen oder „Klimakammern" oder unter Hochgebirgsklimabedingungen deutliche Besserung erfuhren (Borelli et al. 1967, Storm van Leeuwen et al. 1926).

Entwicklung der Methode. Ende der 70er Jahre des 20. Jahrhunderts begannen verschiedene Arbeitsgruppen, ein Testverfahren als Korrelat für diese klinischen Beobachtungen zu entwickeln. Der Prick-Test alleine erwies sich als ungeeignet, er korrelierte tatsächlich genauso gut mit dem Auftreten von allergischen Atemwegsreaktionen wie Rhinokonjunktivitis oder Asthma bronchiale. Wir versuchten zunächst über den Intrakutantest mit Ablesung einer Spätreaktion das Korrelat zu finden und glaubten, solches auch in der sog. „Late Phase Reaction" gefunden zu haben, wie dies auch für die schweren Fälle von Asthma bronchiale zutrifft. Die sog. „Late Cutaneous Reaction" sollte als Modell des atopischen Ekzems dienen (Dorsch et al. 1982). Allerdings störte das Fehlen der epidermalen Betroffenheit, die ja so charakteristisch für die Ekzemreaktion ist (s. Kapitel 1 „Begriff der Atopie").

Deshalb versuchten verschiedene Gruppen, die epikutane Applikation von Aeroallergenen. Wir selbst verwendeten Intrakutan- und Prick-Testlösungen und waren viele Jahre lang nicht erfolgreich. Andere versuchten durch Manipulation der zu testenden Hautareale – Hornschichtabriss oder vorheriges Scratchen – positive Reaktionen zu erzeugen, wobei die Irritation schwer abzuschätzen war. Der Durchbruch gelang der Gruppe um Thomas Platts-Mills (Mitchell et al. 1982), die durch Applikation von Hausstaubmilbenextrakt auf großflächigen Arealen am Rücken tatsächlich Ekzemreaktionen erzeugen konnten. Deshalb verwendeten wir in der Folge größere Aluminiumkammern als für den üblichen Epikutantest bei Kontaktallergie und waren ebenfalls erfolgreich. Das von uns „Atopie-Patch-Test" genannte Verfahren (Darsow et al. 1996 und 1999, Ring et al. 1989, 1997 und 2001b Vieluf et al. 1993) wurde dann in den 90er Jahren standardisiert im Hinblick auf die Methodologie, Hautbeschaffenheit, Medikation (Langeveld-Wildschut et al. 2000), die verwendeten Extrakte, insbesondere auch Grundlagen, und stellt heute vielerorts ein Standardverfahren in der Allergiediagnostik beim atopischen Ekzem dar (Darsow et al. 1999) (Abb. 4.**2**). Entgegen unseren Erwartungen, nach denen eine hydrophile Emulsion für die Applikation von Proteinallergenen theoretisch geeigneter hätte sein sollen, erwies sich Vaseline als zuverlässigstes Vehikel auch für den Atopie-Patch-Test (Abb. 4.**2a**) (Darsow et al. 1995).

Charakteristika. Tab. 4.**2** fasst die wichtigsten Unterschiede zwischen Atopie-Patch-Test und klassischem Epikutantest bei Kontaktallergie zusammen. Der Atopie-Patch-Test unterscheidet sich vom klassischen Epikutantest nicht nur durch die Natur der Allergene, die meist Proteincharakter haben, sondern auch durch bestimmte morphologische und dermatohistologische Charakteristika sowie im zeitlichen Ablauf. Während die klassische Patch-Test-Reaktion ein typisches Crescendo-Muster mit einem Maximum der Reaktion nach 72 Stunden zeigt, ist das Maximum der Atopie-Patch-Test-Reaktion oft schon nach 48 Stunden erreicht. Die Reproduzierbarkeit des Atopie-Patch-Tests ist sehr gut (80–90%).

Pathophysiologie. Pathophysiologisch liegt der Atopie-Patch-Test-Reaktion eine atopische Entzündung nach Penetration des hochmolekularen Antigens in die Epidermis und Erreichen der den-

Tabelle 4.**2** Unterschiede zwischen Epikutantest bei Kontaktdermatitis und Atopie-Patch-Test.

	Epikutantest	**Atopie-Patch-Test**
Natur der Allergene	kleine Chemikalien	Proteine
Reaktionskinetik	Maximum bei 72 h (Crescendo)	Maximum oft nach 24 h
Morphologie	papulovesikulös mit Streuung	oft follikulär, wenig vesikulös
Dermatohistologie	Lymphozyten, CD4, Th1	Eosinophile, CD4, Th2
Indikation	allergische Kontaktdermatitis	atopisches Ekzem

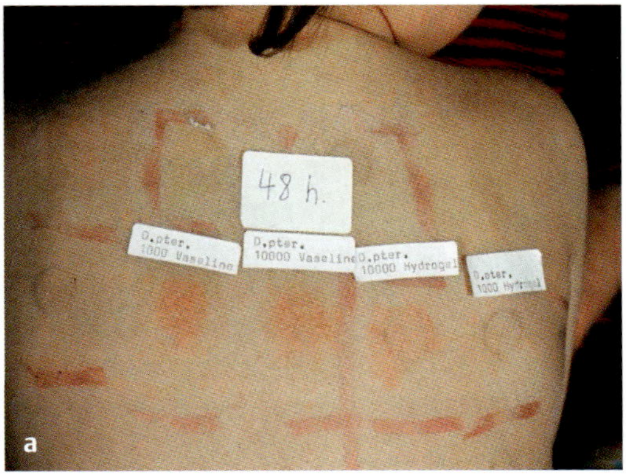

Abb. 4.**2** Positiver Atopie-Patch-Test nach 48 h.
a Vergleich von Vaseline und Hydrogel als Vehikel beim Atopie-Patch-Test.
b Allergen 200 IR/g (Index of Reactivity) in Vaseline. D. pter.: Dermatophagoides pteronyssinus.

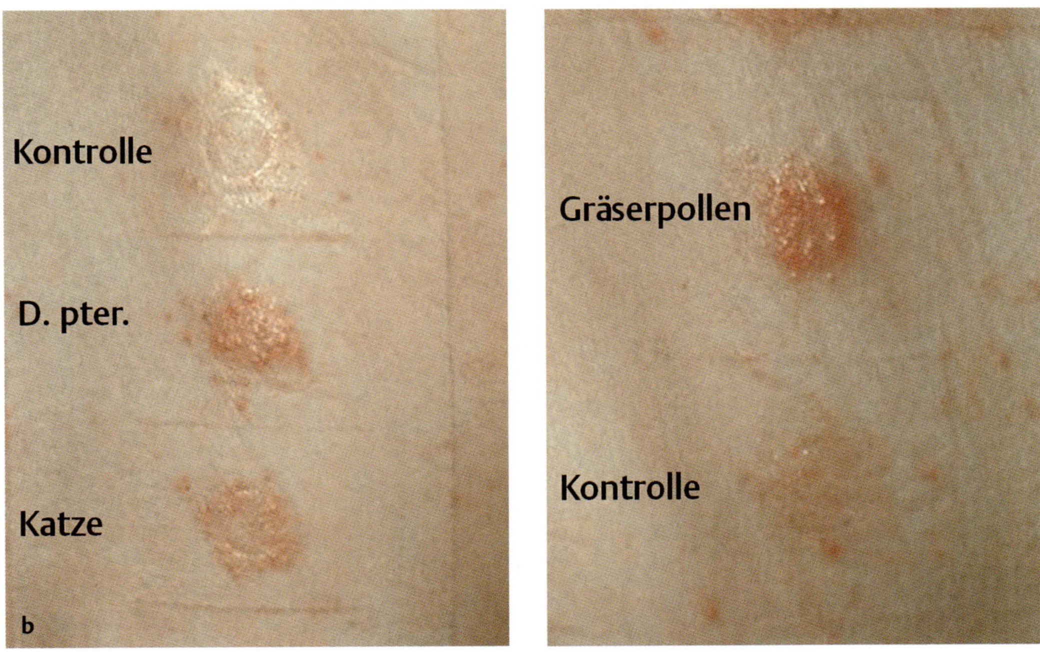

dritischen Zellen zugrunde (s. Kapitel 3.3, Abschnitt „Dendritische Zellen"). Sowohl IgE als auch IgE-bindende Rezeptoren wurden auf der Oberfläche von Langerhans-Zellen nachgewiesen, z. T. in Ko-Lokalisation mit dem Allergen von Hausstaubmilben (Maeda et al. 1992, Tanaka et al. 1990). Aus APT-Biopsien konnten allergenspezifische T-Zellklone isoliert werden, die die charakteristischen Th2-Zytokinmuster zeigten. Zu späteren Zeitpunkten – nach 48 Stunden oder aus chronischen Läsionen – überwiegt auch bei der atopischen Entzündung ein Th1-Muster (Brujinzeel-Koomen et al. 1988, Kondo et al. 1998, van Reijsen et al. 1992, Wistokat-Wülfing et al. 1998).

Standardisierung. In einer gemeinsamen Studie der European Task Force on Atopic Dermatitis (ETFAD) wurden die Atopie-Patch-Test-Verfahren weiter standardisiert: Vaseline wurde als Vehikel ausgewählt, die Allergenzubereitungen sollten lyophylisierte Allergene darstellen, die mithilfe von minimalen Konzentrationen an Emulgatoren (Cetylpyridiniumchlorid) in die Vaseline eingebracht werden. Es werden große Finn-Kammern verwendet; der APT wird auf unbefallener und nicht artifiziell veränderter Haut durchgeführt. Die ETFAD kam zu einem Ableseschlüssel, der sich geringfügig von dem Ableseschlüssel des klassischen Patch-Testes unterscheidet (Darsow et al.

1999). Für die häufigsten Aeroallergene in Mitteleuropa wurden die auslösenden Allergendosen auf 5000–7000 Protein-Nitrogen-Units (PNU/g) ermittelt.

Aeroallergene. Die häufigsten positiven APT-Reaktionen richten sich gegen Aeroallergene wie Hausstaubmilbe (Deleuran et al. 1998, Gondo et al. 1986) (Abb. 4.**3**), aber auch Katzenepithel und Pollenallergene. Der APT ruft dosisabhängig Reaktionen hervor und ist besonders häufig bei Patienten positiv, bei denen die ekzematösen Hautveränderungen in luftexponierten Arealen, wie z. B. Gesicht, Hände und Unterarme, auftreten. In einem Vergleich der verschiedenen Testverfahren mit der eindeutigen Anamnese als „Gold-Standard" ergaben sich verschiedene Sensitivitäten und Spezifitäten für den Atopie-Patch-Test. So fanden sich bei Patienten mit eindeutigem Schub während der vergangenen Pollensaison bei 75% positive APT-Reaktionen gegen Gräserpollen im Vergleich zu nur 16% bei Patienten ohne saisonale Verschlechterung.

Sensitivität und Spezifität. Tab. 4.**3** zeigt die Sensitivität und Spezifität der verschiedenen Testverfahren – Haut-Prick-Test, Nachweis spezifischer IgE-Antikörper und Atopie-Patch-Test – gegen verschiedene Allergene. Dabei zeigt sich, dass bei niedrigerer Sensitivität als Prick-Test und RAST der APT eine deutlich höhere Spezifität (ca. 80–90%) als die anderen Verfahren aufweist. Das bedeutet, dass es mit dem APT gelingt, die Relevanz einer IgE-vermittelten Sensibilisierung für die ekzematösen Hautveränderungen zu beweisen (Abb. 4.**4**).

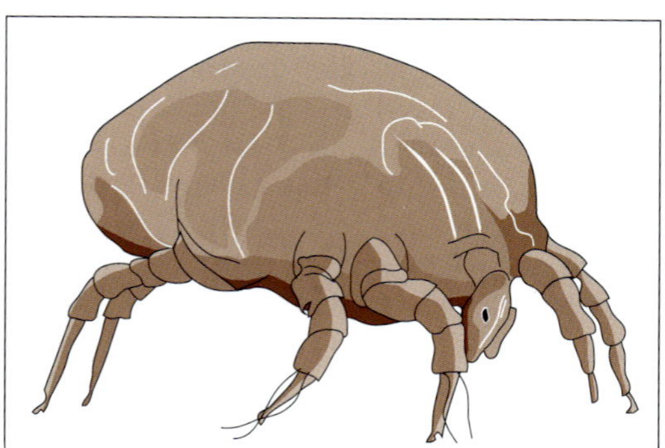

Abb. 4.**3** Häufigstes auslösendes Allergen im Atopie-Patch-Test: Hausstaubmilbe Dermatophagoides pteronyssinus.

Tabelle 4.**3** Sensitivität und Spezifität verschiedener Testverfahren bei Patienten mit atopischem Ekzem im Vergleich zur eindeutigen klinischen Anamnese (Quelle: Darsow et al. 1999).

Test	Sensitivität (%)	Spezifität (%)
Gräserpollen (n = 79)		
Haut-Prick-Test	100	33
Spezifisches IgE	92	33
Atopie-Patch-Test	75	84
Europäische Multicenter Studie (n = 314)		
Haut-Prick-Test	68–80	50–71
Spezifisches IgE	72–84	52–69
Atopie-Patch-Test	14–45	64–91
Deutsche Multicenter Studie (n = 253)		
Haut-Prick-Test	69–82	44–53
Spezifisches IgE	65–94	42–64
Atopie-Patch-Test	42–56	69–92

Von besonderem Interesse sind die Betrachtungen zur Konkordanz der verschiedenen Testergebnisse. Tatsächlich gab es Patienten mit negativem Prick-Test und RAST bei positivem Atopie-Patch-Test (Kerschenlohr et al. 2003b). So fanden sich bei 53 von 314 Patienten (14%) zumindest für ein Allergen positive APT-Reaktionen ohne korrespondierende Sensibilisierung im Prick-Test oder RAST (Tab. 4.**4**). Dies wirft die Frage nach der Einordnung in „intrinsisch" und „extrinsisch" auf (s. Kapitel 1, Abschnitt „Begriff der Atopie"). Nach unserem Verständnis sind positive APT-Reaktionen ein Hinweis auf eine extrinsische Variante, die möglicherweise ohne Beteiligung von Mastzellen oder zirkulierenden IgE-Antikörpern über zellständiges IgE auf Langerhans-Zellen abläuft.

Teil der Routinediagnostik. Der Atopie-Patch-Test ist aus dem Stadium der wissenschaftlichen Untersuchung zum besseren Verständnis der Pathophysiologie in der atopischen Entzündung hinausgewachsen zu einem Instrument der klini-

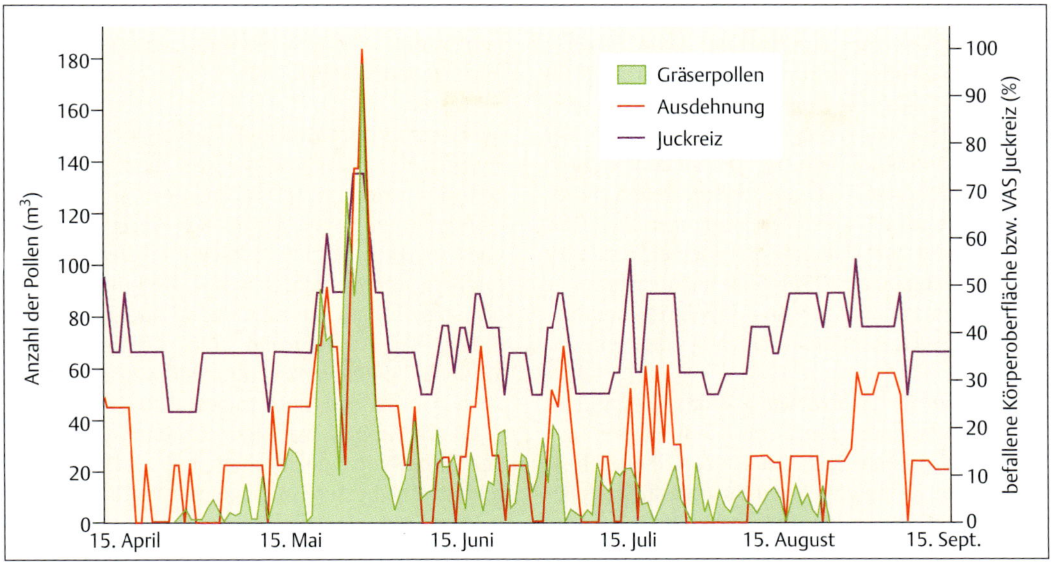

Abb. 4.**4** Relevanz einer Pollenexposition für die Exazerbation von atopischem Ekzem bei Kindern (Quelle: MIRIAM-Panel-Studie Augsburg 1999, nach Krämer et al. 2005).

Tabelle 4.**4** Positiver Atopie-Patch-Test bei negativem Prick-Test und negativem RAST bei 53 von 314 Patienten.

n	Allergene
31	Dermatophagoides pteronyssinus
7	Katzenepithel
8	Gräserpollen
16	Birkenpollen
11	Eiklar
16	Sellerie
18	Weizenmehl

schen Routinediagnostik; so empfehlen wir eine Hausstaubmilbenkarenz mit entsprechenden Wohnraumsanierungsmaßnahmen bei atopischem Ekzem besonders dann, wenn der Atopie-Patch-Test gegen Hausstaubmilben positiv ist.

Nahrungsmittelallergene. Schwieriger als bei Aeroallergenen wird die Interpretation des Atopie-Patch-Testes bei Nahrungsmittelallergie (Werfel et al. 2007). Hier hatte man die große Hoffnung, dass durch den APT die Provokation ersetzt werden könnte (Niggemann et al. 2001). Nach unseren Erfahrungen mit dem Atopie-Patch-Test mit Nahrungsmittelallergenen besteht aber noch Forschungsbedarf. Sicherlich gibt es eindeutig positive APT-Reaktionen, insbesondere bei kleinen Kindern, ohne Nachweis von spezifischem IgE im Serum oder im Haut-Prick-Test, die unseres Erachtens diagnostische Bedeutung besitzen.

Klassischer Epikutantest zur Diagnostik einer allergischen Kontaktdermatitis

Während früher in der Unterscheidung von atopischem Ekzem und allergischer Kontaktdermatitis oft hervorgehoben wurde, dass Patienten mit atopischem Ekzem wesentlich seltener allergische Kontaktreaktionen aufweisen würden, auch schlechter bzw. langsamer gegen häufige Kontaktallergene zu sensibilisieren seien, da bei Atopie mit überwiegender Th2-Antwort eine Schwäche der Th1-Antwort vorliegen würde, ist man heute von dieser Meinung weitgehend abgerückt. Zahlreiche Studien haben gezeigt, dass auch allergische Kontaktdermatitis bei atopischem Ekzem auftreten kann, insbesondere wenn es sich um chronische Handekzeme handelt (Lipozencic und Wolf 2007, Rysted 1985a, Schnuch et al. 2006). (s. Kapitel 2.7 Abschnitt „Kontaktallergie“). Es gibt zahlreiche Studien, die zeigen, dass auch bei Patienten mit atopischem Ekzem häufig Kontaktallergien nachweisbar sind, in einer eigenen Studie bis zu 40% (Enders et al. 1988). Dies gilt auch für Kinder, die bislang seltener epikutan getestet wurden. In einer epidemiologischen Studie fanden wir bei Einschulungskindern bis zu 15% kontaktallergische Reaktionen, besonders häufig gegen Nickel, wobei eine ausgeprägte Korrelation zwischen Ohr-Piercing und Nickelallergie bei kleinen Mädchen bestand (Kunz et al. 1990). Aber auch hartnäckige Fußekzeme können bei Kindern durch Kontaktallergien gegen Schuhmaterialien bedingt sein.

Testung von Kortikosteroidexterna. Es empfiehlt sich also, Patienten mit atopischem Ekzem auch einem klassischen Epikutantest zur Überprüfung eventueller Kontaktallergien zu unterziehen. Besondere Bedeutung kommt hierbei auch der Testung von Kortikosteroidexterna zu, die bei chronischen Ekzemen als Kontaktallergene fungieren können. Hier wirkt der pharmakologische Effekt der Kortisonstruktur antientzündlich, während gleichzeitig die Substanz als Kontaktallergen die Entzündung unterhält. Dies ist insbesondere bei therapieresistenten Ekzemen zu bedenken, die auf äußerliche Kortikoide sehr schlecht ansprechen. Auch Kinder sollten auf Kontaktallergien getestet werden (Mailhol et al. 2009, Rycroft et al. 1991, Rystedt 1985b und 1986, Susitaival und Hannuksela 1995, Uehara und Sawai 1989).

In-vitro-Allergiediagnostik

Der In-vitro-Allergiediagnostik kommt gerade bei schwerem atopischem Ekzem mit generalisiertem Ausprägungsmuster oder medikationspflichtigem Juckreiz eine entscheidende Rolle zu, da Hauttestverfahren unter diesen Bedingungen nicht möglich sind.

Spezifische IgE-Antikörper

An erster Stelle ist die Bestimmung spezifischer IgE-Antikörper im Serum zu nennen, die als der größte Fortschritt der Allergiediagnostik in den letzten 50 Jahren bezeichnet werden kann. Seit der Einführung des Radio-Allergo-Sorbens-Tests (RAST) sind eine Fülle verschiedener Verfahren entwickelt worden, die die im Serum zirkulierenden spezifischen IgE-Antikörper nachweisen können und diese in semiquantitativen RAST-Klassen oder Einheiten kU/l angeben.

IgE-Gesamtkonzentration. Zusätzlich zu den spezifischen Antikörpern muss die Gesamtkonzentration des IgE im Serum bestimmt werden (tIgE), da bei hohen Serum-IgE-Werten – Werte über 1000 kU/l sind bei schweren Fällen von atopischem Ekzem nicht selten – die Interpretation der spezifischen IgE-Messungen anders erfolgen muss. Hier ist aufgrund eines erhöhten Backgrounds die Relevanz von niederen RAST-Klassen noch kritischer zu hinterfragen als bei nur geringfügig erhöhten Gesamt-IgE-Konzentrationen. Das Verhältnis von spezifischem IgE zu Gesamt-IgE scheint eine bessere Aussagekraft für die klinische Relevanz einer Sensibilisierung zu besitzen (Huss-Marp et al. 2011).

Zelluläre In-vitro-Allergietestung

In seltenen Fällen kann bei negativem RAST eine Untersuchung der *Basophilenaktivierung* nach Allergenstimulation in vitro erfolgen, entweder gemessen als Aktivierung basophiler Leukozyten durch Expression von CD63 (z. B. Basotest) oder CD203 (Flow CAST) (Sanz et al. 2002). Auch die Messung der Sekretion von Histamin oder von Sulfidoleukotrienen aus basophilen Leukozyten nach Allergenstimulation kann ergänzende Information geben (CAST-ELISA).

Im Hinblick auf verzögerte Reaktionen der Ekzemverschlechterung wurde auch der *Lymphozyten-Transformations-Test* (LTT) eingesetzt; es gelang der Gruppe um T. Werfel, nahrungsmittelallergenspezifische T-Zell-Klone anzuzüchten (Reekers et al. 1996, Werfel und Kapp 2002, Werfel et al. 1996). Alle diese Methoden haben jedoch wissenschaftlichen Charakter und sind derzeit für die Routinediagnostik noch kaum geeignet (Werfel 2000).

Nahrungsmittelallergie und atopisches Ekzem: orale Provokationstestung

Viele Patienten mit atopischem Ekzem leiden gleichzeitig unter einer Nahrungsmittelallergie, die sich unterschiedlich manifestieren kann, entweder als Urtikaria, Angioödem oder Anaphylaxie (Jäger et al. 2008, Ring 1978), aber auch in Form einer Exazerbation des atopischen Ekzems. Die Häufigkeit von Nahrungsmittelallergien bei atopischem Ekzem wird im Kindesalter mit 20–30% angegeben, bei Erwachsenen deutlich niedriger, wobei hier exakte Zahlen fehlen (Ring et al. 2010). Die häufigsten Nahrungsmittelallergene bei kindlichem atopischem Ekzem sind Hühnerei, Kuhmilch, Soja, Weizen, aber auch Erdnuss und Baumnüsse.

Klinische Relevanz. In der Diagnostik der Nahrungsmittelallergie besteht – wie allgemein in der Allergiediagnostik – die Kunst darin, die Relevanz einer Sensibilisierung zu erkennen; viele Kinder reagieren positiv im Prick-Test auf zahlreiche Nahrungsmittel, ohne dass diese für die Auslösung oder Unterhaltung der ekzematösen Hautveränderungen eine Rolle spielten. Deshalb muss gerade auf diesem Gebiet vor unüberlegten Karenzempfehlungen – sog. „Allergiediäten" – gewarnt werden (Kleine-Tebbe et al. 2009). Wir empfehlen lediglich dann die Meidung eines Nahrungsmittels, wenn die Relevanz der Sensibilisierung für das atopische Ekzem oder eine andere allergische Erkrankung gesichert ist.

Doppelblinder Provokationstest. Die Sicherung der Relevanz kann entweder durch eine ganz klare und eindeutige Anamnese gelingen – was eher selten ist – oder durch den oralen Provokationstest, der am besten im Doppelblindverfahren durchgeführt wird. Die Arbeitsgruppen um Werfel und Niggemann fanden in Studien mit doppelblinden plazebokontrollierten oralen Provokationstests eindeutige positive Reaktionen bei über 50% der untersuchten Kinder (Niggemann et al. 2001, Werfel und Breuer 2004), was den Ergebnissen aus der Gruppe Sampson entspricht (Sampson 2001 und 2003).

Das zeitliche Auftreten der Hauterscheinungen erfolgt in der Mehrzahl der Fälle relativ schnell (30 Minuten bis 2 Stunden); ca. 15% reagieren erst nach 12 oder 24 Stunden, was in der Praxis oft schwer erkannt wird. Eine große Anzahl von Patienten weist sowohl Sofortreaktionen als auch verzögerte Reaktionen auf Nahrungsmittel auf.

Durchführung. Bei der Durchführung der plazebokontrollierten oralen Provokationstestung (Bindslev-Jensen et al. 2004, Werfel et al. 2008a) besteht die Kunst in der Verblindung der Nahrungsmittel, die meist in Breiform verabreicht werden. Die Auswahl der Grundsubstanz richtet sich nach vorherigen Allergietestungen (Hauttest, RAST), da nicht selten auch Allergien gegen scheinbar unverdächtige Ausweichstoffe, wie Johannisbrotmehl, auftreten können. Die Nahrungsmittel werden in der Plazebogrundsubstanz mit unverdächtigen Farb- und Aromastoffen (z. B. schwarzer Johannisbeersaft) versetzt, um die Erkennung zu verhindern.

Bei der oralen Provokationstestung dürfen Nahrungsmittelzusatzstoffe nicht vergessen werden, die beim atopischen Ekzem eine Rolle spielen können, insbesondere bei Erwachsenen (van Bever et al. 1989, Vieluf et al. 1999). Nach dem Schema des oralen Provokationstests bei Idiosynkrasie (OPTI) – wie wir ihn bei der Urtikaria durchführen (Ring 2005) – gelingt auch bei Patienten mit atopischem Ekzem nicht selten der Nachweis einer pseudoallergischen Überempfindlichkeit gegen Nahrungsmittelzusatzstoffe, die zu einer Ekzemverschlechterung beiträgt (Ring et al. 1987, Worm et al. 2000).

Bei schwerer Anaphylaxie in der Anamnese und eindeutigen Hauttest- oder RAST-Ergebnissen kann auf die orale Provokation verzichtet werden. Zur Überprüfung der Relevanz für ein atopisches Ekzem ist sie jedoch oft unverzichtbar. Der doppelblinde plazebokontrollierte orale Provokationstest bleibt häufig spezialisierten Zentren vorbehalten. Er kann durch die Messung von Mediatoren im Plasma ergänzt werden (Ohtsuka et al. 1993). Für die Praxis empfiehlt sich das Führen eines Diättagebuchs durch den Betroffenen bzw. die Eltern und Beobachtung von gezielten Eliminationsphasen (s. Kapitel 6 „Prävention").

Hauttests und RAST. Leider sind die prädiktiven Aussagewerte von Hauttest und RAST in Bezug auf Nahrungsmittelallergie und atopisches Ekzem sehr begrenzt. Der positive prädiktive Wert (Positive predictive Value, PPV) von nahrungsmittelspezifischem IgE liegt nur bei 30% für ekzematöse Hautreaktionen, während er bei 60% für klare Soforttypreaktionen liegt (Werfel et al. 2008a).

Auch die Natur des auslösenden Nahrungsmittels spielt eine Rolle: Die Aussagekraft von Sensibilisierungen gegen Hühnerei oder Erdnuss ist wesentlich höher als die von positiven Tests gegen Kuhmilch oder Getreide.

Die Rolle des Atopie-Patch-Tests im diagnostischen Vorgehen bei Nahrungsmittelallergie und atopischem Ekzem ist umstritten (s. Abschnitt „Atopie-Patch-Test", S. 103).

Mikrobiologische Diagnostik

Wie aus den Überlegungen zur Pathophysiologie hervorgeht (s. Kapitel 3.4 „Rolle von Infektion und mikrobiellen Faktoren"), spielen mikrobielle Faktoren einer Kolonisierung bzw. Infektion der Hautoberfläche in der Unterhaltung des atopischen Ekzems bei zahlreichen Patienten eine oft unterschätzte Rolle.

Deshalb ist eine *mikrobiologische Untersuchung* sinnvoll, die Folgendes umfassen soll:

- bakteriologische Abstriche von befallener und unbefallener Haut sowie vom Naseneingang (Nachweis von Staphylococcus aureus)
- mykologische Untersuchung von Schuppenmaterial, insbesondere in der Hals-Nacken-Region (zum Nachweis von Malassezia furfur bei „head and neck dermatitis")
- Virusnachweis von Herpes-simplex-Virus bei Verdacht auf Eczema herpeticatum

Insbesondere bei Kleinkindern sind stärker nässende Ekzemareale häufig bakteriell superinfiziert, entweder durch Staphylokokken oder auch durch Streptokokken (impetiginisierte Neurodermitis).

Diese Überlegungen zur Rolle mikrobieller Faktoren müssen auch Eingang in die Therapie finden (s. Kapitel 5.3 „Antimikrobielle Therapie").

Psychologische Diagnostik

Die eindeutigen Interaktionen zwischen Seele und Hautorgan sollten insbesondere bei schweren Fällen von atopischem Ekzem unbedingt Anlass zu einer psychosomatischen Beratung mit Einsatz von validierten Fragebogeninstrumenten geben (Stauder und Kovacz 2003) (s. Kapitel 3.5 „Psychische Einflüsse bei atopischem Ekzem").

Dabei haben sich folgende *Instrumente* bewährt:

- Marburger Hautfragebogen (MHF)
- Juckreiz-Kognitionsfragebogen (JKF) (Stangier et al. 1996)
- Deutsches Instrument zur Erfassung der Lebensqualität bei Hautkrankheiten (DIELH) (Schäfer et al. 2001, Staudt et al. 2002)
- Eppendorfer Juckreizfragebogen (Darsow et al. 1997)

Ferner gibt es spezielle Fragebögen für Kinder (z. B. KINDL) (Ravens-Sieberer und Bullinger 1998, 2000).

Oft ist aber bereits die Ermunterung zur Selbstbeobachtung bzw. zum Führen eines *Tagebuchs* für die Betroffenen sehr hilfreich in der Erkennung von seelischen Auslösefaktoren.

Psychische Provokationsfaktoren umfassen allgemeinen Stress, der sowohl mentaler als auch emotionaler Natur sein kann (Richter und Dahme 1987). Ferner können Erinnerungen an entscheidende Lebensereignisse, die noch nicht richtig bewältigt worden sind, ebenso wie das zu starke Nachdenken über die Hautkrankheit auslösenden Charakter gewinnen (Hölscher 1998). Die naive, liebevoll gemeinte Frage: „Wie geht es denn deiner Haut?" kann unter Umständen einen Juckreizschub auslösen; Angehörige sollten sich dessen bewusst sein!

Zusammenfassung

Nur bei wenigen Krankheiten sind Diagnostik und Therapie in so engem Verbund zu sehen wie bei Allergien und insbesondere beim atopischen Ekzem. Eine sorgfältige Allergiediagnostik gehört zum Standard bei atopischem Ekzem und umfasst die aufeinander aufbauenden Schritte von Anamnese, Hauttest, In-vitro-Allergiediagnostik und Provokationstestung. Besondere Bedeutung kommt dem Atopie-Patch-Test (APT) zu, mit dem es gelingt, die Relevanz einer IgE-vermittelten Sensibilisierung bei Patienten mit atopischem Ekzem nachzuweisen. Besonders häufig finden sich positive APT-Reaktionen gegen Hausstaubmilben sowie Tierepithelien und Pollen. Auch der klassische Epikutantest zur Erfassung von Kontaktallergien gehört zum diagnostischen Arsenal bei atopischem Ekzem, auch im Kindesalter. Die Nahrungsmittelallergien können oft nur durch plazebokontrollierte orale Provokation in ihrer klinischen Relevanz beurteilt werden. Dies gilt auch für Nahrungsmittelzusatzstoffe, die ein atopisches Ekzem auslösen können.

4.2 Vermeidung auslösender Faktoren: Karenzempfehlungen

Oft wird von den Patienten bedauert, dass sie von vielen Ärzten hören, es gäbe keine „ursächliche“ Behandlung dieser schweren Hautkrankheit. Über den Begriff „heilbar“ wurde schon philosophiert (s. S. 101). Im Einzelfall muss zwischen der „Ursache“ der Krankheit an sich und den vielen möglichen Ursachen für akute Verschlechterungen oder neue Schübe unterschieden werden. Letztere sind sehr wohl einer Behandlungsmaßnahme zugänglich. Am wichtigsten ist dabei das Vermeiden der als relevant erkannten individuellen Provokationsfaktoren.

Dieses häufig als „Allergenkarenz“ bezeichnete Verfahren beruht auf den Ergebnissen einer sorgfältigen Allergiediagnostik, wie sie in Kapitel 4.1 beschrieben wurde.

Die Empfehlungen zur Vermeidung von Auslösefaktoren umfassen hingegen wesentlich mehr Schritte; es gehen auch häufige unspezifische Reize mit ein, die bei vielen Patienten mit atopischem Ekzem zur Unterhaltung und Verschlechterung der Hauterkrankung beitragen können (Abb. 4.**5**).

Vermeidung unspezifischer Reize

Zahlreiche Einflüsse und Stoffe aus der Umwelt können die empfindliche Haut von Patienten mit atopischem Ekzem stärker reizen als die von ge-

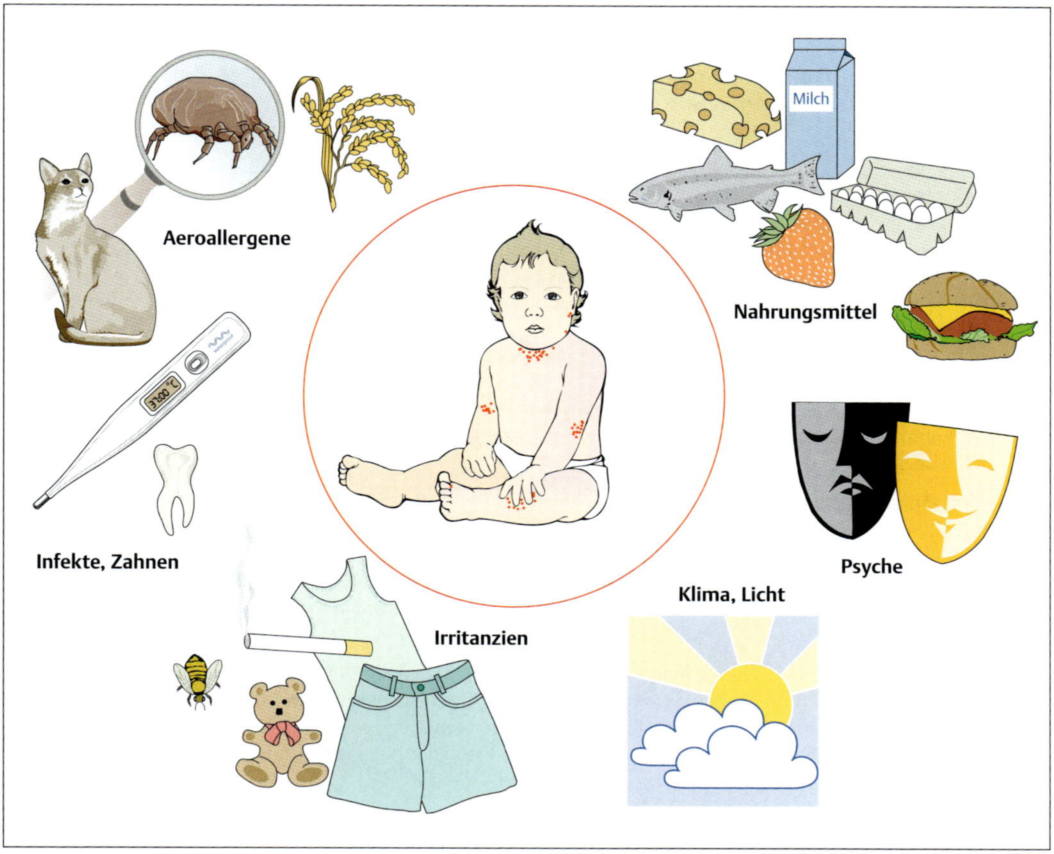

Abb. 4.**5** Individuelle Auslösefaktoren von Schüben eines atopischen Ekzems (Quelle: Programm der Arbeitsgemeinschaft Neurodermitisschulung, mit freundlicher Genehmigung von C. Schnopp und C. Kugler).

sunden Personen und Ekzemschübe auslösen (Tab. 4.**5**).

Patientenmerkblatt. Die Information über diese Zusammenhänge ist außerordentlich wichtig, auch wenn sie von vielen als trivial empfunden wird. Wir stellen immer wieder fest, dass gerade auf dem Gebiet der Vermeidung von Irritanzien Fehler gemacht werden, weil man ohne diese gleich zu therapeutischen und antientzündlichen Maßnahmen greift. Deshalb haben wir ein Merkblatt für Patienten mit atopischem Ekzem verfasst (Tab. 4.**6**), das diese Dinge dem Patienten zu erklären versucht. Hierzu ist viel Zeit nötig, die im

Tabelle 4.**5** Atopisches Ekzem: Reize und Irritanzien.

Physikalisch	z. B. mechanisch, Austrocknung, UV-Licht, Temperatur
Chemisch	z. B. Detergenzien, Lösungsmittel, Säuren, Laugen
Pharmakologisch	z. B. gefäßaktive Stoffe (Alkohol, Nikotin, Amine)
Immunologisch	Allergene, Superantigene
Psychisch	z. B. Stress, emotionale Konflikte

Tabelle 4.**6** Merkblatt für Patienten mit atopischem Ekzem (Neurodermitis).

- Die Erkrankung beruht auf einer erblichen Anlage, welche sich entweder als Ekzem, als Bronchialasthma oder als allergische Rhinokonjunktivitis (z. B. Heuschnupfen) äußern kann.
- Die Haut bei Patienten mit atopischem Ekzem ist trocken, das Haar wirkt relativ spröde, und es besteht eine erhöhte Bereitschaft zu Ekzemen, d. h. zu geröteten und schuppenden, stark juckenden, manchmal auch nässenden Hautveränderungen. Letztere sitzen besonders gerne an Ellenbeugen, Kniekehlen, Händen, Nacken und im Gesicht.
- Die Haut von Kindern oder Erwachsenen mit atopischem Ekzem bedarf ständiger Pflege. Dabei ist auf Folgendes zu achten:
  - Zum Waschen sollten wenig reizende Seifen oder Syndets verwendet werden.
  - Zu häufiges und zu heißes Baden oder Duschen ist zu vermeiden. Schaumbäder sind verboten.
  - Dem Badewasser oder dem Duschgel sollte stets ein fettender Ölzusatz beigefügt werden.
  - Nach jedem Baden oder Duschen muss die Haut besonders an Armen und Beinen mit Pflegestoffen (Milch, Creme usw.) rückgefettet werden.
  - Wolle oder kratzende Textilstoffe dürfen niemals direkt auf der Haut getragen werden (z. B. Baumwolle oder Seide darunter).
  - Wichtig ist, dass die Haut morgens und abends gepflegt wird, damit es nicht zu juckenden Ekzemreaktionen kommt. Sollten sich diese doch einstellen, den Arzt aufsuchen, damit der Schub gleich richtig behandelt wird.
- Der Behandlung des Juckreizes sollte besonders große Aufmerksamkeit zugewendet werden. Juckreiz und die dadurch bedingte Kratzreaktion kann man nicht verbieten! Die Nebenwirkungen einer hautärztlich kontrollierten Behandlung sind auf jeden Fall geringer als die durch Kratzen entstehenden Hautschäden. Besonders bei Kindern ist wegen starken Juckreizes Verständnis vonseiten der Erziehungsberechtigten geboten. Gegebenenfalls muss bei Kindern, die in der Schule zurückbleiben, ein Gespräch mit dem Lehrer das notwendige Verständnis erzeugen.
- Patienten mit atopischem Ekzem können prinzipiell alles essen. In einzelnen Fällen bestehen Überempfindlichkeiten gegen bestimmte Nahrungsmittel, die dann spezifisch ausgetestet werden müssen. Es gibt keine „Pauschal-Diät“ bei atopischem Ekzem. Übergewicht sollte vermieden werden. Erblich belastete Neugeborene sollten, wenn möglich, 3–6 Monate gestillt werden, wenn das nicht möglich ist, hypoallergene Babynahrung geben.
- Haustiere (Katzen, Hunde, Vögel usw.) und Hausstaub (Teppiche, Vorhänge usw.) können das Krankheitsbild verschlechtern. Die Wohnräume sollten normale Luftfeuchtigkeit (< 55 %) haben.
- Meeresklima oder Gebirgsklima in Höhen über 1500 m wird besonders gut vertragen. Entsprechende Akut- oder Rehabilitationsaufenthalte in diesen Klimazonen sind mit dem Arzt zu besprechen.

täglichen Arbeitsablauf in der durchschnittlichen Praxis nicht zur Verfügung steht (und auch nicht von den Kostenträgern erstattet wird). Wir haben deshalb das Konzept der „Neurodermitis-Schulung" entwickelt, in dem alle relevanten Faktoren in Ruhe mit dem Patienten bzw. den Eltern angesprochen werden (s. Kapitel 6 „Prävention").

Unspezifische Maßnahmen. Neben der sachgemäßen Hautpflege (s. Kapitel 4.3 „Basistherapie der gestörten Hautbarrierefunktion", S. 115) steht die Beachtung bestimmter Prinzipien für *Reinigungsmaßnahmen*, aber auch die Auswahl der *Kleidung* spielt eine große Rolle (Ricci et al. 2004). Die sog. „Wolle-Überempfindlichkeit" von vielen Betroffenen ist ganz selten eine Allergie gegen Schafwolle, sondern ein typisches Merkmal von Patienten mit atopischen Erkrankungen, das auf einer verstärkten Empfindlichkeit der Haut gegenüber dem mechanischen Reiz der kleinen Wollfasern beruht.

Auch negative Einflüsse von *Luftschadstoffen* sind hier zu bedenken, wie z. B. Tabakrauch (auch passiv!) sowie Autoabgase. Auch *Chemikalien* in Innenräumen wie lösliche organische Komponenten (Volatile organic Compounds) sowie Formaldehyd können zu Verschlechterung führen (Huss-Marp et al. 2006, Eberlein-König et al. 1998).

Zu starke *mechanische Belastung* oder Austrocknung sowie Kontakt mit *Lösungsmitteln* sind für Atopiker besonders zu meiden. Dies hat mitunter auch eine beruflich relevante Komponente und findet Eingang in die Strategien zur Berufsberatung bzw. Erkennung von Berufskrankheiten (s. Kapitel 6 „Prävention").

Auch *gefäßaktive Stoffe* (wie z. B. Alkohol) können Juckreizschübe auslösen und damit zur Ekzemverschlechterung führen. In diesem Zusammenhang ist auch *psychischer Stress* als unspezifischer Reizfaktor zu nennen (s. Kapitel 3.5, Abschnitt „Stress und atopisches Ekzem").

Eine spezielle Methode der Behandlung von atopischem Ekzem, die sowohl unspezifische Karenzmaßnahmen als auch Wirkeffekte mit einschließt, ist die *Klimatherapie*, wie sie auf den Nordseeinseln oder im Hochgebirge (z. B. Davos) erfolgreich durchgeführt wird (Schuh und Nowak 2011) (s. Kapitel 6.2 „Klimatherapie").

Spezifische Karenzempfehlungen zur Meidung von Provokationsfaktoren: Allergenkarenz

Unter den spezifischen Auslösern von Ekzemschüben sind insbesondere Allergene aus der Luft, wie z. B. Hausstaubmilben, Tierhaare oder Schimmelpilze, zu erwähnen (Schäfer et al. 1999 und 2008) sowie die mit der Nahrung aufgenommenen Lebensmittelallergene. Letztere werden in einem eigenen Kapitel behandelt (s. Kapitel 6.1 „Primäre Prävention", Abschnitt „Ernährung und Diätempfehlungen").

Aeroallergene

Die Rolle von Aeroallergenen als Auslöser von Ekzemschüben bei Neurodermitis wurde oben in extenso behandelt (s. Abschnitt „Atopie-Patch-Test", S. 103). Daraus geht hervor, dass eine Karenz derartiger Allergene sinnvoll ist. Die häufigsten luftgetragenen Allergene, die zur Ekzemverschlechterung beitragen, stammen von *Hausstaubmilben* der Gattungen Dermatophagoides pteronyssinus und D. farinae (Tupker et al. 1996). Möglicherweise sind für das atopische Ekzem andere Allergene von größerer Relevanz als für die Atemwegsallergien, evtl. die Allergene Der p2 und Der f2, während Der p1 und Der f1 bei den Atemwegsallergenen im Vordergrund stehen (Lau et al. 1989, Nishioka et al. 1998, Tuft 1949).

Unter dem Stichwort *„Wohnraumsanierung"* werden zahlreiche Maßnahmen angeführt, die zu einer Verminderung der Allergenkonzentrationen in bewohnten Innenräumen führen. Viele dieser Maßnahmen sind wissenschaftlich nicht in großen Studien untersucht, obwohl sie auf einleuchtenden Überlegungen aufbauen (Diebschlag und Diebschlag 2000).

So gehört die Vermeidung von *Schimmelpilzwachstum* und entsprechender Sporenbildung im Wohnbereich zu allgemeinen Präventionsmaßnahmen, die nicht nur Neurodermitiker betreffen. Aus epidemiologischen Studien ist bekannt, dass erhöhte Feuchtigkeit und Schimmelwachstum in Wohnräumen mit einer erhöhten Prävalenz von atopischem Ekzem einhergehen; dies hat auch in die neuesten Empfehlungen zur primären Prävention Eingang gefunden (Muche-Borowski et al. 2010).

Tierepithelien

Viele Patienten wissen selbst, dass Kontakt mit Haustieren zu einer Verschlechterung des Ekzems führen kann; vielen ist dies aber nicht bewusst oder es wird verdrängt. Bei Karenzempfehlungen bezüglich Haustieren muss streng zwischen primärer Prävention zur Verhinderung einer atopischen Erkrankung bei Risikofamilien und individueller Prävention bei bereits betroffenen Personen unterschieden werden (zu den Maßnahmen der primären Prävention s. Kapitel 6.1 „Primäre Prävention", Abschnitt „Haustierhaltung"). Es ist interessant, dass Haustiere von Allergikern ebenfalls häufig allergisch sind (Schäfer et al. 2008).

Betroffene mit Tierhaarallergie meiden in der Regel Tierhaarkontakte; oft wird jedoch das Ekzem nach Entfernen des Haustiers (z. B. Katze) nur langsam besser. Dies liegt daran, dass das *Katzenallergen* sich sehr lange in Innenräumen hält. Es ist auch sehr viel mehr im Aerosol verbreitet als im Staub, sodass Allergiker dies oft schon sehr schnell nach Betreten eines entsprechenden Raumes am Auftreten ihrer Symptome bemerken.

Allergien gegen *Hundehaare* spielen eine geringere Rolle, auch im Hinblick auf primäre Prävention. Allerdings gibt es Hundehaarallergiker, deren atopisches Ekzem sofort aggraviert, wenn sie in entsprechenden Kontakt kommen. Diese Personen müssen Hunde meiden. Durch geschickte erzieherische Maßnahmen, wie sie bei Hunden – im Gegensatz zu Katzen – möglich sind, gelingt es differenzierten Familien, bestimmte Bereiche einer Wohnung oder eines Wohnhauses „hundefrei" zu halten, sodass auch ein betroffenes Familienmitglied dort ungefährdet wohnen kann, obwohl das Haustier behalten wird. Diese Strategien erfordern allerdings Disziplin von Mensch und Tier!

Prinzipiell können Allergien gegen alle Tierarten auftreten, jedoch mit unterschiedlichen Häufigkeiten. *Ziervögel* oder in Terrarien gehaltene Tiere sind weniger allergieauslösend als pelztragende Haustiere. *Fische* im Aquarium können gehalten werden; hier gibt es allenfalls Allergien gegen Fischfutter (z.B. gegen rote Zuckmückenlarven der Gattung Chironomus) (Baur et al. 1982).

Besonders gefährlich sind *kleine Nager* (z.B. Wüstentanzmäuse, Ratten, Hamster etc.), die sich zunehmender Beliebtheit in deutschen Haushalten erfreuen (nach einer Schätzung bereits in über 1 Mio. deutscher Haushalte!). Hier kann es sehr schnell zu ausgeprägten allergischen Reaktionen kommen, die nicht nur die Haut, sondern auch die Atemwege erfassen und zu schweren Asthmaanfällen führen können.

Hausstaub- und Vorratsmilben

Hausstaub ist ein undefiniertes Gemisch von aus der Luft sedimentierten Partikeln, dessen Zusammensetzung je nach Sammlungsort erheblich schwankt. Erst 1964 wurden im Hausstaub kleine Milben entdeckt, die als Auslöser allergischer Reaktionen erkannt wurden (Voorhorst et al. 1964). Dabei sind die zur Familie der Pyroglyphiden gehörenden Milbenarten Dermatophagoides pteronyssinus und D. farinae die wichtigsten Hausstaubmilben, die auf der ganzen Welt vorkommen außer im arktischen und alpinen Hochgebirgsklima. Sie finden sich vor allen Dingen in Betten und Polstermöbeln, z.T. in Konzentrationen von bis zu 4000 Milben pro Gramm! Auch in Textilien, Fellen und Futtervorräten kommen Hausstaub- und Vorratsmilben vor.

Die Lebensbedingungen der Hausstaubmilben folgen einem komplexen „Ökosystem" aus Faktoren wie Luftfeuchtigkeit, Befall mit Schimmelpilzen, Wärme und Anfall von Schuppen bzw. organischem Fasermaterial (Diebschlag und Diebschlag 2000). Sie begleiten den Menschen, von dessen Hautschuppen sie größtenteils leben.

Maßnahmen. Versuche, durch Akarizide Hausstaubmilben abzutöten (z. B. Benzylbenzoat, Tannin oder hyperosmolare Kochsalzlösung), sind bedingt erfolgreich, aber nie hundertprozentig wirksam. Es muss in das Ökosystem eingegriffen werden, z.B. durch waschbare (bei 60 °C) Matratzenumhüllungen („Encasings") (Bauer 1985, Ehnert et al. 1992, Ricci et al. 2000, Schoenecker et al. 2001, Tan et al. 1996). Bettzeug und Nachtwäsche sollten einmal pro Woche bei Temperaturen von 60 °C gewaschen werden. Plüschtiere und textile Spielsachen kann man mehrere Stunden in eine Tiefkühltruhe legen. Nicht nur die Matratzen bzw. Betten können milbendicht umhüllt werden; es gibt auch milbendichte Schlafanzüge, insbesondere für Kinder sog. „Neurodermitis-Overalls", die sich über Nacht bei schwerer Neurodermitis bewährt haben (Schnopp et al. 2002). Auch die Durchführung der entsprechenden Basistherapie mit z.B. geschlossenen Verbänden („fett-feucht") unter einem Schlauchverband (z.B. Tubifast) hat sich bewährt.

Die normale *Wohnungsreinigung* beseitigt die Milben-Allergen-Dichte kaum, übliche Staubsauger sind wenig hilfreich. Während früher allgemein die Entfernung von Teppichböden empfohlen wurde, ist heute durch Entwicklung neuer Materialien und entsprechende Pflege der Verzicht auf Teppichboden nicht mehr zwingend erforderlich. Es besteht aber Einigkeit darüber, dass im Schlafzimmer wischbare Böden prinzipiell vorzuziehen sind, wenn atopische Erkrankungen in der Familie vorkommen.

Es gibt *Methoden zum Nachweis* der Hausstaubmilben bzw. Hausstaubmilben-Allergen-Dichte, die eine Quantifizierung der Allergengehalte in unterschiedlichen Räumen und entsprechende Karenzmaßnahmen gezielt erlauben (Guaninfarbtest „Acarex" und Immunassays) (Ricci et al. 1999, Weber et al. 1997).

Pollen

Auch Pollen können atopisches Ekzem auslösen und verschlechtern, wie von vielen Patienten während der Sommermonate empfunden und im Atopie-Patch-Test nachgewiesen, darunter auch in einer epidemiologischen Fall-Kontroll-Studie (Krämer et al. 2005). Es ist deshalb sinnvoll, auch Pollenkarenz bei Patienten mit atopischem Ekzem zu empfehlen (Tab. 4.7) (Brockow et al. 1999a). Wichtig ist, dass das Schließen der Fenster im Innenraum keine Pollenfreiheit gewährleistet. Dazu ist eine Klimaanlage mit entsprechenden Filtern nötig.

Nahrungsmittel

Es gibt keine „pauschal antiallergische" Diät, die bei Neurodermitis empfohlen werden könnte (Behr-Völtzer et al. 2008, Oranje und De Waard-van der Spek 2000, Przybilla und Ring 1990, Reese und Werfel 2006). Dass Nahrungsmittelallergene nach oralem Genuss resorbiert werden und systemische Reaktionen auslösen können, weiß man

Tabelle 4.**7** Verminderung von aerogener Pollenbelastung bei Patienten mit atopischem Ekzem (Neurodermitis).

- Vermeidung des Aufenthalts im Freien zu Spitzenbelastungszeiten des Pollenfluges (Polleninformationsdienst: Radio/Zeitung/Internet). Bei kühler Witterung oder länger dauerndem Regen ist der Pollenflug deutlich geringer.
- Tageszeitliche Belastungsspitzen (gilt nur in ländlicher Umgebung): früher Morgen und abends. Während dieser Zeit sollten Fenster möglichst geschlossen bleiben. Der optimale Zeitpunkt zum Lüften der Zimmer ist von 0:00 bis 4:00 Uhr morgens.
- Ein Öffnen des Fensters ist bei Anbringung von Pollenschutzfolien möglich.
- An Tagen mit Aufenthalt im Freien abends kurz duschen (inkl. Haarwäsche), anschließend konsequente Hautpflege. Die Kleidung sollte vorher möglichst nicht im Schlafzimmer abgelegt werden, da auf diesem Wege der größte Teil der Pollen in das Zimmer gelangt. Unbedingt versuchen, das Schlafzimmer kühl und staubarm zu halten.
- Regelmäßiges Staubsaugen mit einem Staubsauger mit Feinstaubfilter und das feuchte Wischen von Oberflächen im Wohnbereich während der Pollenflugsaison sind wichtig, wobei diese Tätigkeit nicht vom Betroffenen selbst durchgeführt werden sollte.
- Auch die Anwendung von Hautschutzpräparaten, die vor dem Verlassen der Wohnung auf alle nicht von Kleidung bedeckten Körperareale aufgetragen werden, ist möglicherweise sinnvoll.
- Textilien nicht im Freien trocknen.
- Auch Haustiere tragen erhebliche Mengen von Pollen in die Wohnung.
- PKW-Benutzung: Nach längeren Standzeiten können im Lüftungssystem Pollen abgelagert sein, die beim Einschalten der Ventilation freigesetzt werden. Einbau eines Pollenfilters in das Lüftungssystem ist bei den meisten Fahrzeugen möglich.
- Wenn möglich, bei der Urlaubsplanung die Pollenflugsaison berücksichtigen. Durch geeignete Wahl des Urlaubszeitpunktes und -ortes ist vorübergehend eine vollständige Meidung des Allergens möglich.

seit den Versuchen von Prausnitz und Küstner (Prausnitz und Küstner 1921, Walzer 1927). Spezifische Karenzmaßnahmen auf dem Boden einer echten Allergiediagnostik (s. o.) machen als individuelle Diät Sinn; vorübergehend können Eliminationsdiäten zur diagnostischen Abklärung eingesetzt werden und zur Besserung führen (Atherton et al. 1978, Hide et al. 1994). Sie beinhalten aber auch Risiken (David et al. 1984, Roberts et al. 1979). Anders stellt sich die Situation in der Prävention dar, wo Muttermilch oder hypoallergene Babynahrung einen Vorteil bringen (Bauer 2008, Exl et al. 2000, Fälth-Magnusson und Kjellman 1992, Halken et al. 2000, Hattevig et al. 1999).

Wichtig ist eine ausgewogene Ernährung, die Mangelzustände von z. B. Spurenelementen oder Vitaminen vermeidet (Behr-Völtzer et al. 2008, David et al. 1990, Kreft et al. 2000, Schauber et al. 2007).

Die Kenntnis der Nahrungsinhaltsstoffe ist durch verschärfte Deklarationsregelungen für den Betroffenen besser geworden (Vieths et al. 2006).

Zusammenfassung

Die Vermeidung individueller Provokationsfaktoren gehört zum grundlegenden Management bei atopischem Ekzem. Neben unspezifischen Reizen, die generell zu meiden sind, wie z. B. raue Kleidung (Wolle), Schadstoffe, mechanische Belastung etc., sind allergenspezifische Karenzstrategien insbesondere gegenüber Hausstaubmilben, aber auch gegen Pollen zu bedenken. Eine entsprechende detaillierte Beratung ist Teil der Schulungsprogramme. Im milbenfreien Hochgebirgsklima ist es für viele Patienten erst möglich, eine weiterführende Allergiediagnostik sachgerecht durchzuführen.

4.3 Basistherapie der gestörten Hautbarrierefunktion

Begriffsdefinition. Maßnahmen zur Behandlung der veränderten Hautbeschaffenheit, die „trocken" oder „rau" und auf jeden Fall empfindlicher ist, wurden früher als „Hautpflege" bezeichnet, was dazu führte, dass sie von Kostenträgern nicht mehr oder kaum noch erstattet werden. Es ist deshalb wichtig, diese Maßnahmen als „Basistherapie der gestörten Hautbarrierefunktion" ganz besonders zu betonen. Gerade aus den in Kapitel 3.2 dargestellten Mechanismen der gestörten Barrierefunktion, wie sie bei Patienten mit atopischem Ekzem z. B. molekulargenetisch aufgeklärt wurden, geht hervor, dass eine Wiederherstellung einer funktionierenden Hautbarriere die Grundlage jeder weiteren therapeutischen Maßnahme bei dieser Erkrankung darstellt (Korting 1995).

Leider hat sich für diese Basistherapie auch der Begriff „Behandlung mit wirkstofffreien Grundsubstanzen" eingebürgert, um sie von stark wirkenden differenzierten Pharmaka wie Glukokortikosteroiden oder Immunsuppressiva abzugrenzen. Dabei steht außer Zweifel, dass auch diese Basissubstanzen, wie sie zur Grundlagenbehandlung eingesetzt werden, Wirkungen auf das Hautorgan entfalten.

Therapieprinzip. Wesentliches Prinzip dieser Basistherapie ist die Zufuhr von Lipiden, deren Zusammensetzung in der Haut von Neurodermitikern gestört ist (siehe Kap. 3.2 „Störungen der Hautfunktion"), bzw. deren Ersatz nach Reinigungsprozeduren.

Allgemeines zur topischen Dermatotherapie

Auswahlkriterien für Externa

Die Behandlung von Hauterkrankungen über äußerlich aufgetragene (d. h. am Ort des Geschehens = topisch) Zubereitungen ist das Herzstück der Therapie des atopischen Ekzems und die hohe Kunst des erfahrenen Hautarztes (Merk und Bickers 1992, Ring und Fröhlich 1985, Werfel et al. 2009). Dabei gilt es, die verschiedenen Charakteristika der zu behandelnden Hauterkrankung zu berücksichtigen, nämlich

- die Gewebsentzündung, von der abhängt, wie tief eine entsprechende Wirksubstanz eindringen soll,
- die Art der Erkrankung, ob Infektion oder nicht kontagiöse Entzündung,
- die Dauer, d. h. Chronizität einer Erkrankung,
- den individuellen Hauttyp (eher trockene Haut = „Sebostase" versus eher fettige Haut = „seborrhoischer Typ") und
- die Lokalisation, d. h. das betroffene Hautareal.

So ist für die Streckseiten der Extremitäten oder die Rückenhaut eher eine fetthaltigere Zubereitung zu wählen, während in den Beugeseiten und im Gesicht – der Hals gehört zu den „großen Beugen" – eher flüssigere, d.h. weniger fetthaltigere Emulsionen vorgezogen werden. In den intertriginösen Räumen, da wo Haut auf Haut liegt – Achseln, Genitalbereich – darf auf keinen Fall mit zu fetten Externa behandelt werden; hier sind puderhaltige Präparate oder am besten Pasten vorzuziehen (Abb. 4.**6**).

Grundlagenstoffe – Mischungen und Wirkungen

Phasen. Grundsätzlich gibt es verschiedene Arten von äußerlich aufzutragenden Zubereitungen, die sich im Wesentlichen in ihrer physikochemischen Natur unterscheiden (Thoma 1991) und im sog. „Phasen-Dreieck" nach Polano (Abb. 4.**7**) als

- feste Phase (z. B. Puder),
- fette Phase (überwiegend Lipide) und
- flüssige Phase (wässrige oder alkoholische Lösung)

angeordnet sind und sich durch die Mischung der verschiedenen Phasen im Endprodukt zum praktischen Einsatz unterscheiden (Merk und Bickers 1992, Ring und Fröhlich 1985, Thoma 1991, Gehring 2001).

Leider hat die deutsche Sprache für fast alle äußerlichen streichfähigen Zubereitungen den Namen „Salbe" vorgesehen, während die dermatologische Fachsprache zwischen den verschiedenen Formen je nach der überwiegenden Phase unterscheidet und den Begriff „Salbe" eher für stärker fetthaltige Emulsionen vorbehält; unter „Creme" wird eine wässrige Emulsion verstanden und bei nur geringen Fettanteilen auch als „Lotion" bezeichnet. Dies darf nicht verwechselt werden mit dem Begriff „Lotio" (= Schüttelmixtur) als Verbindung von fester und flüssiger Phase, wie sie z. B. als Lotio alba aquosa (Zinkschüttelmixtur) hervorragend gegen akute Entzündungen der Haut eingesetzt wird.

Wirkungen. Die Bestandteile der verschiedenen Phasen sind tierischen, pflanzlichen oder mineralischen Ursprungs (Tab. 4.**8**) und entfalten ihre Wirkung bereits auf den äußeren Schichten der Epidermis. Dabei ist zu bedenken, dass stärkere Fette, in der Maximalvariante Vaseline als mine-

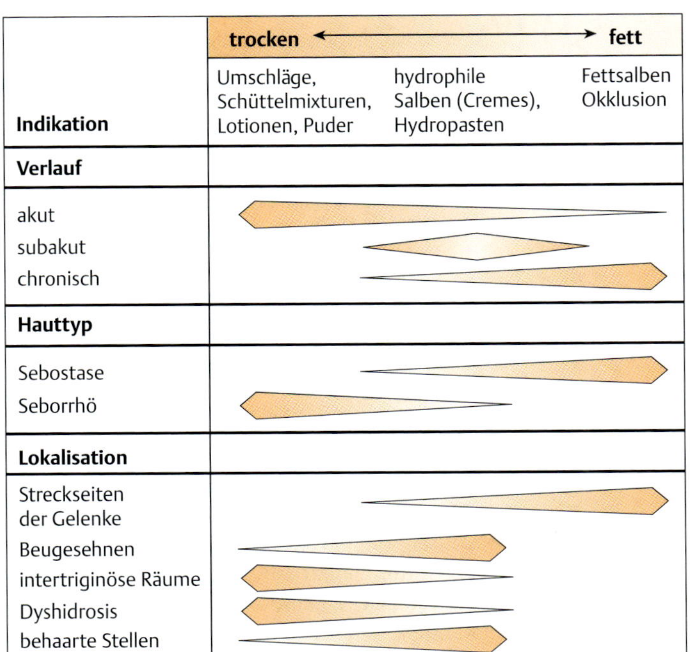

Abb. 4.**6** Richtige Auswahl von Grundlagen je nach Dauer der Erkrankung, Lokalisation und individuellem Hauttyp (Quelle: Ring und Fröhlich 1985).

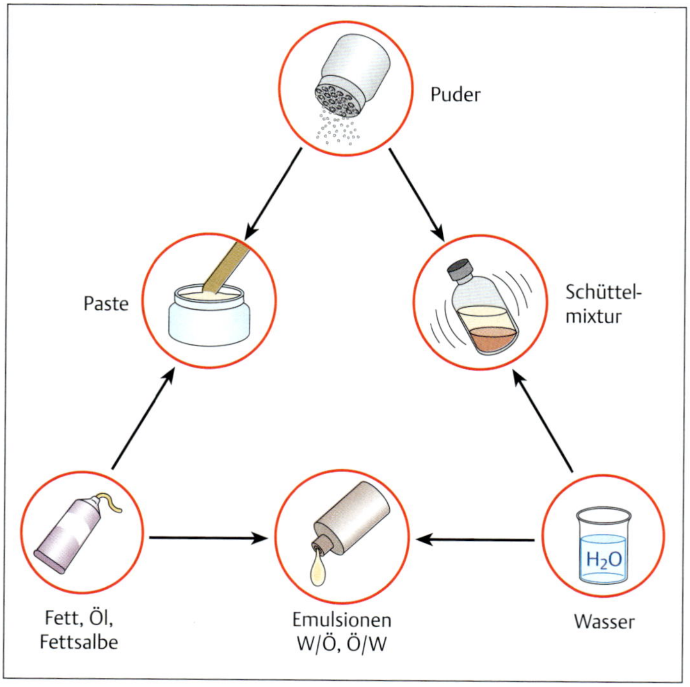

Abb. 4.7 Phasendreieck nach Polano zur Auswahl der Grundlagen in der äußerlichen Dermatotherapie.

Tabelle 4.8 Grundlagenstoffe für topische Dermatotherapeutika.

Flüssige Phase	Feste Phase	Fette Phase
• Wasser (Aqua) • Alkohol (Äthanol, Isopropanol) • Äther • Azeton	**Mineralisch** • Zinkoxid • Titandioxid • Talkum	**Mineralische Fette** • Paraffin • Vaseline (Vaselinum album / flavum) **Künstliche Fette** • Polyethylenglykol • Propylenglykol
	Pflanzlich • Stärke (Amylum) • Weizenstärke (Amylum tritici) • Maisstärke (Amylum maysi)	**Pflanzliche Fette** • Olivenöl (Oleum olivarum) • Erdnussöl (Oleum arachidis) **Tierische Fette** • Schweineschmalz (Adeps suilus) • Bienenwachs (Cera alba) • Lebertran (oleum iecoris) • Wollwachs (Adeps lanae)

ralisches Fett, auf der Haut einen abdichtenden Filmeffekt erzeugen (Okklusion), der das weitere Austreten von Feuchtigkeit, aber auch den Austausch verhindert, der physiologischerweise durch die Hautbarriere erfolgt. Bei sehr starker Entzündung kann dies nachteilig wirken und zu deutlicher Verschlechterung führen, auch wenn sehr starke antientzündliche Wirkstoffe in einer solchen Fettsalbe enthalten sind. Dagegen wirken flüssige Zubereitungen durch Erhöhung der Verdunstung langfristig austrocknend. Dieses „dermatologische Paradox“ wird von vielen nicht verstanden, mit den entsprechenden negativen und frustrierenden Ergebnissen für die Patienten. Die Auswahl der richtigen Grundlagenstoffe ist die hohe Kunst der Galenik; hier hat sich der Name des wohl berühmtesten Arztes der Weltgeschichte Claudius Galenus (2. Jahrhundert n. Chr.) der 1000 Jahre die Medizin geprägt hat, bis heute erhalten. In unserer auf schnelle Effekte und maximale Wirkungen ausgerichteten Denkweise ist diese Kunst weitgehend verloren gegangen; dabei ermöglicht sie mit schonenden Mitteln und auch kostengünstig langfristige Besserungen und das Einsparen von starken nebenwirkungsträchtigen Pharmaka. Man braucht dazu etwas Geduld, ich sage meinen Patienten: „Die Haut gehorcht nicht auf Knopfdruck!"

Amphiphile Systeme. Das große Geheimnis ist die Verbindung von Wasser bzw. wässrigen Lösungen mit fetten Bestandteilen zur Bildung einer geeigneten Emulsion. Diese sog. „amphiphilen" Systeme bewegen sich zwischen rein fetthaltigen Bestandteilen, wie z. B. Vaseline oder Paraffin, und einer reinen wässrigen oder alkoholischen Lösung und werden je nach dem überwiegenden Anteil der Bestandteile als Wasser-in-Öl-(W/O-) oder Öl-in-Wasser-(O/W-)Emulsionen bezeichnet. Cremes sind Öl-in-Wasser-Emulsionen, während Salben im dermatologischen Sprachgebrauch Wasser-in-Öl-Emulsionen darstellen.

Je größer der wässrige Anteil einer Emulsion, desto mehr Emulgatoren werden benötigt, das sind Substanzen, die eine Verbindung zwischen fett und wässrig erlauben. Oft handelt es sich hier um komplizierte Systeme aus zahlreichen Einzelsubstanzen, was wiederum das Risiko von Kontaktallergien begünstigt. Tatsächlich bevorzugen aber viele Patienten eher die cremeartigen Zubereitungen, auch wenn sie mit dem Nachteil der häufigeren Applikation einhergehen.

Wasser-in-Öl-Emulsionen. Echten Hautschutz erzeugt man am besten durch Wasser-in-Öl-Emulsionen, die auf der Hornschicht einen Fettfilm aufbauen; dies ist insbesondere für die Prävention im beruflichen Umfeld wichtig (z. B. bei Handekzem). Wenn ich die Rezepturen der großen Meister des beginnenden und mittleren 19. Jahrhunderts mit den heute eingesetzten Externa vergleiche, habe ich den Eindruck, dass ein eindeutiger Trend zu mehr wässrigen Zubereitungen zu verzeichnen ist. Vielleicht liegt es daran, dass das Auftragen von fetteren Salben schwieriger ist, sie „ziehen nicht so schnell ein", sie machen die Haut leicht klebrig; man muss sich mehr Zeit nehmen. Ich rate meinen Patienten sich nach der Körperreinigung – Duschen mit entsprechendem rückfettendem Duschöl – für die Basistherapie Zeit zu nehmen, etwa 5 Minuten im Bad die Salben einziehen zu lassen und dabei eine Zeitung zu lesen, an der die fettigen Fingerabdrücke nicht stören und entsorgt werden können. All diese scheinbar trivialen Dinge sind für das Gesamtkonzept der erfolgreichen Behandlung des atopischen Ekzems außerordentlich wichtig!

Basistherapeutika im Einsatz bei atopischem Ekzem

Hautreinigung

In den USA wird das „bleach bath" gerne zur Hautreinigung eingesetzt, wobei dem Badewasser geringe Konzentrationen von Natriumhypochlorit zugefügt werden und somit ein antimikrobieller Effekt erzielt werden soll (Huang et al. 2009).

Wasserhärtegrad. Bei der Hautreinigung ist zunächst die Beschaffenheit des Wassers, insbesondere der Härtegrad, zu bedenken. Eine Studie aus England zeigte eine signifikante Abhängigkeit des Auftretens von atopischem Ekzem vom Härtegrad des Wassers (McNally et al. 1998). Bei sehr hartem Leitungswasser empfiehlt es sich, entsprechende Entkalkungsmaßnahmen durchzuführen (Thomas et al. 2011).

Seifen und Detergenzien. Das zweite Problem besteht in der Auswahl des Reinigungsmittels, konkret in der Frage nach Vor- und Nachteilen von Seifen gegenüber synthetischen Detergenzien (Syndets). Über viele Jahrzehnte bestand bei den führenden Dermatologen ein „Seifenverbot", das auf der irritativen Wirkung von Seifen beruhte, die ja eine Mischung aus Alkalisalzen und Fettsäuren darstellen mit entsprechend alkalischen pH-Werten. Alfred Marchioninis fundamentale Entdeckung des „Säuremantels" der Haut mit einem pH-Wert der Hautoberfläche von ca. 5 war dafür grundlegend (Marchionini und Hausknecht 1938).

In der zweiten Hälfte des 20. Jahrhunderts war die Entwicklung von synthetischen Detergenzien – die man heute besser als „Surfactants" bezeichnen sollte – ein großer Fortschritt, gelang es doch damit, erstens den pH-Wert frei auszuwählen und im neutralen oder sauren Milieu anzusiedeln und zweitens, Produkte herzustellen, die auch bei hartem Wasser angewendet werden können, sowie „Flüssigseifen" zu entwickeln, denen noch andere zusätzliche Stoffe beigefügt werden konnten (Braun-Falco und Korting 1991). Chemisch unterscheidet man bei Syndets zwischen anionischen, nicht ionischen und amphoteren Stoffen:

- *Anionische* Surfactants enthalten Sulfate oder Sulfonate (Sulfosuccinat) oder Carboxylate (Sarkosinat) oder Alkylphosphate.
- *Nicht ionische* Surfactants bestehen häufig aus Polyglykolethern oder -estern und Fettsäurealkanolamiden.
- *Amphotere* Syndets enthalten häufig Alkylbetain (Braun-Falco und Korting 1991).

Die Debatte über Vor- und Nachteile von Syndets im Vergleich zu Seifen ist heute nach heftigen Diskussionen offener geworden. Ein absolutes Seifenverbot wird nicht mehr ausgesprochen. Entscheidend ist die Menge und Dauer der Anwendung, um überflüssige Irritation der Haut zu vermeiden. Man ist sich heute einig, dass Hautreinigung einen wesentlichen Bestandteil der äußerlichen Therapiemaßnahmen bei Hautkrankheiten, auch beim atopischen Ekzem, darstellt (Blume-Peytavi et al. 2009, Gelmetti 2001). Die Entfernung von oberflächlich angesiedelten Mikroben sowie von Epidermisresten wie Schuppen, Krusten etc. ist ein wesentlicher Faktor, um weitergehende Stimulation von Immunreaktionen zu unterbinden. Hier sind insbesondere die Überlegungen zu Autoimmunreaktionen bei schwerem atopischem Ekzem gegen körpereigene Proteine zu bedenken (Valenta et al. 2000).

Ölbäder bzw. Duschöle

Früher waren viele Dermatologen „wasserscheu" und haben ihren Patienten das Baden und Duschen verboten, eben aus der Sorge heraus, dass Wasser die Haut weiter austrocknet. Dies ist heute nicht mehr so: Wir empfehlen Bäder zur Therapie, insbesondere bei akuter Entzündung, freilich mit rückfettenden Zusätzen und entsprechender Nachbehandlung. Das Entfernen von Entzündungsprodukten, Krusten und Mikroben auf der veränderten Haut hat auch eine therapeutische Bedeutung zusammen mit der nicht zu heißen Wassertemperatur (unter 35 °C), die ebenfalls leicht kühlend und antientzündlich wirkt.

Es gibt verschiedene „Ölbäder", im Wesentlichen nach zwei verschiedenen Prinzipien:

- *Emulsionsbäder* sind Zubereitungen, in denen der Lipidanteil emulgiert ist, d. h. in Form von freien Fetttröpfchen in der wässrigen Lösung schwimmt und sich deshalb weniger gut verteilt.
- *Spreitungsölbäder* zeichnen sich dadurch aus, dass sich die Lipide auf Oberflächen homogen verteilen und insbesondere am Ende des Badevorgangs einen Lipidmantel auf der Hautoberfläche bilden.

Wichtig ist, dass die Betroffenen sich nach Baden und Duschen nicht zu vehement mit zu kräftigen

Tabelle 4.**9** Gängige Duschöle und Ölbäder bei atopischem Ekzem.

Name	Hersteller	Inhaltsstoffe
Balneum Hermal	Almirall Hermal	Sojabohnenöl
Balneum Hermal F	Almirall Hermal	Erdnussöl / Paraffin
Balneum Hermal Plus	Almirall Hermal	Sojabohnenöl / Polidocanol
Balmandol Badeöl	Spirig	Mandelöl
Ölbad Cordes	Ichthyol-Gesellschaft	Sojabohnenöl
Eucerin Omega Fettsäuren Ölbad	Beiersdorf	Sojabohnenöl
Oleobal Sensitiv	Pierre Fabre	Sojabohnenöl / Paraffin
Sulfo-Ölbad Cordes	Ichthyol-Gesellschaft	Sojabohnenöl / Schieferöl

Trockentüchern „abrubbeln", sondern vielmehr lediglich die gröbste Feuchtigkeit abtupfen, um dann mit der Basistherapie zu beginnen und die entsprechende Creme oder Salbe in die vorbereitete Haut einziehen zu lassen. Tab. 4.**9** zeigt eine Auswahl von kommerziell erhältlichen Ölbädern bzw. Duschölen.

Kochsalz. Ein weiterer Badezusatz ist Kochsalz, das zusammen mit Öl einen keratolytischen und hautaufweichenden Effekt hat. Es werden Salzkonzentrationen von bis zu 5 % empfohlen. Kochsalzbäder in höheren Konzentrationen, auch unter stärkerem Magnesiumzusatz, sollen die Wirksamkeit einer Badetherapie am Toten Meer nachahmen und werden unter Einschluss einer UV-Behandlung eingesetzt (Dittmar et al. 1999, Ständer 1976) (s. Kapitel 5.6 „Fototherapie").

Basistherapeutische Emollienzien

Die Basistherapie ist wichtig als Grundlage jeder Behandlung eines atopischen Ekzems und soll langfristig durchgeführt werden (Loden et al. 1999a). Im akuten Schub bedarf es jedoch zusätzlicher antientzündlicher Wirkstoffe, meist Glukokortikosteroide, die dann ausschleichend im Sinne einer „Tandem-Therapie" immer weiter durch die Basistherapeutika ohne Kortikosteroidzusatz ersetzt werden. Erfreulicherweise haben die meisten Hersteller von kortikoidhaltigen Externa auch entsprechende „Basistherapeutika" im Angebot, die sich lediglich durch den Wirkstoff unterscheiden und als solches eine gute Kompatibilität erlauben.

Die Mischung der verschiedenen Stoffe in Basistherapeutika ist nicht trivial; nicht alles lässt sich mit allem mischen. Hier ist pharmazeutische Expertise gefragt, da Mischungen auch „brechen" können und dann nicht homogen auf die Haut aufgetragen werden können. Die entsprechenden Inkompatibilitäten der verschiedenen Stoffe sind unbedingt zu berücksichtigen (Gloor und Gehring 2003, Schöpf et al. 1995).

Tab. 4.**10** zeigt eine Auswahl häufig verwendeter Emulsionen (Lotion, Creme, Salbe, Fettsalbe) in der Basistherapie bei atopischem Ekzem.

Tabelle 4.**10** Häufig eingesetzte Basistherapeutika (als Arzneispezialitäten zugelassen bei atopischem Ekzem).

Name	Hersteller
Balneum Hermal Intensiv Lotion	Almirall Hermal
Eucerin trockene Haut 3 %	Beiersdorf
Urea Lotio Eucerin	Beiersdorf
Lipikar Balsam	La Roche-Posay
Lipoderm Lotio	Spirig
Toleriane Riche	La Roche-Posay
Trixera	Avene
Eucerinum Anhydricum	Beiersdorf
Remederm Creme	Widmer
Dermatop Basiscreme / Salbe	Sanofi-Aventis

Topische Zubereitungen mit Zusätzen

Trockenheit der Haut ist ein hervorstechendes Merkmal bei Patienten mit atopischem Ekzem. Deshalb ist die Aufrechterhaltung einer adäquaten Durchfeuchtung der oberen Epidermis entscheidend. Dies erfolgt unter natürlichen Bedingungen durch sog. Feuchthaltefaktoren („Natural Moisturizers"). Derartige kleinmolekulare Stoffe können auch in der Basistherapie eingesetzt werden, was insbesondere für Harnstoff gilt, aber auch Glyzerinzusätze beinhaltet.

Harnstoff und Glyzerin. Harnstoff wird bei verschiedenen Zuständen der Hauttrockenheit oder übermäßigen Verhornung auch als Keratolytikum eingesetzt (Wohlrab 1992, Wilhelm und Scholermann 1998), dabei in Konzentrationen bis zu 20 % und höher. Bei atopischem Ekzem genügen in der Regel 5 %ige Ureakonzentrationen, die auch besser vertragen werden. Insbesondere Kleinkinder empfinden durch Harnstoffzusätze entstehende Irritationen sehr stark und lehnen dann die äußerliche Therapie ab. Glyzerin und Harnstoff in Cremes können die Hydration des Stratum corneum verbessern und dadurch eine Hautschutzwirkung entfalten. Vorsicht ist jedoch geboten bei Anwendung auf bereits verletzter Haut, wo es zu einem kurzfristig brennenden Gefühl kommen kann (Loden et al. 1999b).

Durch Einsatz von Basistherapeutika mit Zusatz von Harnstoff gelingt es, den Verbrauch von antientzündlichen Wirkstoffen, insbesondere Glukokortikosteroiden, signifikant zu senken (Andersson et al. 1999, Gloor et al. 1997).

Weitere Zusätze in Emollienzien. Eine Reihe von Stoffen, die aus galenischen Gründen zugesetzt wird, kann durchaus eigene Wirkungen entfalten, z.B. gegen Juckreiz (s. dort) (Eberlein et al. 2009b, Pflugshaupt 1992).

Neben den Ölbädern und Duschölen ist die Basistherapie mit fetthaltigen Zubereitungen (Emollienzien) entscheidend. Eine bewährte Pflegesalbe (Atopiker-Salbe) zeigt Tab. 4.**11**. Wenn diese Salbe als zu fett empfunden wird, setze ich gerne die altbewährte Unguentum emulsificans aquosum DAB (wasserhaltige hydrophile Salbe) nach dem deutschen Arzneibuch ein. Die Basiscreme der deutschen Pharmakopöe (DAC) und eine lipophile Creme nach Gehring (Gehring und Gloor 1996) sind ebenfalls in Tab. 4.**11** mit ihren Bestandteilen aufgelistet.

Tabelle 4.**11** Fetthaltige Zubereitungen mit Zusätzen für die Basistherapie bei atopischem Ekzem.

Atopiker-Salbe	
• Solutio acidi citrici 0,5 %	30,0
• Glycerini	15,0
• Unguentum Cordes ad	100,0
Basiscreme der deutschen Pharmakopöe (DAC)	
• Glycerinmonostearat	4,0
• Cetylalkohol	6,0
• mittelkettige Triglyzeride	7,5
• Vasilinum album	25,5
• Makrogol (100-Glycerin-Monostearat)	7,5
• Propylenglykol	10,0
• Aqua purificata ad	100,0
Lipophile Creme (nach Gehring)	
• Triglyceroldiisostearat	3,0
• Isopropylpalmitat	2,4
• hydrophobes Basisgel	24,6
• Kaliumsorbat	0,15
• Acidum citricum	0,1
• Magnesiumsulfat-Heptahydrat	0,5
• Glyzerin 85 %	5,0
• Aqua purificata ad	100

Zusammenfassung

Unter dem Stichwort „Basistherapie" sind alle Maßnahmen einzuordnen, die zur Korrektur der gestörten Barrierefunktion beitragen. Dies beinhaltet auch Hautreinigungsmaßnahmen sowie die Applikation rückfettender Substanzen in Form von Duschölen oder Ölbädern. Patienten mit Neurodermitis sind sehr spezifisch und auch im Hinblick auf die Auswahl der basistherapeutischen Maßnahmen individuell zu beraten. Bestimmte Zusätze von sog. Feuchthaltefaktoren (Natural Moisturizers) haben sich bei Erwachsenen bewährt; bei Kindern kann Harnstoff zu stark reizen.

4.4 Praktische Maßnahmen zur Behandlung eines atopischen Ekzems im akuten Schub

Stufenplan. In dem Gesamtmanagement von Patienten mit atopischem Ekzem geht man in Form eines Stufenplanes vor (Abb. 4.**8**), bei dem auf die Akutbehandlung, die Basistherapie der gestörten Hautbarriere sowie die Behandlung chronifizierter Läsionen folgt, an die sich – z. T. bereits parallel – die Ermittlung individueller Provokationsfaktoren (Allergiediagnostik) anschließt (Darsow et al. 2010, Ring et al. 2011, Werfel et al. 2009).

Die Akutmaßnahmen bei einem frischen Schub eines atopischen Ekzems umfassen:

- antientzündliche Behandlung
- Juckreizstillung
- Verhinderung weiterer Hautschäden bzw. Heilung erosiver Areale

Antientzündliche Behandlung. Zur antientzündlichen Behandlung werden im Wesentlichen an erster Stelle Glukokortikosteroide äußerlich eingesetzt (s. Kapitel 5.1 „Glukokortikosteroide"), bedingt auch topische Kalzineurininhibitoren, auch wenn sie in der akuten Phase etwas schwächer

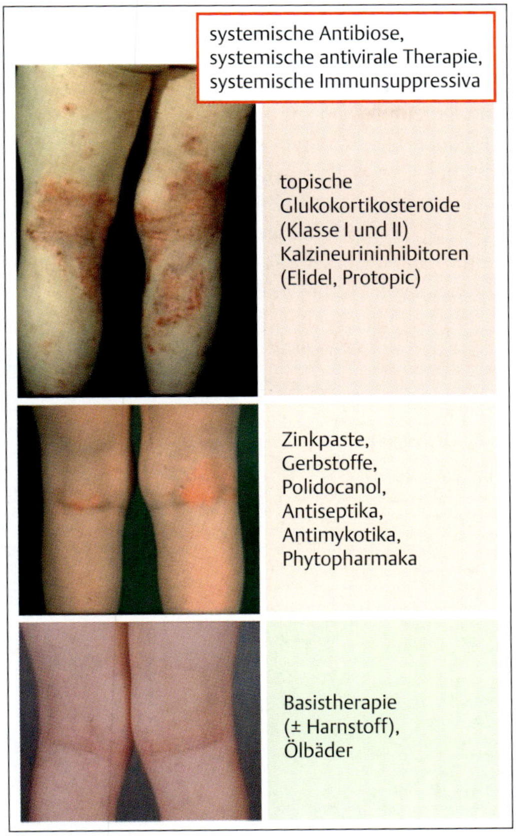

Abb. 4.**8** Stufenplan zur Therapie des atopischen Ekzems.

wirken. Ganz selten ist die systemische Gabe von Glukokortikosteroiden – kurzzeitig! – erforderlich (Heratizadeh et al. 2003). Wichtig ist die richtige Auswahl des Vehikels im Sinne der geeigneten Galenik (s. Kapitel 4.3).

Juckreizstillung. Zur Juckreizstillung werden feuchte Zubereitungen eingesetzt, die jedoch wegen des gleichzeitig austrocknenden Effektes in Verbindung mit Okklusion, z. B. als „fett-feuchte" Verbände, angewandt werden. Dabei kommt eine dick mit Salben getränkte Mulllage mit antientzündlichem oder antiseptischem Wirkstoff auf die Haut und wird von einem Schlauchverband (z. B. Tubifast) bedeckt. Dies ermöglicht erstens eine gewisse Okklusion, die jedoch nicht zu stark ausgeprägt ist, um zu weiterer Exazerbation der Entzündung zu führen, und verhindert zweitens das direkte Kratzen der betroffenen Hautareale, welches eine weitere Verschlechterung herbeiführt. Bei Ganzkörperbefall wird nach dem ähnlichen Prinzip ein „nasser Schlafanzug" eingesetzt. Lauwarme Bäder mit Ölzusatz unterstützen die akute antientzündliche und juckreizstillende Wirkung. Auch Lotio alba hat einen juckreizstillenden Effekt (Müseler et al. 1995).

Die wirkungsvollste juckreizstillende Therapie ist die Gabe von äußerlichen Glukokortikosteroiden. Bei massiv ausgeprägtem Befall und starker Betroffenheit werden auch systemisch verabreichte Antihistaminika, meist mit sedierenden Nebenwirkungen, als intravenöse Infusion eingesetzt (s. Kapitel 5.4 „Antihistaminika"). Die Phase der Akuttherapie mit mittelstarken Glukokortikosteroidexterna in der angegebenen Weise führt in der Regel bei den meisten Patienten schnell zu einer Besserung.

Stationäre Behandlung. Im akuten Schub empfiehlt sich auch eine kurzzeitige stationäre Behandlung, um den Patienten aus dem häuslichen Milieu mit den dort vorherrschenden Allergenexpositionen herauszunehmen.

Wichtig ist, dass sich nach einer Phase der Akutbehandlung die anderen Teile des Stufenplans lückenlos anschließen.

Dosierung. Auch die Menge der applizierten Salbe bzw. Creme ist entscheidend; hier werden viele Fehler gemacht. Es empfiehlt sich, den Patienten zu bitten, die jeweiligen Tuben der verordneten Präparate zum nächsten Besuch mitzubringen. So kann sich der Arzt ein Bild über den tatsächlichen

Tabelle 4.**12** Unterschiedliche Resorption von topisch verabreichten Arzneistoffen an verschiedenen Körperstellen.

Körperregion	**Resorption (im Verhältnis)**
Vorderseite des Unterarms	1
Kopf	5
Gesicht	13
Bauch	2,5
Rücken	2,5
Beine	0,5
Genitalbereich	40

Verbrauch und Einsatz der verordneten Medikamente machen.

Als Hilfestellung kann die sog. „Fingerspitzen-Regel" („Fingertip Rule") gelten: Eine Fingerspitzeneinheit entspricht ungefähr dem Salbenstrang aus einer üblichen Tube (Lochgröße 5 mm Durchmesser), der auf die Fingerkuppe des Zeigefingers eines erwachsenen Menschen passt. Diese Menge entspricht ungefähr 0,5 g Salbe und reicht aus, um eine Fläche von zwei Handflächen eines Erwachsenen zu behandeln.

Beim Einsatz von wirkstoffhaltigen Externa ist zu bedenken, dass die Penetration von Salbenstoffen an verschiedenen Körperarealen sehr unterschiedlich ist (Tab. 4.**12**).

Zusammenfassung

Im akuten Schub ist die Art der Anwendung von antientzündlichen Substanzen, insbesondere Glukokortikosteroiden, in der basistherapeutischen Grundlage entscheidend. Patienten müssen über diese Maßnahmen Bescheid wissen. Die sog. „Fingerspitzenregel" (Fingertip Rule) gibt ein verständliches Maß zum Einsatz der richtigen Mengen von Cremes oder Salben.

5 Spezielle Therapieoptionen und Wirkstoffe in der Behandlung des atopischen Ekzems

5.1 Glukokortikosteroide

Die Einführung von äußerlich anzuwendenden Glukokortikosteroiden in die Dermatologie kann als der größte Fortschritt der Therapie von zahlreichen Hautkrankheiten in der zweiten Hälfte des 20. Jahrhunderts bezeichnet werden (Sulzberger und Witten 1952).

Nur in seltenen Ausnahmefällen ist die systemische Gabe von Glukokortikosteroiden bei atopischem Ekzem notwendig. Fast immer gelingt es, mit den oben angegebenen Akutmaßnahmen (s. Kapitel 4.4) auch schwere Schübe von atopischem Ekzem rasch unter Kontrolle zu bringen.

Auch heute noch – trotz zunehmender Skepsis und kritischer Grundhaltung der Patienten – stehen topische Kortikosteroide im Zentrum der Therapiemaßnahmen bei atopischem Ekzem (Akdis et al. 2006, Darsow et al. 2010, Hoare et al. 2000, Ring et al. 2011, Werfel et al. 2008b und 2009). In der Roten Liste 2009 finden sich unter dem Stichwort „Dermatika/Kortikoide" ca. 300 Einzelspezialitäten in verschiedenen Applikationsformen, darunter ca. 70 Kombinationspräparate mit unterschiedlichen galenischen Charakteristika (ohne Berücksichtigung von systemischen Kortikoiden).

Wirkungen

Die pharmakologische Wirkung von Glukokortikosteroiden ist an bestimmte Molekülstrukturen gebunden (Abb. 5.**1**). Der Einsatz von Halogenatomen (z. B. Fluor) in der Position 9α verstärkt die biologische Aktivität erheblich, ebenso Substitution der Position 6α. Des Weiteren führen Veresterungen oder Azetonid-Bildungen zu einer Vielfalt von äußerlich wirksamen Glukokortikoidpräparaten.

Glukokortikoide weisen zahlreiche Wirkungen auf das Hautorgan auf (Abb. 5.**2**). Dazu wird das Kortikosteroid an einen zytoplasmatischen Rezeptor gebunden, der in den Zellkern eingeschleust wird und dort die Transkription von Messenger-RNA beeinflusst. Dabei üben Steroide sowohl stimulierende als auch inhibierende Wirkungen aus. Der Name kommt von der bekanntesten Wirkung, nämlich der Mobilisierung von Muskelglykogen und Förderung der Neoglukogenese aus Aminosäuren. Am Fettgewebe regen Glukokortikosteroide die Lipolyse an, in verschiedenen Geweben bewirken sie eine Involution in Richtung Atrophie, insbesondere bei lymphatischen Zellen, Knochengewebe sowie in der Haut; diese Effekte sind wahrscheinlich durch eine Hemmung der DNA-Synthese bedingt (Hatz 1998).

Über eine Gestagenwirkung im Sinne eines Progesteroneffektes können nicht zu unterschätzende psychische Alterationen auftreten wie Schlaflosigkeit, Depression, Euphorie und Nervosität.

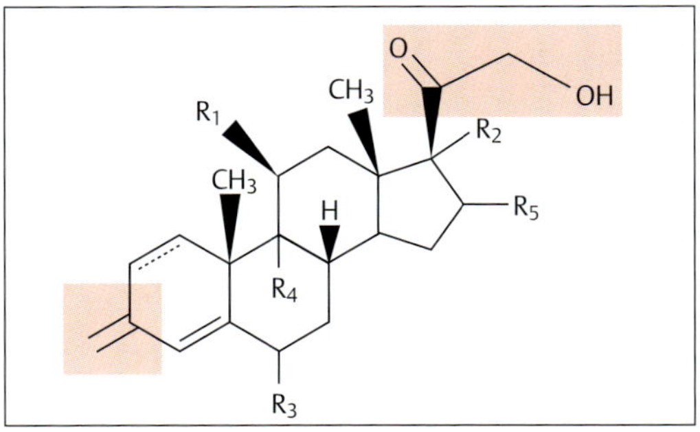

Abb. 5.1 Chemische Struktur von Glukokortikosteroiden.

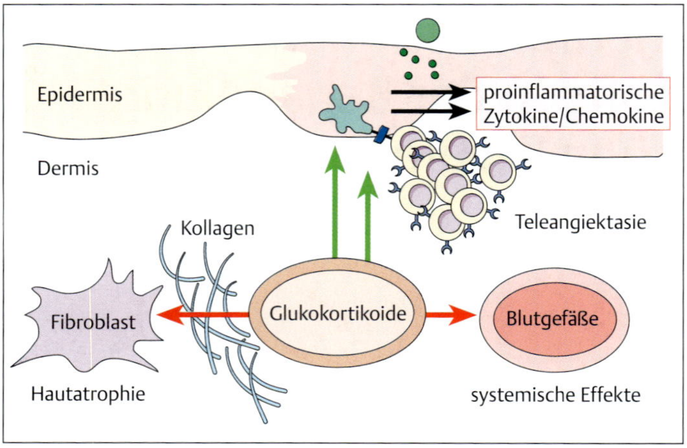

Abb. 5.**2** Effekte von Glukokortikosteroiden auf die Haut mit gleichzeitig damit verbundenen unerwünschten Nebenwirkungen.

Topische Glukokortikosteroide

Nebenwirkungen

Systemische Nebenwirkungen einer Kortikoidtherapie (Tab. 5.**1**) sind bei der Behandlung des atopischen Ekzems extrem selten (Bode 1980), werden jedoch von den Patienten immer wieder als Nebenwirkungen von äußerlich angewendeten Präparaten gefürchtet und geben Anlass zur „Kortikophobie".

Haut. Wichtiger sind die Nebenwirkungen von topischen Glukokortikoiden am Hautorgan (Tab. 5.**2**). Abgesehen von der seltenen Kortisonallergie stehen sie alle in mehr oder weniger direktem Zusammenhang mit der gewünschten pharmakologischen Wirkung der Substanzen. Die

Tabelle 5.**1** Nebenwirkungen einer systemischen Therapie mit Glukokortikosteroiden.

Endokrinologisch	• Diabetes mellitus • katabole Stoffwechsellage • Osteoporose • Lipidanstieg • Elektrolytstörung • Hypophysensuppression (Cushing) • Hypertonie
Gastrointestinal	• peptisches Magen-/Darmgeschwür
Immunsuppression	• Schwächung der Infektabwehr
Neurologisch	• Myopathie (Muskelschwäche) • Neuropathie • Psychische Nebenwirkungen (Verhaltensstörung, Schlaflosigkeit, Nervosität, „Entzugssyndrom")
Ophthalmologisch	• Katarakt • Augeninnendrucksteigerung
Blutgerinnung	• thromboembolische Komplikationen

Tabelle 5.**2** Nebenwirkungen äußerlicher Kortikoidtherapie.

• Striae distensae
• Atrophie (alle Hautschichten), „pseudocicatrices stellaires"
• Embolia cutis (nach i.m. Injektion)
• Erhöhte Lichtempfindlichkeit
• Cutis linearis puntata colli
• Teleangiektasien, Rubeosis steroidica
• Pigmentverschiebungen
• Hypertrichose
• Purpura und Ekchymosen
• Akne
• Haarausfall
• Wundheilungsstörungen
• Periorale Rosacea-artige Dermatitis
• Granuloma gluteale infantum (Abb. 5.**4**)
• Kontaktallergie

Störung der ostiofollikulären Verhornung führt zur Bildung von Komedonen und zur Steroidakne. Die Hemmung der Proliferation und Regeneration von Epidermis führt zur Atrophie, die Degeneration von Kollagen und elastischem Bindegewebe zur „senilen Elastose" und zur Bildung von Teleangiektasien, Purpura und Ekchymosen sowie Striae distensae (Schwangerschaftsstreifen) (Tab. 5.**2** u. Abb. 5.**3**).

Periorale Rosacea-artige Dermatitis. Ein Sonderfall von Nebenwirkungen der topischen Kortikoidtherapie ist die sog. periorale Rosacea-artige Dermatitis, die nach Anwendung von hauptsächlich halogenierten Glukokortikoidexterna und – häufig bei Atopikern – meist im Gesicht auftritt und sich mit feinen, spitzkegeligen Papeln und Rötungen manifestiert (Abb. 5.**5**). Anlass zur Kortikoidbehandlung war oft eine nicht mehr erinnerliche Missempfindung. Der antientzündliche

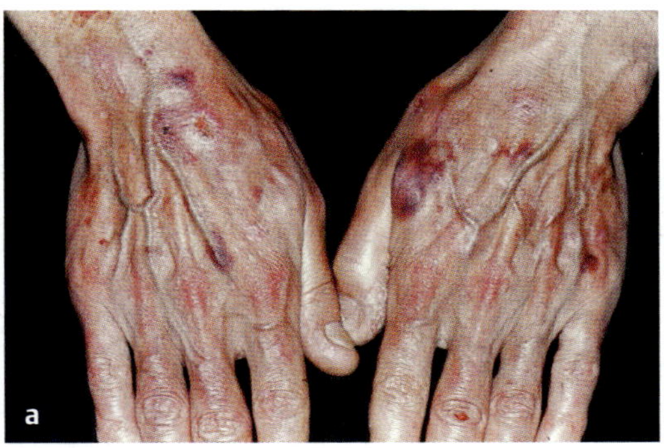

Abb. 5.**3** Wichtige Nebenwirkungen topischer Glukokortikosteroide an der Haut.
a Atrophie der Haut durch Kortikoide bei atopischem Ekzem.
b Kortikoderm durch Glukokortikoideinsatz bei atopischem Ekzem.
c Striae distensae durch topische Kortisonanwendung.

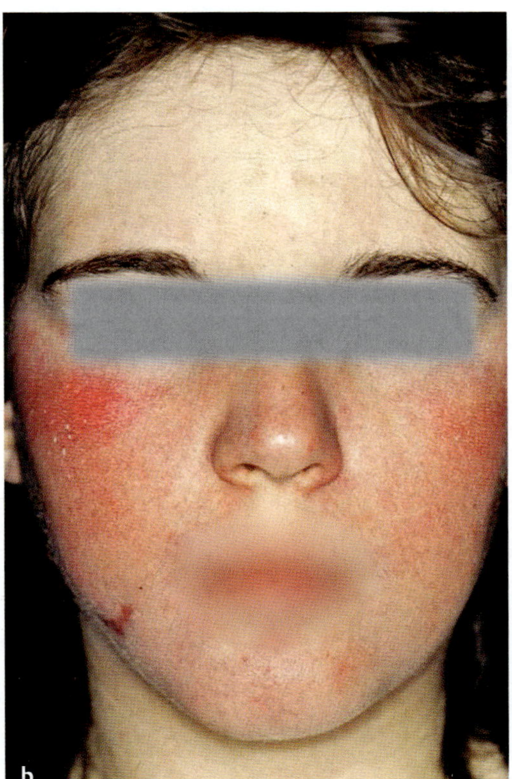

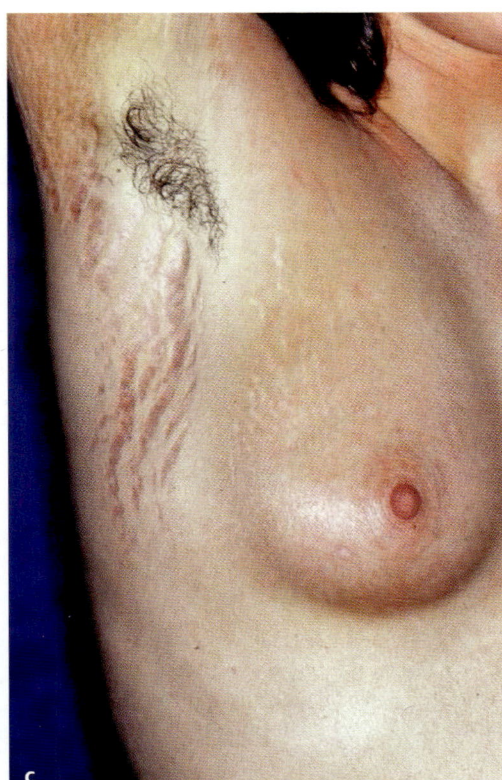

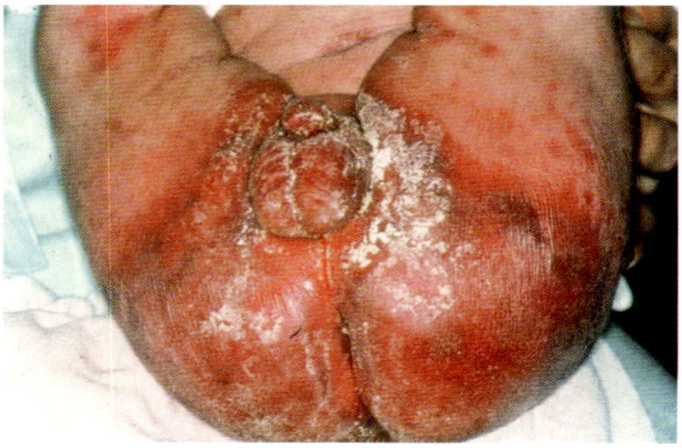

Abb. 5.**4** Granuloma gluteale infantum bei atopischem Ekzem.

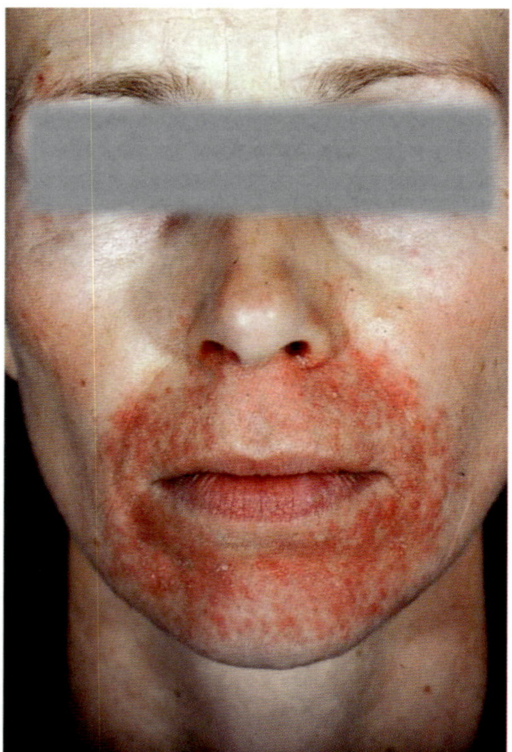

Abb. 5.**5** Periorale Rosazea-artige Dermatitis bei atopischem Ekzem.

Effekt führte dann tatsächlich immer wieder zu einer Besserung, sodass der Patient oft den Kausalzusammenhang nicht erkennt oder nicht einsehen will. Ich versuche, meinen Patienten – nicht ganz wissenschaftlich – den Zusammenhang so zu erklären: „Ihre Haut wird süchtig nach Kortison; wir müssen einen Entzug vornehmen!" (Abb. 5.**6**).

Lipodystrophie. Zu erwähnen sind die äußerst unangenehmen Lipodystrophiereaktionen nach intramuskulärer Injektion von Kortikoidkristallsuspensionen, die auch zur Muskelatrophie führen können (Abb. 5.**7**).

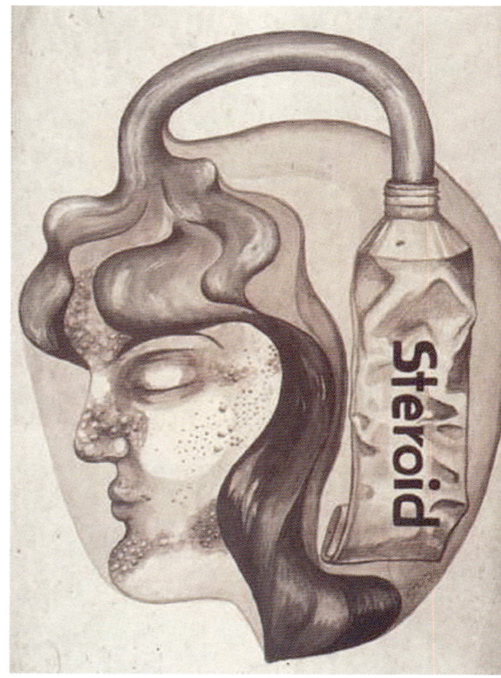

Abb. 5.**6** Darstellung des „Suchtgeschehens" zwischen topischer Steroidapplikation im Gesicht und Entstehung der Rosazea-artigen Dermatitis (mit freundlicher Genehmigung von S. Pfeffer und Urban & Vogel).

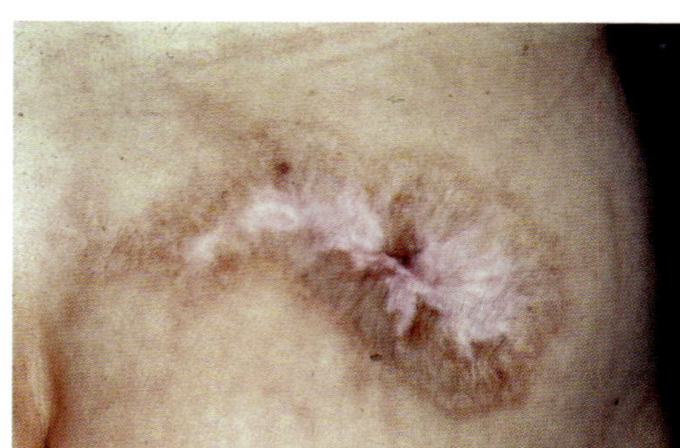

Abb. 5.**7** Lipatrophie nach Kortisoninjektion i. m.

Wirkstärken, Galenik und Dosierung

Wirkstärken. Beim Einsatz topischer Glukokortikosteroide sind die unterschiedlichen Wirkstärken zu berücksichtigen, die von verschiedenen Autoren unterschiedlich bewertet werden. Tab. 5.**3** zeigt eine persönliche willkürliche Einteilung für den praktischen Gebrauch. Nach unserer Erfahrung benötigen wir beim atopischen Ekzem fast nur Produkte aus der Gruppe I und II.

Anwendung. Noch wichtiger als die Auswahl des Wirkstoffes ist die Auswahl der geeigneten Galenik, wie sie oben dargelegt wurde (Kapitel 4.3 „Basistherapie"). In der Akutphase können Kortikoidexterna zweimal täglich aufgetragen werden, später genügt die einmal tägliche Applikation (Turpenen 1991). In der akuten Phase hat sich die fett-feuchte Applikation („wet wraps") bewährt (Devillers et al. 2002, Hindley et al. 2006, Schnopp et al. 2002). Bei hartnäckigen chronifizierten, lichenifizierten Hautarealen kann eine Okklusivbehandlung notwendig werden. Vorsicht ist geboten bei der Applikation von Glukokortikosteroidexterna in intertriginösen Räumen (Achseln, Genitalbereich) wegen schneller auftretender Nebenwirkungen (z. B. Striae distensae) (Furue et al. 2003)!

Tabelle 5.**3** Stärkegrade topischer Glukokortikosteroide (GKS) im Hinblick auf Nebenwirkungen (Quelle: Ring 2005).

Klasse	Substanzen
I (nicht halogenierte GKS)	Hydrocortison, Hydrocortisonbutyrat, Hydrocortisonacetat, Desonid, Methylprednisolonaceponat, Prednisolon, Prednicarbat
II (schwach fluorierte GKS)	Fluocortinbutylester, Clobetasonbutyrat, Fluticasonpropionat, Mometasonfuroat
III (mittelstarke GKS)	Betamethasonvalerat, Triamcinolonacetonid, Flumethasonpivalat, Fluocortolon, Dexamethason
IV (starke GKS)	Betamethasondipropionat, Fluocinolonacetonid, Diflucortolonvalerat
V (sehr starke GKS)	Fluocinonid, Halcinonid, Clobetasolpropionat

Ausschleichen. Eine Kortikoidtherapie sollte nicht abrupt abgebrochen werden, da es zu einem Aufflammen der Hauterkrankung („Rebound"-Phänomen) kommen kann. Eine langsame Dosisreduktion durch Ausschleichen ist vorzuziehen. Dabei kann entweder die Wirkstärke des Kortikoids gesenkt werden oder die Applikationshäufigkeit. Wir bevorzugen eine „Tandem-Therapie" mit Basisbehandlung und zunehmend seltenerer Kortikoidapplikation (z. B. nur noch 4 Wochentage gegenüber 3 Tagen mit ausschließlicher Basistherapie, danach 3 versus 4, bis hin zu 2-mal wöchentlich), was über längere Zeiträume fortgeführt werden kann und als „Prophylaxe" zur Verhinderung neuer Schübe betrachtet werden kann (Berth-Jones et al. 2003, Hanifin et al. 2002, Peserico et al. 2008). Ähnliche Therapieprinzipien sind auch für topische Kalzineurininhibitoren beschrieben worden (s. Kapitel 5.2). Für diese Tandem-Therapie haben sich die „kortikoidfreien" Basistherapeutika der entsprechenden Glukokortikoidhersteller bewährt.

Kombinationspräparate. Gegenüber den zahlreichen Kombinationspräparaten von Glukokortikoidexterna mit Antibiotika oder Antimykotika ist eine kritische Haltung zu empfehlen. Nur vereinzelt kann eine solche Kombination sinnvoll sein.

Für Spezialrezepturen (Magistralrezeptur) mit individueller Mischung verschiedener Wirkstoffe muss die galenische Verträglichkeit gewährleistet sein, sonst kommt es zur Instabilität der Emulsionen mit entsprechendem Wirkungsverlust.

Zusammenfassung

Die Einführung von Glukokortikosteroiden in der Dermatologie kann als größter Therapiefortschritt in der zweiten Hälfte des zwanzigsten Jahrhunderts bezeichnet werden (Abb. 5.**8**). Fast nie ist die systemische Gabe von Kortikoiden notwendig. In der Auswahl der Wirkstoffe ist auf die Stärke der topischen Zubereitung zu achten. Beim atopischen Ekzem sind fast nie starke oder sehr starke Kortikoide notwendig. Die Applikation von topischen Kortikoiden in der richtigen Grundlage soll zeitlich begrenzt sein und als „Tandem-Therapie" oder langsam ausschleichend erfolgen. Proaktive Strategien mit 1- bis 2-mal wöchentlicher Applikation haben sich in der Langzeitbehandlung bewährt.

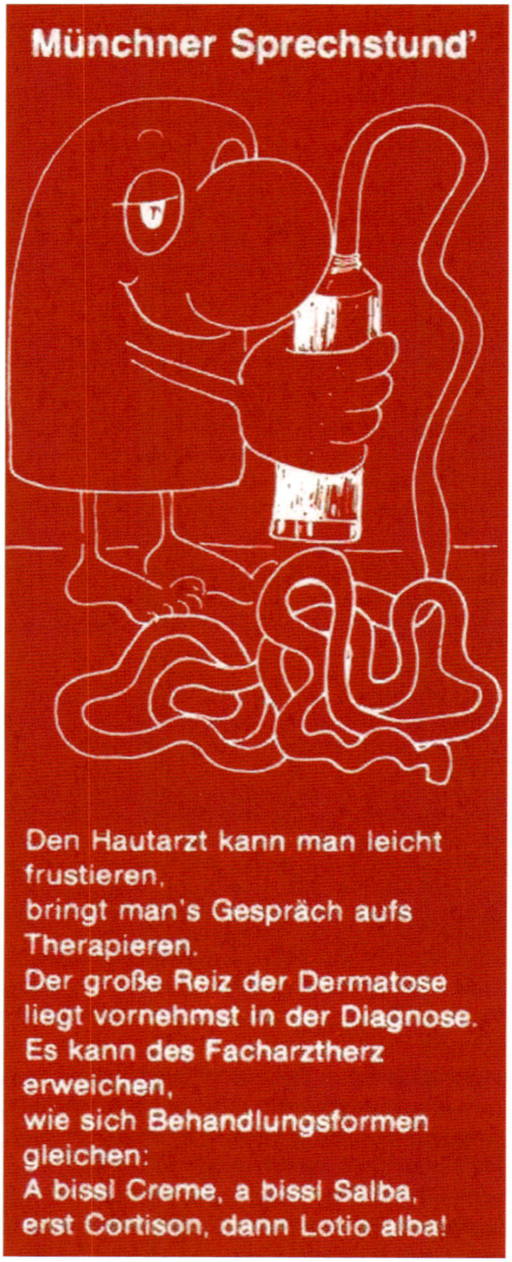
Münchner Sprechstund'
Den Hautarzt kann man leicht frustieren,
bringt man's Gespräch aufs Therapieren.
Der große Reiz der Dermatose
liegt vornehmst in der Diagnose.
Es kann des Facharztherz erweichen,
wie sich Behandlungsformen gleichen:
A bissl Creme, a bissl Salba,
erst Cortison, dann Lotio alba!

Abb. 5.**8** Satirische Darstellung der Begrenztheit der dermatologischen Therapie auf Glukokortikosteriode aus „Münchener Sprechstunde" der Münchener Medizinischen Wochenschrift (mit freundlicher Genehmigung von S. Pfeffer und Urban & Vogel).

Die wichtigsten Nebenwirkungen der äußerlichen Kortisontherapie umfassen verschiedene Formen der Hautatrophie sowie das häufige Krankheitsbild der perioralen Rosacea-artigen Dermatitis, die insbesondere bei jungen Frauen nach Kortikoidbehandlungen im Gesicht auftritt.

5.2 Topische Kalzineurininhibitoren

Ein großer Fortschritt der spezifischen antientzündlichen Behandlung des atopischen Ekzems ist in der Entwicklung von topischen Kalzineurininhibitoren (TCI) zu sehen, die seit den 90er Jahren verfügbar sind. Derzeit stehen zwei topische Kalzineurininhibitoren zur Verfügung, nämlich das aus dem Pilz Streptomyces tsukubaensis gewonnene Tacrolimus (Protopic) und das semisynthetische Askomycinderivat Pimecrolimus (Elidel). Die beiden Stoffe werden auch als Makrolactame bezeichnet, weil sie in ihrer chemischen Struktur Ähnlichkeit mit Makrolidantibiotika besitzen (Abb. 5.**9**).

Wirkungen und Anwendung

TCI wirken ähnlich wie Cyclosporin A (s. Kapitel 5.8, S. 146) hemmend auf T-Zellen, indem sie an das zytosolische Immunophillin (FK506-bindendes Protein genannt) binden und die Kalzineurinphosphatase hemmen (Abb. 5.**10**). Dadurch kommt es zu einer Inhibition der Signaltransduktion und Transkription von verschiedenen proinflammatorischen Zytokinen (Bornhövd et al. 2000, Wollenberg et al. 2001) sowie Hemmung von anderen Entzündungszellen wie Mastzellen oder basophilen Leukozyten. Im Gegensatz zu Glukokortikosteroiden hemmen die TCI nicht die Proliferation von Keratinozyten oder Fibroblasten, d. h. sie haben keine atrophisierenden Nebenwirkungen (Reitamo et al. 1998).

Zusätzlich zu den antiinflammatorischen Effekten scheinen TCI auch eine direkte Wirkung auf Hautnerven zu besitzen, die sich in einer starken antipruriginösen Wirksamkeit unabhängig von der antientzündlichen Wirkung äußert (Meingassner et al. 1997, Stuetz et al. 2001).

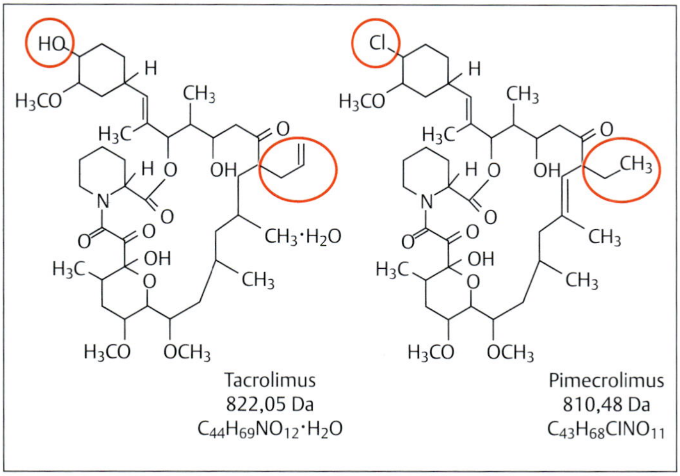

Abb. 5.**9** Strukturformeln von Tacrolimus und Pimecrolimus.

Tacrolimus ist bei Transplantatempfängern auch systemisch im Einsatz. Neue Entwicklungen sind in Rapamycin (Sirolimus) sowie Everolimus zu sehen. Sie wirken anders als TCI, indem sie sich an ein zytosolisches Protein mTOR („molecular target of rapamycin") binden und nach Eintritt in den Zellkern immunsuppressive Wirkungen entfalten (Abb. 5.**10**).

Atopisches Ekzem. Zahlreiche Studien sind zur Wirksamkeit von Tacrolimus und Pimecrolimus bei atopischem Ekzem durchgeführt worden (Pal-

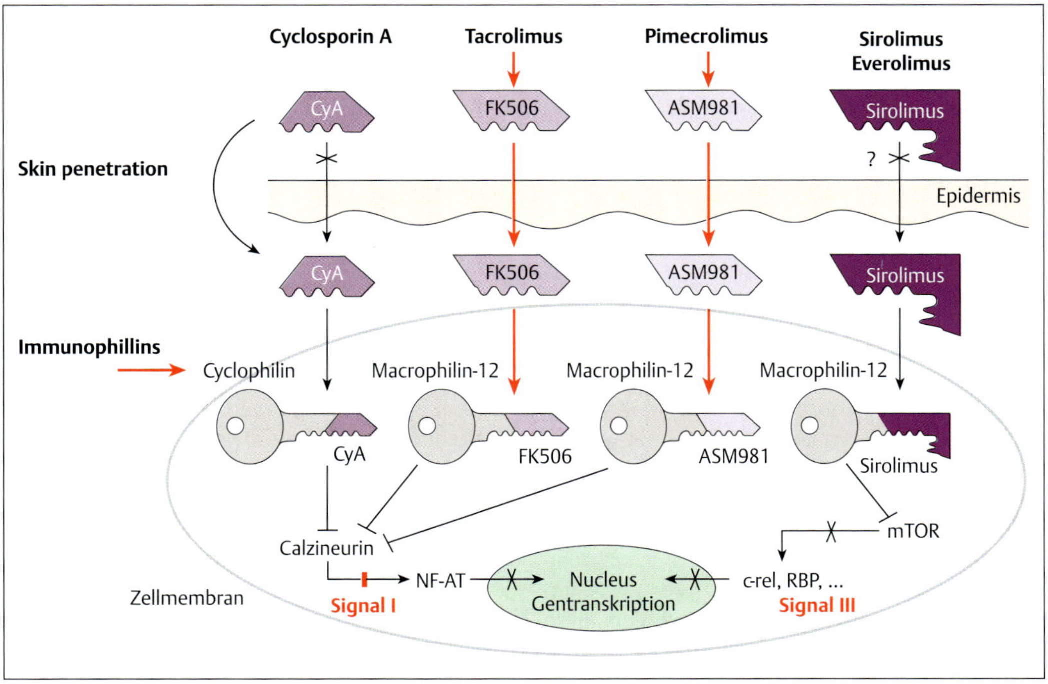

Abb. 5.**10** Wirkungsmechanismus von Kalzineurininhibitoren und mTOR-Antagonisten (Quelle: Bornhövd et al. 2001).

ler et al. 2001 und 2005, Reitamo et al. 2002, 2003, 2005 und 2007, Ruzicka et al. 1997). Sie sind signifikant wirksam im Vergleich zu Basistherapeutika, wobei Tacrolimus etwas stärker zu wirken scheint als Pimecrolimus (Paller et al. 2005). Insgesamt ist die Wirkung vergleichbar mit milden topischen Glukokortikosteroidexterna der Klassen I und II. Tacrolimus ist in zwei Konzentrationen (0,01% und 0,03%) in einer relativ fetten Grundlage als Salbe erhältlich (Protopic). Pimecrolimus steht als 1%ige Creme zur Verfügung.

Anwendung. Für die praktische Anwendung von TCI hat sich ein ähnliches Vorgehen wie bei Glukokortikosteroiden bewährt. Man versucht, sie langsam auszuschleichen: von der zweimal täglichen Applikation auf einmal täglich und schließlich im Sinne einer Intervalltherapie bis auf zweimal wöchentlich, was über längere Zeiträume hin durchgeführt werden kann und zu einer Verhinderung neuer „Schübe" von Ekzemen führen kann. Für diese „proaktive" Behandlung ist Tacrolimus speziell zugelassen (Wollenberg et al. 2008).

Leider sind die beiden Präparate erst für Kinder ab 2 Jahren zugelassen, obwohl sie nach Meinung vieler Experten gerade im Säuglingsalter und bei Betroffenheit des Gesichts hervorragend wirken und ein geringeres Nebenwirkungsprofil besitzen als Glukokortikosteroide (Eichenfield et al. 2002, Lubbe 2003).

Nebenwirkungen

Vom Nebenwirkungsprofil her haben TCI Vorteile gegenüber Glukokortikosteroiden, da sie die meisten der bekannten äußerlichen Kortisonnebenwirkungen nicht aufweisen. Sie können sogar sehr gut bei der perioralen Rosacea-artigen Dermatitis oder bei Pityriasis alba eingesetzt werden (Rigopoulos et al. 2006).

Akute Nebenwirkungen bestehen in brennenden Gefühlen bei erster Applikation – etwas häufiger bei Tacrolimus –, die jedoch meist nur während der ersten Tage der Therapie auftreten und dann abklingen. Bei einigen Patienten werden diese brennenden Missempfindungen durch gleichzeitigen Alkoholgenuss deutlich verstärkt, ohne dass der Mechanismus dieser Reaktion eindeutig geklärt wäre (Milingou et al. 2004).

Im Gegensatz zu topischen Kortikosteroiden führen TCI nicht zu einer Depletion von Langerhans-Zellen in der Epidermis, damit auch zu einer geringeren Beeinflussung der lokalen Immunreaktion. So zeigte die Therapie mit TCI bei Kindern keine hemmenden Effekte auf die gewünschte Antikörperbildung nach Impfung (Diphtherie, Tetanus, Masern oder Röteln bzw. Pneumokokken). Auch ergibt sich kein erhöhtes Risiko von Hautinfektionen durch topische Applikation von Kalzineurininhibitoren (Kapp et al. 2002, Meurer et al. 2002 und 2004, Ring et al. 2009, Wahn et al. 2002).

Bei sachgerechter Applikation von TCI ist die *perkutane Absorption* so gut wie zu vernachlässigen. Wenn überhaupt Blutspiegel nachweisbar waren, lagen sie unter 1 µg/ml bei einer Messbestimmungsgrenze von 0,5 µg/ml. Vorsicht scheint jedoch bei Patienten mit dem seltenen Netherton-Syndrom geboten zu sein, da sich hier höhere perkutane Absorptionsraten von Tacrolimus fanden (Reitamo 2001, Undre et al. 2009).

Eine große Sorge bei der Anwendung von TCI war das *Risiko einer Krebsentstehung,* das aufgrund theoretischer Überlegungen von der FDA (Food and Drug Administration) der USA im Frühjahr 2005 als Warnhinweis („black box warning") in die Produktinformationen der genannten Arzneimittel aufgenommen werden sollte. Wesentliche Grundlage für diese Entscheidung war eine tierexperimentelle Studie an haarlosen Mäusen mit bekannter gesteigerter Lichtempfindlichkeit und Prüfung einer möglichen Fotokarzinogenität, die für höhere (nicht im Handel befindliche) Tacrolimus-Konzentrationen als verkürzte Zeit bis zum Auftreten nicht näher definierter Hauttumoren gefunden wurde (Ring et al. 2005, 2008). Auch wenn dieses Modell äußerst umstritten ist und die Studie bislang nicht durch andere Modelle reproduziert und genauer spezifiziert werden konnte, haben die meisten Fachgremien die Empfehlung ausgesprochen, eine übermäßige UV-Exposition während einer Behandlung mit topischen Kalzineurininhibitoren, aber auch Glukokortikosteroiden, zu vermeiden.

In groß angelegten klinischen Studien der Langzeitbeobachtung von Patienten, die mit TCI behandelt wurden, zeigten sich *keine erhöhten Inzidenzen* von Malignomen, weder von Lymphomen noch von Melanom oder weißem Hautkrebs (Arellano et al. 2007). In einigen Studien wurde sogar eine verminderte Prävalenz von Hautkrebs bei Patienten unter TCI-Behandlung beobachtet, die möglicherweise auf den verbesserten Sonnenschutz bei dieser Patientengruppe zurückzuführen ist (Luger et al. 2005, Ring et al. 2005).

Zusammenfassung

Ein großer Fortschritt in der spezifischen antientzündlichen Behandlung des atopischen Ekzems war die Einführung der topischen Kalzineurininhibitoren Tacrolimus und Pimecrolimus, die keine atrophisierenden Nebenwirkungen aufweisen und zusätzlich antipruriginöse Wirksamkeit entfalten. TCI sind insbesondere in der Ekzembehandlung von Problemarealen (z. B. Gesicht) hilfreich. Sie sind etwas schwächer wirksam als topische Glukokortikosteroide. TCI können im proaktiven Einsatz in der Langzeitbehandlung zur Verhinderung neuer Schübe beitragen.

5.3 Antimikrobielle Therapie

Eines der pathophysiologischen Charakteristika mit praktischer klinischer Relevanz ist die hohe Dichte von bakterieller sowie sonstiger mikrobieller Besiedlung der Hautoberfläche bei Patienten mit atopischem Ekzem (s. Kapitel 3.4 „Rolle von Infektion und mikrobiellen Faktoren"). Neben der akuten Superinfektion (z.B. impetiginisiertes Ekzem, Eczema herpeticatum) ist auch die reine Kolonisation der Hautoberfläche von pathogener Bedeutung, trägt sie doch durch verschiedene Mechanismen zur Erhaltung von krankmachenden Immunreaktionen bei.

In der Behandlung ist zwischen allgemeiner antiseptischer Therapie sowie spezifischer antimikrobieller Therapie durch Antibiotika, Antimykotika oder Virostatika zu unterscheiden.

Antiseptika

Antiseptika sind Substanzen, die allgemein Mikroben abtöten, zur Inaktivierung oder deren Entfernung beitragen; sie gehören zu chemisch ganz unterschiedlichen Wirkstoffklassen.

Antiseptische Wirkstoffe

Im Folgenden sollen die einzelnen antiseptischen Wirkstoffe (Tab. 5.**4**) kurz besprochen werden.

Chlorhexidin ist ein kationisches Bis-Biguanid mit einem relativ geringen Sensibilisierungspotenzial, das in 1 %iger Lösung als Chlorhexidin-Digluconat gute Effekte zeigt. Es eignet sich besonders für den Einsatz in intertriginösen Räumen (Stalder et al. 1992).

Povidon-Jod kommt für den großflächigen Einsatz bei einem Ekzem eher selten in Frage, eignet sich jedoch zur kleinflächigen Behandlung von erosiven Arealen.

Triclosan ist in vitro gegen S. aureus, Klebsiella- und Proteus-Spezies wirksam und hat auch antimykotische Aktivität. Es hat leicht antibiotische Wirkungen, die u.U. zur Resistenzentwicklung Anlass geben können. Triclosan lässt sich gut in Wasser-Öl-Emulsionen einbringen und besitzt auch antientzündliche Effekte. Es eignet sich für eine Langzeittherapie in Verbindung mit geeigneten Basistherapeutika (s. Kapitel 4.3 „Basistherapie der gestörten Hautbarrierefunktion").

Polyhexanid stellt eine polymerisierte Form von Chlorhexidin dar, die ursprünglich als Oberflächendesinfiziens für die Lebensmittelindustrie entwickelt wurde. Seine antimikrobielle Wirkung beruht auf Membranzerstörung und Denaturierung von Mikrobenproteinen. Es wird zur Antisepsis bei Wundbehandlung eingesetzt, seltene Fälle von Allergien wurden berichtet. Es ist auch gegen Methicillin-resistente Staphylococcus aureus (MRSA) wirksam.

Octenidin wird gerne zur Desinfektion in der Chirurgie sowie als antiseptische Mundreinigung mit guter Verträglichkeit eingesetzt. Es ist bislang nur als Lösung erhältlich.

Farbstoffe sind seit vielen Jahrzehnten in der topischen antimikrobiellen Therapie bewährt; die meisten stellen Triphenylmethan-Farbstoffe mit breiter antimikrobieller Aktivität dar (Brockow et al. 1999b). Wegen Schwierigkeiten, größere Mengen in adäquater Reinheit herzustellen, werden Farbstoffe von den Herstellern oft nicht mehr geliefert. Am häufigsten eingesetzt wird Gentianaviolett (Kristallviolett, Pyoktanin), wobei in intertriginösen Räumen eine niedrigere Konzentration (0,1–0,5 %) zu verwenden ist. Ein Nachteil ist die Farbgebung auf Haut und Textilien, die mit dem Patienten vorher besprochen werden muss.

Tabelle 5.**4** Antiseptika in der Behandlung von atopischem Ekzem.

Wirksubstanz	Chemische Natur	Charakteristika
Chlorhexidin	Biguanid	antibakteriell, geringe Toxizität
Povidon-Jod (z. B. Betaisodona)	PVP-Jod-Komplex	geringe Allergisierungsneigung, Einschränkung bei Schilddrüsenerkrankungen
Triclosan	Trichloro-Hydroxy-Diphenyl-Ether	gute antibakterielle Wirkung, wenig Irritation und Toxizität
Polyhexanid	Polyhexamethylenbiguanid	auch gegen MRSA wirksam, nur als Lösung und Gel erhältlich
Octenidin (z. B. Octenisept)	Octenidindihydrochlorid	auch gegen MRSA, gute Schleimhautverträglichkeit, nur lösliche Präparate
Farbstoffe Kristallviolett (z. B. Gentianaviolett)	Methylrosaniliniumchlorid und Paradimethylamino-triphenylmethan, Pyoktanin	irritative Wirkung bei höheren Konzentrationen (> 1 %), starke Farbeffekte
Clioquinol (z. B. Vioform)	Jodhydroxyquinolin	gut in Kombination mit topischen Steroiden, gelbe Farbgebung, leichtes Allergierisiko
Essenzielle Öle, z. B. Teebaum (Melaleuca alternifolia)	Farnesol	gute antimikrobielle Wirkung, hohe Allergenität
Kaliumpermanganat	$KMnO_4$	oxidative Wirkung, in Vollbädern, Farbeffekte
Silber	Silberionen	Breitspektrumantiseptikum, geringe Allergieneigung, in Textilien eingewebt

Clioquinol hat sich hervorragend bewährt in Kombination mit topischen Glukokortikosteroiden, insbesondere in Kombination mit einer Farbstofftherapie bei nummulären Varianten von Ekzemen.

Essenzielle Öle finden in der Laienpresse hohe Popularität. Tatsächlich enthalten sie natürlicherweise vorkommende antimikrobielle Wirkstoffe mit auch antientzündlichen Eigenschaften. Leider besteht ein relativ hohes Allergisierungspotenzial, insbesondere für Teebaumöl (Melaleuca alternifolia).

Silbernitrat wird seit vielen Jahrzehnten in der Wundbehandlung, in hoher Verdünnung auch zur Antisepsis eingesetzt.

Silberbeschichtete Textilien

Eine Neuentwicklung stellen die silberbeladenen Textilfasern dar, wobei der Textilstoff als „Pharmakon“ wirkt. Wir selbst haben in einer kontrollierten Studie Silbertextilien bei atopischem Ekzem eingesetzt und konnten eine signifikante Reduktion der Kolonisation der Haut mit S. aureus zusammen mit einer deutlichen Verbesserung des atopischen Ekzems ohne weitere Therapiemaßnahmen beobachten (Gauger et al. 2003).

Silberionen haben ein breites Spektrum antiseptischer Eigenschaften und führen nicht zur Resistenzentwicklung, Allergien gegen Silber sind nahezu unbekannt. Ein noch nicht ganz gelöstes Problem ist die eventuelle Resorption von Silberionen bei entzündlich veränderter Haut. Der Tragekomfort der Silberwäsche (Padycare) wird von den Patienten sehr gut eingeschätzt (Gauger et al. 2006) (Abb. 5.**11**).

Andere antiseptische Strategien. Neben Silberionen werden auch andere Antiseptika bzw. Detergenzien an Textilfasern gebunden, um so antimikrobiell wirkende Textilien herzustellen (z. B. Benzalkoniumchlorid [Aegis]) (Schnopp und Ring 2003).

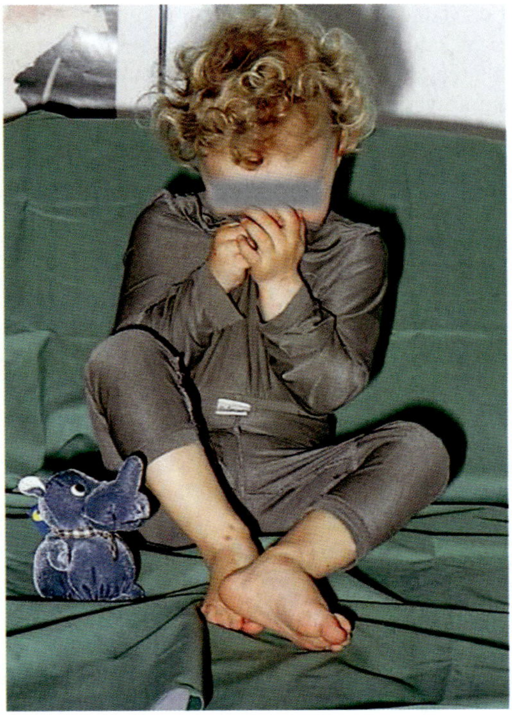

Abb. 5.**11** Kind mit Silberwäsche.

Antibiotische Therapie

Systemische antibiotische Therapie

Wenn es sich nur um eine Kolonisation der Hautoberfläche handelt, also keine klinischen Zeichen einer Infektion vorliegen, besteht keine Indikation für eine systemische antibiotische Therapie (Werfel et al. 2009). Bei impetiginisierten Ekzemen, insbesondere mit großflächigerer Ausprägung, hat sich eine kurzzeitige systemische Antibiose insbesondere mit Cephalosporinen neuerer Generationen (Cefuroxim, Cefadroxil, Cefotiam) oder penizillinaseresistenten Penizillinen (Oxacillin, Flucloxacillin, Dicloxacillin) bewährt (Boguniewicz et al. 2001, Ewing et al. 1998, Weinberg et al. 1992). Bei nicht selten vorliegender Penizillinallergie sind Makrolide oder bei entsprechender Resistenz Gyrasehemmer oder Clindamycin einzusetzen.

Topische antibiotische Therapie

Eine topische antibiotische Therapie ist mit dem Problem der Resistenzentwicklung behaftet und muss deshalb wohl überlegt sein. Zuerst sollten antiseptische Maßnahmen erschöpft sein. Auch besteht die Gefahr einer Kontaktsensibilisierung, insbesondere für Neomycin, Tetrazykline oder Polymyxin (Wilkinson 1998).

Wenn topische Antibiotika erwünscht sind, ist *Fusidinsäure* eine Substanz der Wahl; sie hemmt Staphylokokken bereits in geringen Konzentrationen und ist auch gegen MRSA wirksam (Hjorth et al. 1985, Ramsay et al. 1996). Leider beobachtet man eine zunehmende Resistenzentwicklung auch gegen Fusidinsäure. Bei impetiginisierten Arealen, insbesondere im Gesicht, kann eine Kombination von Fusidinsäure (Fucidine) mit topischen Glukokortikosteroiden eingesetzt werden.

Mupirocin (Turixin-Salbe) ist als Nasensalbe erhältlich und geeignet bei Keimträgern Staphylococcus aureus im Nasenraum zu eliminieren. Es wird zur Prophylaxe eingesetzt (Lever et al. 1988).

Allgemein gilt über Kombinationen von topischen Glukokortikosteroiden mit topischen Antibiotika die Erfahrung, dass der antibiotische Zusatz wenig zusätzliche Effekte bringt; die meisten diesbezüglichen klinischen Studien haben keine Überlegenheit der Kombinationspräparate gegenüber dem reinen Glukokortikosteroid gebracht (Korting 1995, Leung 2003).

Bei impetiginisierten Ekzemen ist die *Applikation der topischen Therapeutika* entscheidend. Es empfiehlt sich das Vorgehen mit „fett-feuchten" Verbänden (s. Kapitel 4.4 „Praktische Maßnahmen zur Behandlung eines atopischen Ekzems im akuten Schub"). Hierzu wird z. B. ein antiseptischer Wirkstoff wie Polyhexanid 0,2 % oder Chlorhexidin 0,5 % auf angefeuchtete Verbandsmaterialien gegeben. Diese werden auf ein bereits mit Salbe (Basis- oder Kortikoid) vorbehandeltes Hautareal gelegt und durch einen industriell gefertigten Schlauchverband (Tubifast) befestigt; darüber wird ein zweiter trockener Verband angebracht. Die Wirkstoffe sollen einige Stunden einwirken, die Verbände nachbefeuchtet werden (Abeck und Ring 2002).

Antimykotische Therapie

Nicht selten findet sich eine starke Kolonisation der seborrhoischen Hautareale von Patienten mit atopischem Ekzem mit der opportunistischen Hefe *Malassezia furfur oder sympodialis*, insbesondere bei der sog. „Head-and-Neck"-Dermatitis. Eine Therapie mit Antimykotika, z. B. Ketoconazol, aber auch Ciclopiroxolamin, ist hier oft wirksam und führt zu einer Besserung der ekzematösen Hautveränderungen (Broberg und Faergemann 1995, Mayser et al. 2006, Scheynius et al. 2002). Selten ist eine systemische antimykotische Therapie indiziert. Einige Autoren empfehlen eine kombinierte antimykotische und antibakterielle Therapie bei allen Formen von schwerem atopischem Ekzem.

Selbstverständlich müssen Superinfektionen mit *Candida albicans* (insbesondere in intertriginösen Räumen) oder *Dermatophyten* (Trichophyton) entsprechend antimykotisch behandelt werden.

Antivirale Therapie

Eine *Herpes-simplex-Virus-Infektion* kann bei atopischem Ekzem zum gefürchteten Eczema herpeticatum führen (s. Kapitel 3.4, Abschnitt „Herpes-simplex-Virus"). Hier ist eine systemische virustatische Therapie, am besten mit intravenösem Aciclovir – 5 mg/m^2 bzw. 15 mg/kg Körpergewicht 3 × tgl. – die Methode der Wahl. Bei Rezidiv empfiehlt sich eine Langzeitprophylaxe mit Valaciclovir.

Infektionen mit *Molluscum contagiosum* sind beim atopischen Ekzem nicht selten und können erhebliche Ausmaße annehmen und insbesondere bei Befall spezieller Lokalisationen (Genitalbereich) sehr schwer zu behandeln sein. Vorsichtige Abtragung oder Kryotherapie sind die am häufigsten eingesetzten Behandlungsmethoden.

Impfungen und atopisches Ekzem

Prinzipiell wird immer wieder die Frage aufgeworfen, ob Patienten mit atopischem Ekzem geimpft werden können. Diese Frage muss ganz klar mit „ja" beantwortet werden; es ist sogar zu empfehlen, bei Neurodermitikern die *Impfprogramme* besonders sorgfältig einzuhalten, da sie bei aktueller Infektion gefährdeter sind als Normalpersonen (James et al. 1995). Einschränkungen gibt es zum Zeitpunkt der Vakzination: Während eines akuten Ekzemschubes sollten Patienten nicht geimpft werden (s. Kapitel 6)!

Dies gilt auch für die neuen Möglichkeiten der Impfung gegen *humane Papillomviren* (HPV); vereinzelt können nach der Impfung (Gardasil, Cervarix) Verschlechterungen des bestehenden atopischen Ekzems auftreten, die jedoch keine prinzipielle Kontraindikation darstellen.

Neurodermitiker besitzen ein erhöhtes Risiko, auf *Pockenimpfung* mit Nebenwirkungen zu reagieren. Deshalb war die klassische Vakzination gegen Variola vera bei Neurodermitikern kontraindiziert (s. Kapitel 3.4, Abschnitt „Pockenimpfung"). Mit einem neu entwickelten Impfstoff auf der Basis des modifizierten Virus Ankara (MVA) gelingt es, eine gute Verträglichkeit auch bei Patienten mit atopischen Erkrankungen und auch aktuell bestehendem atopischem Ekzem bei gleichzeitig guter immunogener Wirkung zu erzielen (Darsow, von Sonnenburg in prep.).

Zusammenfassung

Antimikrobielle Strategien spielen nicht nur bei aktueller Superinfektion (z. B. impetiginisiertes Ekzem), sondern generell in der Prophylaxe angesichts der hohen Kolonisation der Hautoberfläche mit pathogenen Keimen eine Rolle. Bevorzugt werden Antiseptika eingesetzt, wie z. B. Triclosan, in der akuten Behandlung auch Farbstoffe und Clioquinol. Mit Silber oder anderweitig antimikrobiell beschichtete Textilien stellen eine elegante Methode der Therapie ohne Einsatz von Pharmaka („Textilien als Arzneimittel") dar. Bei schweren Fällen empfiehlt sich eine systemische antibiotische Behandlung, bei Kopf- und Halsbetonung eine antimykotische Therapie mit Azolantimykotika. Immer wieder taucht die Frage auf, ob Patienten mit atopischen Ekzem geimpft werden können. Diese Frage ist klar mit „ja" zu beantworten. Einschränkungen bestehen lediglich hinsichtlich des Zeitpunktes der Vakzination: Während eines akuten Ekzemschubes sollten Patienten nicht geimpft werden, wohl aber in der Remissionsphase. Bei gleichzeitig vorliegender Hühnereiweißallergie mit Zustand nach Anaphylaxie empfiehlt sich eine Testung des hühnereihaltigen Impfstoffs vor der Applikation.

5.4 Antihistaminika

Allgemeines

Wirkungen. Histamin stellt die am längsten bekannte Mediatorsubstanz der IgE-vermittelten allergischen Sofortreaktion dar (Dale und Laidlaw 1910); nach seiner Freisetzung aus der aktivierten Mastzelle bzw. aus basophilen Leukozyten übt es rasch die bekannten proinflammatorischen Effekte an den Gefäßen und oberflächlichen Hautnerven aus, die klassischerweise als Lewis-Trias bekannt sind:

- Erhöhung der Kapillarpermeabilität am Endothel der Kapillaren (Plasmaexsudation, Quaddelbildung)
- Erhöhung der Durchblutung durch Gefäßerweiterung (Rötung)
- Axonreflex an oberflächlichen Nerven (Reflexerythem)

Mit diesen objektiv sichtbaren Effekten verbunden ist die Auslösung des subjektiven Symptoms Juckreiz. Es liegt daher nahe, dass Antihistaminika auch in der Bekämpfung von Juckreiz eingesetzt werden.

Histaminrezeptoren. Histamin entfaltet seine Wirkungen über 4 verschiedene spezifische Histaminrezeptoren, von denen der H_1- und der H_2-Rezeptor in der Haut exprimiert werden, während H_3-Rezeptoren ihre Wirkung eher im zentralen Nervensystem entfalten und H_4-Rezeptoren an zahlreichen Blutzellen exprimiert werden (Gutzmer et al. 2002, 2009, Simons et al. 2000, Simons 2004).

Für die meisten allergischen Symptome sind H_1-Effekte entscheidend. H_2-Rezeptoren spielen vorwiegend für Histaminwirkung an der Magenschleimhaut (Säuresekretion) eine Rolle, über H_3-Rezeptoren im zentralen Nervensystem erfolgt eine autokrine Hemmung histaminerger Neuronen mit erhöhter Vigilanz.

Wenn im Folgenden von Antihistaminika die Rede ist, handelt es sich um H_1-Rezeptor-Antagonisten, die von Bovet und Staub 1937 in die Therapie allergischer Erkrankungen eingeführt wurden.

Generationen. In der Praxis unterscheidet man drei Generationen von Antihistaminika (Tab. 5.**5**), wobei die klassischen Antihistaminika mit den bekannten sedierenden Nebenwirkungen als *erste Generation* bezeichnet werden. Sie haben darüber hinaus auch häufig anticholinerge und antiserotoninerge Wirkungen. Umgekehrt haben manche trizyklischen Antidepressiva auch Antihistaminwirkungen, sodass hier eine gewisse Überlappung besteht, die aber therapeutisch bei starken chronischen Juckreizzuständen eingesetzt werden kann (Frosch et al. 1984, Murota et al. 2010, Wahlgren et al. 1990).

Substanzen der *zweiten Generation* beinhalten die sog. nicht sedierenden Antihistaminika (Bieber und Ring 1987), die die Blut-Hirn-Schranke nicht überwinden und deshalb keine sedierenden Effekte im zentralen Nervensystem ausüben – zumindest in normaler Dosierung. Einige dieser Substanzen besitzen darüber hinaus antiallergische Wirkungen durch Effekte an Entzündungszellen, wie z.B. Eosinophilenmigration (Cetirizin) oder Mastzellaktivierung (Loratadin) oder Superoxidbildung von Leukozyten (Loratadin und Azelastin) (Purohit et al. 2001, Simons et al. 2000).

Tabelle 5.**5** Generationen von Antihistaminika (H_1-Antagonisten).

Klassische sedierende Antihistaminika	Neue weniger sedierende Antihistaminika	Metaboliten von nicht sedierenden Antihistaminika
Dimetinden (Fenistil)	Terfenadin (Teldane, Hisfedin)	Fexofenadin (Telfast)
Clemastin (Tavegil)	Cetirizin (Zyrtec)	Levocetirizin (Xusal)
Diphenhydramin (Benadryl)	Loratadin (Lisino)	Desloratadin (Aerius)
Alimemazin (Repeltin)	Ebastin (Ebastel)	
Bamipin (Soventol)	Mizolastin (Mizollen)	
Cyproheptadien (Peritol)	Rupatadin (Rupafin, Urtimed)	
Dexchlorpheniramin (Polaronil)	Azelastin (Allergodil)	
Hydroxyzin (Atarax)		
Doxylamin (Mereprine)		

Der Begriff *„dritte Generation“* bleibt den Substanzen vorbehalten, bei denen es sich um Metabolite bekannter H_1-Antihistaminika handelt, die im Organismus nicht weiter verstoffwechselt werden müssen; dies sind Levocetirizin, Desloratadin und Fexofenadin.

Wirkungen von H_1-Antihistaminika

Antihistaminika gehören auf der ganzen Welt zum Standardrepertoire in der Behandlung akuter Schübe von atopischem Ekzem; dabei liegen erstaunlich wenig gute kontrollierte Studien im Sinne einer evidenzbasierten Medizin vor. Das gilt insbesondere für die ältesten klassischen Antihistaminika mit ihren sedierenden Eigenschaften wie z. B. Dimetinden (Fenistil), Clemastin (Tavegil) oder Doxylamin (Mereprine) oder Diphenhydramin (Benadryl). Dies mag auch schlicht damit zu tun haben, dass diese Präparate schon sehr früh in der zweiten Hälfte des 20 Jahrhunderts ohne Patentschutz waren und deshalb für größere klinische Studien nicht mehr interessant.

Für die neueren nicht sedierenden Antihistaminika gibt es eine Reihe von Studien, die eine positive Wirkung auf Juckreiz, aber auch auf atopisches Ekzem beschreiben (Hannuksela et al. 1993, Kawashima et al. 2003) sowie eine große Anzahl von unkontrollierten Pilotstudien (Klein und Clark 1999, La Rosa et al. 1994, Langeland et al. 1994, Murota et al. 2010, Ring et al. 2011).

Darreichungsformen. Antihistaminika werden zur Erzielung der gewünschten Effekte *systemisch* eingesetzt, meist oral; lediglich zwei Präparate (Dimetinden und Clemastin) sind als Lösung zur intravenösen Injektion erhältlich. Neben der äußerlichen Applikation von mittelstarken Glukokortikoidexterna in der richtigen Galenik und Anwendung (s. Kapitel 4.3 und 5.1) gehört die intravenöse Infusion von H_1-Antihistaminika zur Juckreizstillung zur Standardtherapie in der Behandlung der akuten Ekzemschübe an unserer Klinik.

Die sedierenden Nebenwirkungen können in der Akutbehandlung schwerere Ekzemschübe sowie bei hospitalisierten Patienten oder Kindern, wenn am Abend verabreicht, durchaus erwünscht sein.

Der *topische* Einsatz von Antihistaminika als Creme oder Gel zur Juckreizstillung wird nach Insektenstichen häufig empfohlen. Möglicherweise beruht jedoch der beobachtete kühlende und antipruriginöse Effekt mehr auf der Wirkung der austrocknenden Gelgrundlage als auf der Wirksubstanz. Wegen dieser austrocknenden Effekte kommen topische Antihistaminikazubereitungen in Gelform in der Behandlung des atopischen Ekzems nicht in Frage.

Neben- und Wechselwirkungen von Antihistaminika

Klassische H_1-Antagonisten. An erster Stelle sind hier die sedierenden Effekte der klassischen H_1-Antagonisten zu erwähnen, die sich insbesondere in Kombination mit anderen zentral wirksamen Medikamenten oder Alkoholgenuss verstärken. Patienten sind auf diese Nebenwirkungen unbedingt hinzuweisen, die sich praktisch in einer verminderten Reaktionsfähigkeit im Straßenverkehr aber auch im Berufsleben – wenn z. B. differenzierte Maschinen bedient werden müssen – niederschlagen. Ich erinnere mich an Berichte über Verkehrsunfälle durch Patienten, die eine in der Akutphase am Wochenende begonnene Therapie mit stark sedierenden Antihistaminika (z. B. Cyproheptadin, Atarax) einfach ohne oder gegen den ärztlichen Rat weitergeführt hatten. Bei Fortsetzung einer Antihistamintherapie im Alltag empfehlen wir die Gabe eines sedierenden Antihistaminikums am Abend (z. B. Dimetinden) und eines nicht sedierenden am Morgen (z. B. Fexofenadin) (Behrendt und Ring 1990).

Bei Kleinkindern kann eine sog. „paradoxe“ Reaktion auftreten, indem sedierende Antihistaminika zu einer verstärkten Wachreaktion führen.

Wegen der z. T. gleichzeitig vorliegenden anticholinergen und antimuskarinergen oder antiserotoninergen Wirkungen müssen andere Nebenwirkungen wie Miktionsbeschwerden, Glaukomanfälle, Mundtrockenheit bedacht werden, insbesondere auch in Kombination mit anderen derartig wirkenden Medikamenten.

Zweite und dritte Generation. Die Substanzen der zweiten Generation werden gemeinhin als „nicht sedierend“ bezeichnet; dabei bestehen deutlich individuelle Unterschiede, die z. T. noch nicht pharmakologisch geklärt sind, aber auch nicht einfach einem Plazebo- oder Nozebo-Effekt entsprechen.

Einige Hersteller umgehen in verschiedenen Ländern die Problematik der sedierenden Nebenwirkungen durch die schlichte Empfehlung, die Tabletten abends einzunehmen. Am wenigsten sedierend sind nach meiner Meinung Terfenadin (Bieber und Ring 1987) und der Metabolit Fexofenadin sowie Desloratadin, die auch in USA für Piloten zugelassen sind, da sie die Vigilanz und Flugtauglichkeit nicht beeinträchtigen.

Herzrhythmusstörungen. Einige Antihistaminika der zweiten Generation (Astemizol und Terfenadin) gaben Anlass zu schweren Herzrhythmusstörungen (insbesondere zu Verlängerungen der QT-Zeit), verursacht durch erhöhte Wirkspiegel bei gleichzeitiger Einnahme von Substanzen, die von bestimmten Zytochrom-P450-Enzymen verstoffwechselt werden (z.B. Azol-Antimykotika oder Makrolid-Antibiotika), aber auch von natürlich vorkommenden Stoffen in Grapefruitsaft. Diese Wirkungen werden durch den Metabolit Fexofenadin nicht mehr beobachtet. Astemizol befindet sich in Deutschland nicht mehr auf dem Markt.

Verschiedene Autoren empfehlen in der Akutbehandlung mit Antihistaminika bei nicht ausreichender Wirkung die einfache Erhöhung der Dosis bis auf das 4-Fache; hier sind allerdings auch vermehrt Nebenwirkungen zu beachten!

Schwangerschaft. Ein besonderes Problem stellt die Behandlung mit Antihistaminika in der Schwangerschaft dar. Hier gibt es wenig überzeugende Studien; die meisten Firmen schließen aus Sicherheitsgründen diese Anwendung aus. Wir behelfen uns dann mit dem Einsatz von millionenfach bewährten Antiemetika mit Antihistaminwirkung (z.B. Vomex, Dimenhydrinat). Auch Präparate der ersten Generation, die für Kleinkinder zugelassen sind (wie z.B. Doxylamin, Dimetinden, Clemastin) können eingesetzt werden. Von Loratadin und Cetirizin liegen keine negativen Berichte vor.

Andere antiallergische Substanzen

Andere Antihistaminika, d.h. Antagonisten von H_2-, H_3- oder H_4-Rezeptoren, spielen in der Therapie des atopischen Ekzems derzeit keine Rolle. Medikamente aus der Gruppe der Psychopharmaka mit gleichzeitigen antihistaminergen Eigenschaften sind jedoch manchmal bei Patienten mit schwerem atopischem Ekzem in der Langzeitbehandlung hilfreich (z.B. Opipramol, Insidon). Auch der Mastzellblocker mit Antihistamineigenschaften Ketotifen (Zaditen) kann ähnlich wie die H_1-Antagonisten eingesetzt werden; allerdings ist eine Wirkung erst nach einigen Wochen zu erwarten (Falk 1993, Iikura et al. 1992).

Dies gilt auch für die topisch zu applizierenden Derivate der Cromoglicinsäure, die bevorzugt bei Atemwegsallergien als Mastzellstabilisatoren zum Einsatz kommen. Bei Patienten mit atopischem Ekzem und gleichzeitiger Nahrungsmittelallergie hat die orale Gabe von Cromoglicinsäure als Kapsel oder Pulver (4-mal tgl. vor den Mahlzeiten Colimune oder Pentatop) manchmal gute Effekte.

Der Leukotrienantagonist Montelukast, bekannt aus der Asthmatherapie, kann auch bei Neurodermitis Effekte zeigen (Yanase und David-Bajar 2001).

Zusammenfassung

Antihistaminika gehören wegen ihrer juckreizstillenden Eigenschaften auf der ganzen Welt zum Standardrepertoire in der Behandlung akuter Schübe. Dabei gibt es sehr wenige kontrollierte Studien. Topische Antihistaminika spielen beim atopischen Ekzem keine Rolle.
Die von klassischen Antihistaminika bekannten sedierenden Wirkungen können in der Akutbehandlung schwerer Ekzemschübe sowie bei hospitalisierten Patienten – wenn am Abend verabreicht – durchaus erwünscht sein. Auch wenn erhöhte Plasmahistaminspiegel während schwerer Schübe beobachtet wurden, scheint Histamin nicht der entscheidende Mediator des „atopischen“ Juckreizes zu sein.

5.5 Weitere antipruriginöse und antientzündliche Therapeutika

Juckreiz

Juckreiz ist das wichtigste Symptom für Patienten mit atopischem Ekzem und kann durch seinen quälenden Charakter die Lebensqualität der Betroffenen und auch ihrer Familien ganz erheblich beeinflussen, wenn nicht zerstören. Wir alle kennen das Poster, das mit der Einführung von Pimecrolimus (Elidel) um die Welt ging, welches ein kleines Kind mit T-Shirt zeigt: „If I don't sleep, nobody sleeps!" sowie die Bilder von blutiger Bettwäsche durch nächtliches Kratzen.

Juckempfindung. Jucken (im allgemeinen Sprachgebrauch „Juckreiz") ist die Missempfindung, die zum Kratzen anregt. Besser kann man dieses Hauptsymptom allergischer Hauterkrankungen auch heute noch nach 300 Jahren nicht definieren (Hafenreffer 1660, Ständer und Schmelz 2006, Darsow et al. 1997). Lange Jahre hat man Juckreiz als den kleinen Bruder des Schmerzes betrachtet; heute weiß man, dass spezifische Nervenfasern die Juckempfindung vermitteln. Dennoch haben die beiden Symptome gemeinsam, dass sie nur subjektiv vom betroffenen Patienten empfunden und in ihrer Schwere eingeordnet werden können. Sie entziehen sich der objektiven Messbarkeit. Während Patienten mit Schmerzen auf allgemein starkes Mitgefühl stoßen und ihnen sofort Maßnahmen zur Abhilfe angeboten werden, trifft dies leider für Personen mit juckenden Hauterkrankungen nur begrenzt zu; vielfach ertönt der lapidare Befehl „hör auf zu kratzen", der natürlich angesichts der Definition der Juckempfindung sinnlos ist.

Juckreizforschung. Leider ist die Juckreizforschung noch weit hinter der Schmerzforschung zurück. Wir wissen aber, dass es unterschiedliche Intensitäten und Qualitäten von Juckempfindungen gibt, was sich sowohl im klinischen Bild juckender Hauterkrankungen an der Kratzreaktion, aber auch in speziell entwickelten Juckreizfragebögen (Eppendorfer Juckreiz-Fragebogen) untersuchen lässt (Darsow et al. 1997). Durch neue bildgebende Verfahren, wie z. B. Positronenemissionstomografie (PET) oder funktionelle Magnetresonanztomografie (fMRT), lässt sich die Aktivierung zentralnervöser Areale im Gehirn nach Setzen eines Juckreizes sichtbar machen (Darsow et al. 2000, Pfab et al. 2010a) (Abb. 5.**12**). Dabei ist es interessant, dass neben den sensorischen Arealen, welche die Juckempfindung leiten und den motorischen, welche die Kratzreaktion vermitteln, auch Areale des limbischen Systems Aktivierungen zeigen, die auf Beteiligung emotionaler Reaktionsmuster hinweisen.

Therapeutische Optionen. Aufgrund der Vielfältigkeit der Qualitäten der Auslöser, aber auch der Mechanismen der Juckempfindung gibt es ganz

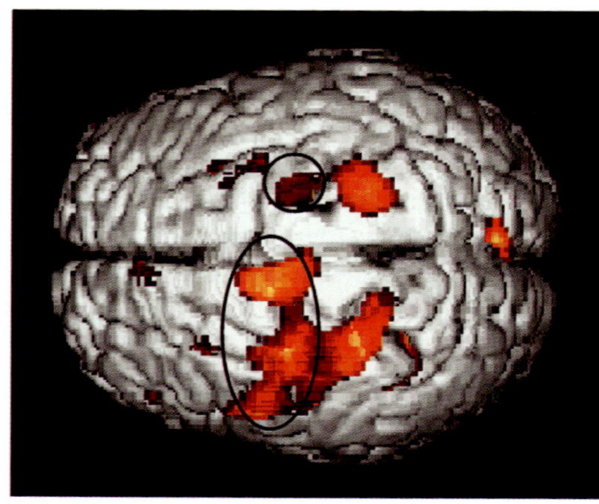

Abb. 5.**12** Visualisierung der Juckreizempfindungen im Gehirn in der Positronenemissionstomografie. Aktivierung motorischer Areale bei histamininduziertem Juckreiz: Gyrus praecentralis und Suplementary Motor Area (SMA) (nach Darsow et al. 2000).

Tabelle 5.**6** Antipruriginös wirkende Stoffe.

Topisch zu applizierende Substanzen	Systemisch wirkende Substanzen
Lokalanästhetika Glukokortikosteroide Kalzineurininhibitoren Cannabinoid-Agonisten Capsaicin Teere Schieferöle Sonstige (Bufexamac etc.)	Antihistaminika Glukokortikosteroide Opiate und Opiatantagonisten Antidepressiva Antikonvulsiva Schmerzmodulatoren (Gabapentin, Pregabalin)

verschiedene antipruriginöse Therapieoptionen, die zum Teil äußerlich appliziert, zum Teil systemisch (s. Kapitel 5.4) eingesetzt werden (Tab. 5.**6**).

Topische antipruriginöse Wirkstoffe

Unter den topisch zu applizierenden juckreizstillenden Wirkstoffen sind in erster Linie Glukokortikosteroide zu nennen (s. Kapitel 5.1.) sowie topische Kalzineurininhibitoren (s. Kapitel 5.2). Daneben wird eine Reihe von anderen Substanzen therapeutisch eingesetzt, um die Juckempfindung einzudämmen.

Lokalanästhetika und Polidocanol

Injektionen. Da die Juckempfindung über Erregung von sensorischen Nervenfasern der Haut führt, wirken naturgemäß Lokalanästhetika, insbesondere nach intrakutaner oder subkutaner Injektion, was jedoch keine praktikable Methode für großflächige Ekzeme darstellt. Allenfalls in der Behandlung umschriebener chronisch lichenifizierter oder pruriginöser Effloreszenzen kann die Instillation von Lokalanästhetika hilfreich sein.

Creme/Salbe. Die äußerliche Applikation von Lokalanästhetika als Creme oder Salbe (z. B. Emla) macht in der Ekzembehandlung wenig Sinn, auch sie bleibt umschriebenen Hautarealen (z. B. Notalgia paraesthetica) vorbehalten. Die topische Gabe von Lokalanästhetika geht mit dem Risiko einer starken Allergisierung einher; ein Mix aus verschiedenen „Cainen" zählt zu den häufigsten im Standard-Epikutan-Test getesteten Kontaktallergenen.

Polidocanol. Anders verhält es sich mit einem polymerisierten Lokalanästhetikum aus Dodecylalkohol und Ethylendioxid, dem Polidocanol (Thesit). Diese Substanz mit einem Molekulargewicht von 600 D kann insbesondere auf entzündlich veränderter Haut penetrieren und sensorische Nerven erreichen und so einen juckreizstillenden Effekt aufweisen (Freitag und Hoppner 1997).

Polidocanol wird entweder als Schüttelmixtur (5%) oder in einer wasserhaltigen Lotion bzw. Creme eingesetzt Bei starker Trockenheit empfiehlt sich die Kombination mit 3–5% Urea (z. B. Optiderm) (Hauss et al. 1993). Diese Behandlung können die Patienten selbst und so oft sie wünschen durchführen; so können auch topische Glukokortikosteroide eingespart werden.

Cannabinoid-Agonisten

Endogene Cannabinoide spielen eine Rolle in der epidermalen Differenzierung; entsprechende Rezeptoren finden sich auf Keratinozyten, sensorischen Nervenfasern und Entzündungszellen. Durch Cannabinoid-Agonisten können antipruriginöse Effekte erzielt werden. In einer größeren Studie konnte durch Zusatz des Cannabinoid-Agonisten N-Palmitoylethanolamin in einer geeigneten basistherapeutischen Grundlage (Physiogel AI) ein guter Effekt beim atopischem Ekzem erzielt werden (Eberlein et al. 2009b).

Capsaicin

Das Vanilloid-Alkaloid Capsaicin bindet an den Rezeptor TRPV1 auf sensorischen Nervenfasern und Keratinozyten und führt zu einer Inaktivierung der sensorischen Nervenfasern. Akut tritt dabei ein brennendes schmerzhaftes Gefühl auf. Capsaicin, als der Wirkstoff aus Tabascosoße, ist eher bei stark juckenden chronischen Läsionen oder bei Pruritus auf nicht veränderter Haut wirksam sowie bei umschriebenen Herden von atopischem Ekzem. Es sollte in der Konzentration einschleichend gesteigert werden (von 0,025 über 0,05 bis 0,1%). Vorsicht ist geboten bei Applikation in intertriginösen Räumen, im Gesicht oder auf der Schleimhaut.

Teerpräparate

Früher wurden Behandlungen mit Holz-, Schiefer- und Steinkohlenteer, insbesondere als Steinkohlenteerextrakt (Liquor carbonis detergens) oder als reiner Steinkohlenteer (Pix Lithanthracis), bei chronischen Entzündungen zur Juckreizstillung eingesetzt. Die Wirkmechanismen sind unklar; es handelt sich dabei um Gemische von vielen, z. T. noch unbekannten Substanzen, die bei der Herstellung aus der Destillation entstehen. Teerprodukte wirken antiproliferativ, antiinflammatorisch und antimikrobiell. Juckreizhemmende Effekte werden hauptsächlich den phenolischen Komponenten zugeschrieben (Munkvad 1989).

Der Einsatz von Teerpräparaten ist aufgrund der im Tierversuch beobachteten Karzinogenität wesentlich zurückgegangen (Pion et al. 1995).

Schieferöle

Anders verhält es sich mit den aus Schieferöl gewonnenen Ammoniumbituminosulfonaten (Ichthyol), die nicht fototoxisch, nicht mutagen, teratogen oder karzinogen sind (Colcha et al. 1994, Diezel et al. 1992, Warnecke und Wendt 1998). Die wirksamen Stoffe sind vor allen Dingen Substanzen aus der Thiophenreihe. Ichthyol wird einerseits als Zugsalbe bei Abszessen eingesetzt. Beim atopischen Ekzem kommen Schüttelmixturen bzw. Pasten (Ichthyol in weicher Zinkpaste) zum Einsatz, insbesondere bei chronisch lichenifizierten Arealen.

Gerbstoffe

Durch Veränderungen an oberflächlichen Proteinen können sog. Gerbstoffe natürlichen und synthetischen Ursprungs einen adstringierenden Effekt mit Austrocknung und antientzündlicher Wirkung aufweisen. Im Wesentlichen handelt es sich dabei um Präparate aus Eichenrinde oder synthetischen Gerbstoffen auf der Basis von Gallussäure (Tannolact oder Tannosynt). Insbesondere lauwarme Handbäder mit Gerbstofflösungen haben sich beim dyshidrosiformen Handekzem sowie als Sitzbäder bei perianalen oder genitalen Ekzemen bewährt.

Ätherische Öle

Unter den ätherischen Ölen kommt insbesondere dem Menthol ein bekannter antipruriginöser Effekt zu, den es über seine direkte Wirkung auf die Kälteempfindung vermittelnden Nervenfasern ausübt. Allerdings ist Menthol lediglich in Lösungen – meist alkoholischen Lösungen – verfügbar, die sehr stark austrocknen und deshalb vorwiegend bei akuten Zuständen, z. B. nach Insektenstichen, im punktförmigen Einsatz angewandt werden.

Sonstige

Eine Reihe von anderen Stoffen wird topisch zur Juckreizbekämpfung bzw. zur Ekzembehandlung eingesetzt, wie z. B. auch das nicht steroidale Antiphlogistikum *Bufexamac*, das nach Meinung verschiedener Autoren ähnlich stark wirken soll wie ein leichtes Hydrocortisonpräparat. Wegen seiner starken allergisierenden Wirkungen wird es in unserer Klinik nicht eingesetzt (Christiansen et al. 1977) und ist zwischenzeitlich aus dem Handel.

Topische Antihistaminika, die als Gele bei Insektenstichen angewandt werden, haben keinen Platz in der Behandlung des atopischen Ekzems, ebenso wenig topische Zubereitungen von Doxepin oder Azetylsalizylsäure.

Zusammenfassung

Juckreiz ist das wichtigste Symptom von Patienten mit atopischem Ekzem und muss vordringlich bekämpft werden. Die Aufforderung an Kinder „hör' auf zu kratzen" macht wenig Sinn, da die Juckempfindung so definiert ist, dass sie zum Kratzen zwingt. Die wichtigste antipruriginöse Strategie ist die topische antientzündliche Behandlung mittels Glukokortikosteroiden oder Kalzineurininhibitoren. Daneben kann Polidocanol in geeigneten galenischen Formen juckreizstillend wirken, ebenso wie Cannabinoid-Agonisten. Teer- und Schieferölpräparate sowie Gerbstoffe sind in der Langzeittherapie lichenifizierter Areale hilfreich und sparen den Einsatz von Kortikosteroiden.

5.6 Fototherapie

Die Behandlung mit UV-Bestrahlung hat ihren festen Platz in der dermatologischen Therapie bei einer Vielzahl von meist entzündlichen Hauterkrankungen. Dabei stehen im Wesentlichen folgende Modalitäten zur Verfügung, die sich vorwiegend durch das eingesetzte Strahlenspektrum unterscheiden (Bhavani et al. 2007, Hannuksela et al. 1985, Hönigsmann 1997, Jekeler und Larkö

1991, Krutmann und Hönigsmann 2009, Reynolds et al. 2001):

- Heliotherapie (Exposition gegenüber natürlichem Sonnenlicht)
- UVB-Breitband (280–320 nm)
- UVB-Schmalband (311–313 nm)
- UVA (320–400 nm)
- UVA-1 (340–400 nm)
- Fotochemotherapie mit Kombination von UV und fotosensibilisierenden Substanzen, insbesondere Psoralen (PUVA, Balneo-PUVA)
- Bestrahlung mit sichtbarem Licht (Blaulicht) (?)

PUVA. Es steht außer Zweifel, dass die wirksamste Form der UV-Therapie die Fotochemotherapie (PUVA) darstellt, allerdings auch die nebenwirkungsreichste. Sie bleibt schweren Fällen vorbehalten und ist im Wirkungs- und Nebenwirkungsprofil ähnlich einer systemischen Immunsuppression einzuschätzen.

Balneo-PUVA-Therapie. Umschriebene Ekzemareale (z. B. Hand- und Fußekzem) können mit einer topischen Balneo-PUVA-Behandlung gut stabilisiert werden (Bade- oder Creme-PUVA) (Krutmann und Hönigsmann 1997). Dabei lässt man das Psoralen in einer Konzentration bis 0,5 mg/l (Methoxypsoralen, 8-MOP) oder 0,3 %ige Lösung Meladinine in einem lauwarmen Bad (32–35 °C) über 20 Minuten einwirken. In der nächsten halben Stunde erfolgt die UV-Behandlung. Alternativ kann Psoralen auch in eine Creme eingebracht werden (0,001 %), die 30 min einwirkt, bevor die UVA-Strahlung erfolgt.

UVB- und UVA-1-Bestrahlung. Für die Ganzkörperbehandlung haben sich die UVB- bzw. UVA-1-Bestrahlung durchgesetzt. Bei der UVB-Behandlung ist die Schmalspektrum-Fototherapie (311 nm) Mittel der ersten Wahl, ähnlich wie bei der Psoriasis. Beim atopischen Ekzem liegen weniger Studien vor, die Wirkung ist aber unumstritten (Krutmann und Hönigsmann 1997). UVB kann die Bildung von antimikrobiellen Peptiden induzieren (Gläser et al. 2009b).

Die Behandlung mit langwelligem UVA-Licht (UVA-1) war erst durch Entwicklung neuer Bestrahlungstechniken möglich geworden, insbesondere durch den Einsatz von Infrarotfiltern, die die starke Wärmeentwicklung eindämmen. Dabei werden verschiedene Dosen eingesetzt; erstmals wurde von Krutmann 1992 die Wirksamkeit einer Hochdosis von UVA-1 (130 J/cm²) beschrieben (Krutmann et al. 1992 und 1998). Wir bevorzugen eine mittlere Dosis (50–60 J/cm²), die besser als die Niedrigdosis (10–20 J/cm²) wirkt und gut vertragen wird (Kowalzick et al. 1995, Schmidt et al. 1998).

UVA-1 hat neben seiner antientzündlichen Wirkung einen deutlichen antipruriginösen Effekt, der von den Patienten sehr geschätzt wird. Die UVA-1-Behandlung wird in insgesamt 15 Sitzungen mit langsamer Dosissteigerung über drei Wochen durchgeführt. Sie ist auch bei akuten Exazerbationen indiziert und wird in der Regel gut vertragen (von Kobyletzky et al. 1999).

Extrakorporale Fotophorese. Die Methode der extrakorporalen Fotophorese wurde in den 80er Jahren eingeführt. Dabei werden Leukozyten aus dem peripheren Blut außerhalb des Körpers mit UV und 8-MOP behandelt (Knobler 1987). Die Methode stellt eine echte Immunsuppression dar und wird vorwiegend bei kutanen T-Zell-Lymphomen eingesetzt, jedoch auch bei schwersten Fällen von atopischem Ekzem (Prinz et al. 1994).

Andere Therapien. Die Kombination von Salzbädern und UV-Behandlung, „Foto-Sole-Therapie", versucht, die Erfahrungen einer Klimatherapie am Meer – insbesondere am Toten Meer – nachzuahmen.

Auch die klassische Heliotherapie ist im Gesamtkontext der Effekte einer klimatherapeutischen Behandlung zu sehen (Borelli et al. 1967, Vocks et al. 2002) (s. Kapitel 6.2).

Über neue Entwicklungen einer Bestrahlung mit sichtbarem Licht ohne UV-Anteile („Blaulicht" oder „Licht-Impfung") gibt es noch wenig wissenschaftlich aussagekräftige Studien (Krutmann und Hönigsmann 1997).

Zusammenfassung

Die Behandlung mit UV-Bestrahlung hat ihren festen Platz in der Therapie des atopischen Ekzems. Dabei kommen insbesondere die UVB-Schmalband- (311 nm) sowie UVA-1-Behandlung zum Einsatz. Bei besonderer Betroffenheit von Handflächen und Fußsohlen kann auch eine Bade- oder Creme-PUVA-Behandlung hilfreich sein. Im Kindesalter ist UVB zu bevorzugen.

Bei ganz schweren Fällen von atopischem Ekzem können mit der Methode der extrakorporalen Fotophorese Erfolge erzielt werden. Im Gesamtkontext von klimatherapeutischen Konzepten spielt die klassische Heliotherapie durch natürliche „Besonnung" eine Rolle.

5.7 Allergenspezifische Immuntherapie

Während die allergenspezifische Immuntherapie (ASIT), auch Hyposensibilisierung genannt, ihren festen Stellenwert in der Behandlung von IgE-vermittelten Allergien der Atemwege sowie Insektengiftanaphylaxie hat (Ring 2005), ist es überraschend, wie relativ wenige Untersuchungen zur Wirkung dieser kausalen Therapiemethode beim atopischen Ekzem vorliegen, insbesondere wenn man bedenkt, dass die Relevanz von IgE-vermittelten Sensibilisierungen zwischenzeitlich für viele Patienten eindeutig geklärt wurde (s. Kapitel 3.3).

In verschiedenen Empfehlungen wird gar das atopische Ekzem als Kontraindikation für eine Hyposensibilisierungsbehandlung gesehen, da Anekdoten von akuten Verschlechterungen einer Neurodermitis nach Hyposensibilisierungsbehandlung eines allergischen Heuschnupfens berichtet wurden.

Studienergebnisse. In Arbeiten zur Literaturübersicht (Bussmann et al. 2006, Darsow et al. 2005) wurden offene, aber auch kontrollierte Studien zur Wirksamkeit von ASIT bei atopischem Ekzem ausgewertet. Dabei fand sich eine Reihe von kontrollierten Studien mit eindeutig nachweisbarem Effekt einer Immuntherapie auf die ekzematösen Hauterkrankungen (Abb. 5.**13**) (Ring 1982b). Die überzeugendste Studie wurde von Werfel et al. durchgeführt, die an 89 Patienten einen dosisabhängigen Effekt einer subkutanen ASIT mit Hausstaubmilbenallergen auf die Verbesserung eines atopischen Ekzems (gemes-

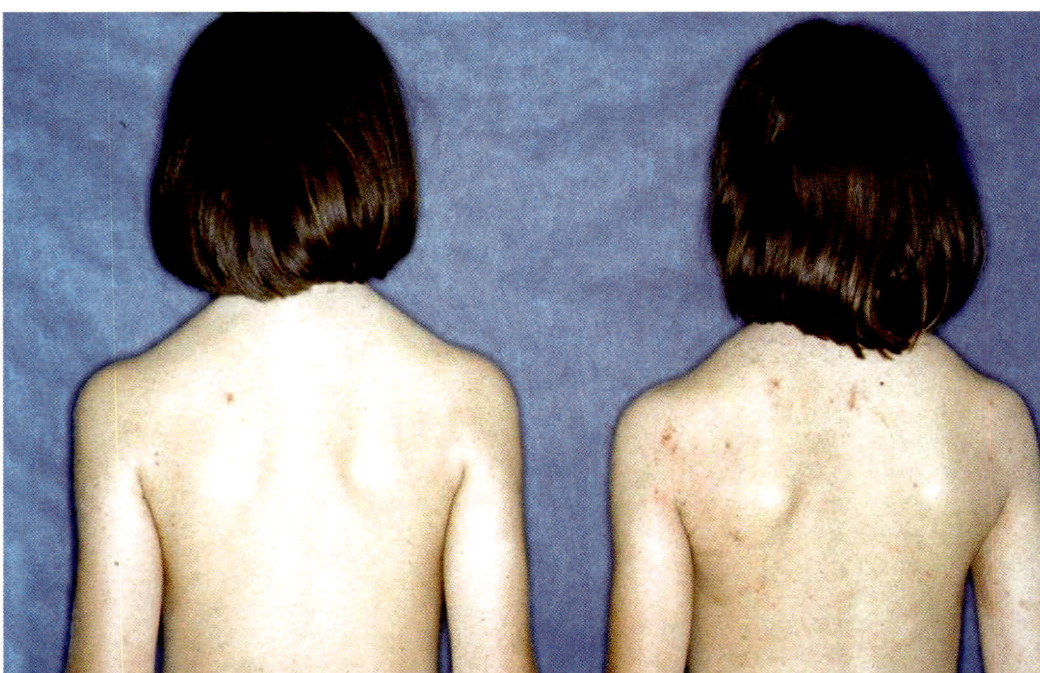

Abb. 5.**13** Doppelblindstudie mit subkutaner allergenspezifischer Immuntherapie (ASIT) gegen Gräserpollen bei einem eineiigen Zwillingspaar mit atopischem Ekzem: links Verumbehandlung, rechts Plazebogabe (Quelle: Ring 1982b).

sen im SCORAD) nachweisen konnten (Werfel et al. 2006). Eine Reihe von weiteren Studien beschreibt ähnliche Ergebnisse (Czarnecka-Operacz und Silny 2006, Silny und Czarnecka-Operacz 2006, Grewe 2000, Zachariae et al. 1985). Auch die sublinguale Applikation einer allergenspezifischen Immuntherapie (SLIT) scheint erfolgreich zu sein (Pajno et al. 2007).

Praktische Umsetzung. Es macht deshalb durchaus Sinn, in ausgewählten Fällen mit eindeutiger klinischer Relevanz einer IgE-vermittelten Sensibilisierung gegen Aeroallergene auch bei atopischem Ekzem eine allergenspezifische Immuntherapie zu versuchen.

Von besonderem Interesse ist hierbei das neue Schema der „Davoser Immuntherapie", wo es unter den allergenarmen Bedingungen des Hochgebirgsklimas gelingt, die Einleitungsphase einer ASIT gegen Hausstaubmilbenallergene erfolgreich und schnell durchzuführen. Die Therapie wird dann im Flachland unter normalen Bedingungen fortgesetzt (Ring, Schupp in prep.) (Tab. 5.**7**).

Zusammenfassung

Nachdem klar wurde, dass IgE-vermittelte Sensibilisierungen bei vielen Patienten eine Rolle in der Auslösung und Unterhaltung der ekzematösen Hauterscheinung spielen, wurden verschiedene Studien zur allergenspezifischen Immuntherapie bei atopischen Ekzem durchgeführt, die signifikante Effekte zeigten. Es macht deshalb durchaus Sinn, in ausgewählten Fällen auch bei atopischem Ekzem, eine allergenspezifische Immuntherapie zu versuchen.

Tabelle 5.**7** Allergenspezifische Immuntherapie (ASIT) bei atopischem Ekzem: plazebokontrollierte Studien.

Autoren	Anzahl Patienten Alter	Methode der Hyposensibilisierung (Dauer)	Zielvariable	Resultate
Kaufman und Roth 1974	16 (aktive Gruppe) 10 (Plazebogruppe) 2–47 Jahre (aktiv) 7–25 Jahre (Plazebo)	subkutan (2 Jahre)	klinischer Befund	Besserung: aktive Gruppe 81 %, Plazebogruppe 40 %
Warner et al. 1978	27 (aktive Gruppe) 24 (Plazebogruppe) mittleres Alter: 10,25 Jahre (aktive Gruppe), 10 Jahre (Plazebo)	subkutan (1 Jahr)	klinischer Befund	positiv
Ring 1982	monozygote Zwillinge 10 Jahre	subkutan (2 Jahre)	klinischer Befund, spezifisches IgE (Gräserpollen)	positiv
Glover und Atherton 1992	13 (aktive Gruppe) 11 (Plazebo) 5–16 Jahre	subkutan (8 + 6 Monate)	klinischer Befund, spezifisches und Gesamt-IgE (Prick-Test)	unbestimmt
Leroy et al. 1993	24 Patienten 17–56 Jahre (aktive Gruppe) 15–64 Jahre (Plazebogruppe)	intradermal (4 + 8 Monate)	klinischer Befund, Dpt-spezifisches IgE und Gesamt-IgE	positiv
Petrova et al. 2001	28 (aktive Gruppe) 39 (Plazebogruppe) 32 (Kontrollgruppe)	oral	klinischer und Immunologischer Befund	positiv

Dpt: Dermatophagoides pteronyssinus

5.8 Systemische immunsuppressive Therapie

Die überwiegende Mehrzahl der Patienten mit atopischem Ekzem spricht auf die bisher genannten Behandlungskonzepte mit meist topischer Behandlung mit antientzündlichen Substanzen und ggf. systemischer Juckreizbekämpfung bzw. antimikrobieller Therapie sehr gut an. Es gibt jedoch schwerste Fälle, die darüber hinausgehend eine systemische immunsuppressive Therapie benötigen. Sie umfasst neben der kurzzeitigen Gabe von oralen Glukokortikosteroiden insbesondere die Wirkstoffe Cyclosporin, Azathioprin, Mycophenolatmofetil sowie Methotrexat. Weitere immunmodulierende Strategien sind im Kapitel 5.9 abgehandelt.

Cyclosporin A

Cyclosporin A (CyA) kommt aus der Transplantationsmedizin, wo es das klassische Immunsuppressivum zur Verhinderung von Abstoßungsreaktionen ist. Es wirkt über die Bindung an zytosolisches Immunophilin ähnlich wie die Kalzineurininhibitoren (s. Kapitel 5.2), wird jedoch systemisch verabreicht. Es wird in der Dermatologie bei verschiedensten Erkrankungen eingesetzt (Bourke et al. 1996, Schmitt et al. 2007b, Zurbriggen et al. 1999).

Dosierung. CyA gehört zu den wirksamsten Substanzen und wird mit einer Dosis von 2,5 mg/kg Körpergewicht (Sandimmun) beginnend bis auf 5 mg/kg Körpergewicht gesteigert. Auch eine körpergewichtsunhabhängige Dosierung von 150–300 mg/d kann versucht werden. Nach deutlicher Besserung bzw. Remission wird die Dosis langsam reduziert (etwa 0,5 mg/kg Körpergewicht im 2- bis 4-Wochen-Rhythmus). Eine Cyclosporin-Behandlung ist nur über längere Zeit sinnvoll, da es nach Absetzen zu gefürchteten „Rebound“-Reaktionen kommen kann. Aufgrund der Nebenwirkungen (s. u.) wird derzeit von einer maximalen Behandlungsdauer von 2 Jahren ausgegangen (Darsow et al. 2010).

Cyclosporin wirkt auch bei Kindern und Jugendlichen mit atopischem Ekzem (Bunikowski et al. 2001, Harper et al. 2000 und 2002), dort sollte die Indikation jedoch noch wesentlich strenger gestellt werden.

Nebenwirkungen und Kontrollen. Die Nebenwirkungen von Cyclosporin A umfassen häufige gastrointestinale Nebenwirkungen, Kopfschmerzen, aber insbesondere Störungen der Nierenfunktion mit sich daraus entwickelnder Hypertonie. Deshalb müssen Patienten vor Beginn einer Cyclosporin-Therapie gründlich auf Vorliegen von Nierenerkrankungen, Neoplasie, Immundefizienz oder Hypertonie untersucht werden. Im Verlauf müssen neben dem Blutbild die Harnstoff- und Kreatininwerte sowie Elektrolyte kontrolliert werden.

Seltenere Nebenwirkungen sind Parästhesien, Hypertrichose und eine Hyperplasie des Zahnfleisches.

Wegen einer eventuellen Fotokarzinogenität bzw. aufgrund der vorliegenden Immunsuppression sollten Patienten unter Cyclosporin-A-Therapie stärkere Sonnenlichtexpositionen vermeiden.

Interaktionen. Auch Inkompatibilitäten mit anderen Medikamenten, z. B. Antibiotika, Antimykotika, die über den Zytochrom-P450-Stoffwechsel abgebaut werden, sind zu bedenken.

Azathioprin

Verschiedene offene Studien zeigen, dass auch eines der ältesten Immunsuppressiva, nämlich Azathioprin (Imurek), bei atopischem Ekzem wirkt (Murphy und Atherton 2002, Plötz und Ring 2010). Vor Einsatz der Therapie sollte das Enzym Thiopurinmethyltransferase (TPMT) auf Polymorphismen untersucht werden, da bei entsprechender genetischer Veranlagung eine sich akut entwickelnde Myelodepression auftreten kann (Meggitt et al. 2006).

Der Therapieeffekt stellt sich bei einer Azathioprin-Behandlung erst nach Wochen bzw. Monaten ein. Blutbild und Leberwerte sind zu kontrollieren. Häufige Nebenwirkungen umfassen Übelkeit, Leukopenie und seltene Reaktionen von Allergie (Schmöckel und von Liebe 1983).

Antimetaboliten

Der Antimetabolit *Methotrexat*, der bei zahlreichen Hauterkrankungen, insbesondere bei Psoriasis, seit Jahrzehnten erfolgreich eingesetzt wird, kann auch bei schweren Fällen von atopischem

Ekzem angewandt werden (Lyakhovitsky et al. 2010).

Häufiger wird jedoch der Purin-Biosynthese-Inhibitor *Mycophenolatmofetil* (MMF) bei atopischem Ekzem verwendet (Neuber et al. 2000). MMF wird bei erwachsenen Patienten mit atopischem Ekzem eingesetzt, wenn Cyclosporin kontraindiziert ist. MMF (CellCept) hemmt die Inosinmonophosphatdehydrogenase und damit die Purinsynthese. Es wird zur Bekämpfung der Abstoßungsreaktion bei Organtransplantationen eingesetzt, findet jedoch zunehmend auch bei dermatologischen Erkrankungen Einsatz (Benez und Fierlbeck 2001, Grundmann-Kollmann et al. 1999, Hansen et al. 2000, Neuber et al. 2000, Plötz und Ring 2010).

Unter einer MMF-Therapie müssen in zweiwöchigem Abstand Blutbild, Leber-, Nieren- und Elektrolytwerte kontrolliert werden.

Zusammenfassung

Sehr schwere Fälle von atopischem Ekzem bedürfen einer systemischen immunsuppressiven Behandlung. Hier stehen neben Cyclosporin A die Substanzen Azathioprin, Mycophenolatmofetil und Methotrexat zur Verfügung. Dabei ist insbesondere auf Nebenwirkungen zu achten. Die Nebenwirkungen von Cyclosporin A umfassen gastrointestinale Beschwerden und Kopfschmerzen; besonders gefürchtet sind Störungen der Nierenfunktion mit sich entwickelnder Hypertonie.

5.9 Neue, in Erprobung befindliche Therapieoptionen

Neue Therapieoptionen umfassen den Einsatz von Biologika, u.a. gentechnologisch hergestellten, sehr spezifischen Antagonisten oder Hemmstoffen von biologisch aktiven Produkten. Hier sind in erster Linie zu nennen:

- intravenöse Immunglobuline
- monoklonale Antikörper gegen Zytokine oder Immunglobulin E
- lösliche Zytokine (z.B. Interleukin-10)
- Rezeptorantagonisten

Intravenöse Immunglobuline

Die intravenöse Gabe von hohen Dosen von Immunglobulin hat bei einer Reihe von immunologisch vermittelten Erkrankungen, insbesondere Autoimmunerkrankungen, klinische Effekte gezeigt.

Bezüglich des Einsatzes bei atopischem Ekzem gibt es Fallberichte und Pilotstudien (Paul et al. 2002), die einen vorübergehenden Effekt beschreiben. Angesichts des hohen Preises bleibt diese Therapieoption nur wenigen ausgewählten Patienten vorbehalten.

Anti-IgE

Seit einigen Jahren ist der monoklonale Antikörper gegen humanes IgE (Omalizumab), ein humanisiertes IgG1-Molekül, zur Behandlung von schwerem Asthma zugelassen. Es hat auch Wirkung bei allergischer Rhinitis, bei IgE-Nahrungsmittelallergie (Leung et al. 2003) sowie bei chronischer Urtikaria (Maurer et al. in prep.) gezeigt. Omalizumab führt zu einer deutlichen und schnellen Senkung der Serum-IgE-Spiegel. Anaphylaktische Reaktionen können auftreten (Cox et al. 2007).

Studienergebnis. Wir haben eine Reihe von Patienten mit gleichzeitigem Asthma und schwerem atopischem Ekzem mit Omalizumab behandelt, bei denen zahlreiche der oben genannten systemischen Therapieversuche zuvor erfolgreich geblieben waren. Bei 6 von 11 Patienten konnten wir eine deutliche Besserung des Hautbefundes beobachten (Belloni et al. 2007). Die Patienten wiesen zum Teil Serum-IgE-Spiegel von über 15 000 kU/l auf. Deshalb war es nicht möglich, nach den Empfehlungen des Herstellers zu dosieren, die sich nach dem Serum-IgE-Spiegel richten, der gemeinhin bei den Asthmapatienten unter 1000 liegt. Wir verwendeten mit 150 mg alle zwei Wochen eine Dosis, wie sie für mittelschweres Asthma eingesetzt wird.

Interessanterweise zeigte sich bei einigen Patienten unter Omalizumab-Therapie bei gleichbleibender Höhe der Gesamtserum-IgE-Spiegel eine deutliche Veränderung der Ratio von RNA aus peripheren B-Lymphozyten mit starker Zunahme von IgG4 gegenüber IgE. Wir vermuten deshalb, dass die Anti-IgE-Therapie bei schwerem atopischem Ekzem möglicherweise andere Wirkmechanismen aufweist als die klassische einfache IgE-neutralisierende Wirkung wie sie für Asthma beschrieben wurde (Lim et al. 2007).

Wir wollen versuchen, bei diesen Patienten die Anti-IgE-Therapie mit einer Plasmapherese zur Elimination der exzessiv erhöhten IgE-Werte zu kombinieren.

Monoklonaler Antikörper gegen anti-CD 20

Über einen monoklonalen Antikörper gegen den Marker CD20, der charakteristisch für B-Zellen ist, gelingt eine Depletion von B-Zellen im peripheren Blut, die insbesondere in der Behandlung von Autoimmunerkrankungen wie Pemphigus vulgaris erfolgreich eingesetzt wurde.

In einer *Pilotstudie* an Patienten mit schwerem atopischem Ekzem konnte D. Simon zeigen, dass Rituximab deutliche Effekte bei atopischem Ekzem aufweist (Simon et al. 2008). Eigene Erfahrungen bestätigen dies, zeigen aber auch die Möglichkeit von Nebenwirkungen bei der starken Immunsuppression.

Anti-TNF-Strategien

Tumornekrosefaktor (TNF) ist ein wesentliches Zytokin der verzögerten Immunantwort, das bei insbesondere Th1-vermittelten Reaktionen eine Rolle spielt. Die besten Erfahrungen liegen aus der Behandlung von Morbus Crohn, rheumatoider Arthritis und Psoriasis vor.

In einer vorläufigen Studie mit *Infliximab*, einem monoklonalen Antikörper gegen TNF, zeigten sich deutliche Verbesserungen, die sich jedoch nicht stabil halten ließen (Jacobi et al. 2005).

Auch von den *anderen anti-TNF-Therapeutika* fehlen überzeugende Berichte zur Wirksamkeit beim atopischen Ekzem. Es handelt sich dabei um folgende Präparate:

- monoklonaler Antikörper (teilweise humanisiert) gegen TNF (Infliximab, Remicade)
- humanisierter monoklonaler Antikörper gegen TNF (Adalimumab, Humira)
- humanisierter monoklonaler Antikörper gegen TNF (Golimumab, Simponi)
- löslicher Rezeptorantagonist des TNF-Rezeptors (Etanercept, Enbrel)

Anti-T-Zell-Strategien

Versuche, die T-Zell-Aktivierung zu hemmen, charakterisieren die Biologika

- Alefacept (Amevive)
- Efalizumab (Raptiva)

Alefacept ist ein Fusionsprotein des Lymphozyten-Funktions-Antigens LFA3 (CD58), das die Kostimulation hemmt und eine T-Zell-Apoptose induziert. Es erwies sich in einer Pilotstudie effektiv bei Patienten mit atopischem Ekzem (Simon et al. 2008).

Auch *Efalizumab*, ein monoklonaler Antikörper, der die T-Zell-Rekrutierung hemmt und bei Psoriasis eingesetzt wurde, war bei einigen Patienten mit atopischem Ekzem erfolgreich. Efalizumab wurde jedoch wegen einiger Fälle von progressiver zerebraler Leukodystrophie aus dem Handel genommen.

Kürzlich wurde ein neues Präparat, das einen monoklonalen Antikörper gegen die kombinierten Strukturen der Zytokine Interleukin 12 und Interleukin 23 beinhaltet (*Ustekinumab*, Stelara), für die Therapie der Psoriasis zugelassen (Papp et al. 2008); es liegen noch keine überzeugende Berichte zur Wirksamkeit beim atopischen Ekzem vor.

Anti-Interleukin-4

Interleukin 4 ist das entscheidende Zytokin in der Produktion von Immunglobulin E aus B-Lymphozyten. Es ist das charakteristische Th2-Zytokin.

Monoklonale Antikörper gegen IL-4 werden versucht (Pasculizumab). Pitrakinra stellt eine rekombinante Interleukin-4-Variante dar, die den IL-4-Rezeptor hemmt und als Aerosol bei Patienten mit Asthma wirksam sein kann. Ein rekombinanter IL-4-Rezeptor wird bei Asthma erprobt.

Anti-Interleukin-5

IL-5 ist das entscheidende Zytokin in der Rekrutierung, Produktion und Aktivierung von eosinophilen Granulozyten, die ein wesentliches Charakteristikum in der Gewebsentzündung sowohl von Asthma als auch von atopischem Ekzem darstellen.

Erste klinische Studien mit einem *monoklonalen Antikörper* gegen IL-5 bei Asthma zeigten ernüchternde klinische Resultate bei eindeutiger Wirksamkeit auf die peripheren Eosinophilenzahlen.

Demgegenüber erwies sich *Mepolizumab* als hocheffektiv bei der seltenen Patientengruppe mit Hypereosinophilie-Syndrom (HES) (Plötz et al. 2003, Rothenberg et al. 2008). In einer plazebokontrollierten Studie mit lediglich 2 Injektionen von Mepolizumab bei atopischem Ekzem zeigte sich ein signifikanter, aber nur moderater klinischer Effekt (Oldhoff et al. 2005). Weitere Studien mit einer längeren Therapiedauer erscheinen sinnvoll.

Inhibition von Chemokinen

Über 50 Chemokine sind bekannt als Botenstoffe, die zur Aktivierung von zahlreichen entzündlichen Zellen beitragen. Chemokine wirken über spezifische Rezeptoren (CCR) und werden heute, um die Vielzahl der Namen etwas logischer zu gestalten, unter der Gruppe CCL (Chemokin-Liganden) zusammengefasst. Ein für atopisches Ekzem besonders charakteristisches Chemokin ist das Thymus-and-activation dependent Chemokine (TARC = CCL 17). Es bindet an den Chemokin-Rezeptor CCR4. Es wird interessant sein, spezifische Antagonisten dieses Rezeptors im Hinblick auf die Wirksamkeit beim atopischen Ekzem zu untersuchen (Homey et al. 2006).

Signaltransduktionsinhibition

Viele Botenstoffe wirken nach Aufnahme in die Zelle und Einschleusung in den Zellkern über direkte Wirkungen auf Transkriptionsfaktoren, z.B. NFκB. Erste Untersuchungen über einen Hemmstoff der NFκB-Kinase IKK 2 wurden im Tiermodell von Asthma erfolgreich durchgeführt (Tudhope et al. 2007).

TLR-Agonisten

TLR sind die zentralen Schaltstellen der angeborenen Immunantwort (s. Kapitel 3.3); es sind 10 verschiedene TLR bekannt, die an unterschiedliche mikrobielle Strukturen binden, wie z.B. Lipopolysaccharide, Nukleotide, DNA oder RNA.

Auf dem Boden der Hygiene-Hypothese, wonach frühkindliche Immunstimulation einen günstigen Effekt im Hinblick auf die Entwicklung von atopischen Erkrankungen besitzen soll, wurden Stoffe der TLR-Stimulierung eingesetzt. Viele dieser Untersuchungen sind noch im tierexperimentellen Stadium und umfassen verschiedene Bestandteile aus Bakterienextrakten, z.B. Akinetobacter lwoffii.

An dieser Stelle sind auch Untersuchungen zur Steigerung der Th1-Antwort bzw. zur Regulation der Immunreaktion über mikrobielle oder parasitäre Antigene zu erwähnen:

Ungesättigte Fette

Es gibt Überlegungen, wonach sich mehrfach ungesättigte Fettsäuren (z.B. Gammalinolensäure oder Eicosapentaensäure) günstig auf das atopische Ekzem auswirken (Berth-Jones und Graham-Brown 1993, Buslau und Thaci 1996). Eine eigene Studie verlief enttäuschend (Ring und Kunz 1991).

Pre- und Probiotika

Probiotika, wie z.B. Lactobacillus-Mischungen, wurden bei Patienten mit atopischem Ekzem eingesetzt und führten zu einer Besserung der Hauterscheinungen (Isolauri et al. 2000, Kalliomäki et al. 2001). Vereinzelt war bereits ein Effekt im Sinne der Prävention bei Probiotikagabe während der Schwangerschaft zu beobachten (Isolauri et al. 2000). Andere Studien (Fölster-Holst et al. 2006b, Rosenfeldt et al. 2003) zeigten jedoch keine überzeugenden Effekte bei atopischem Ekzem (Ring et al. 2011). Dies entspricht unseren eigenen Erfahrungen.

In einer jüngsten Studie an über 800 Säuglingen wurde die Wirkung einer „prebiotischen“ Mischung von immunaktiven Oligosacchariden auf die Allergieentwicklung geprüft. Es fand sich ein signifikanter Effekt in der Verminderung des Auftretens von atopischem Ekzem (Grüber et al. 2010).

Einsatz von Parasiten („Würmern") zur Atopieprophylaxe

Nach der Urwald- oder Hygiene-Hypothese kommt es zur verstärkten Th2-Reaktion bei Ausbleiben der natürlichen Stimulierung dieses Systems durch parasitäre Infestation aufgrund verbesserter Hygienebedingungen (Ring 1982, Strachan 1989).

Es wird deshalb versucht, mit Würmern oder Wurmbestandteilen entsprechende immunmodulierende Effekte im Sinne einer Abschwächung der Th2-Reaktion zu erzielen. Bereits im klinischen Untersuchungsprogramm sind Parasiten der Gattung Trichuris sowie Necator americanus. Es handelt sich hierbei allerdings z.T. um Tiermodelle bzw. Patienten mit respiratorischen allergischen Erkrankungen. Erste klinische Studien verliefen enttäuschend (Bager et al. 2010).

Proteinkinase-Inhibitoren

Aufgrund der positiven Erfahrungen beim Einsatz von Proteinkinase-Inhibitoren in der Krebstherapie (Imatinib) werden auch Untersuchungen durchgeführt, bei allergischen Entzündungen spezifische Kinase-Hemmstoffe als kleine Moleküle einzusetzen. Bislang sind jedoch keine klinischen Studien hierzu veröffentlicht.

Zusammenfassung

Während bei anderen entzündlichen Hauterkrankungen durch die Einführung der Biologika gewaltige Therapiefortschritte erzielt werden konnten, steht dieser Durchbruch beim atopischen Ekzem noch aus. Es gibt jedoch ermutigende Therapieversuche mit monoklonalen Antikörpern gegen IgE (Omalizumab) bei Patienten mit sehr schwerem atopischem Ekzem, ebenso wie mit dem Anti-CD 20-Antikörper (B-Zell-Marker) Rituximab. Auch vorläufige Ergebnisse von Studien mit Anti-Interleukin 5 zeigten signifikante, aber moderate Effekte.

Die Gabe von Probiotika in der Therapie und Prävention des atopischen Ekzems wird kontrovers diskutiert. Der Einsatz von Parasiten (Trichuris oder Necator americanus) ist noch im experimentellen Stadium. Erste klinische Studien zeigten negative Ergebnisse.

5.10 Psychosomatische Therapieansätze

Die Haut ist ein Ausdrucksorgan der Seele und hat eine eminente ästhetische Funktion; deshalb ist es nicht verwunderlich, dass sich Hautkrankheiten nicht nur in somatischen Beschwerden äußern, sondern auch oft psychisch niederschlagen. Die Intensität dieser psychosomatischen Interaktion ist jedoch individuell sehr unterschiedlich ausgeprägt. Immer muss bedacht werden, ob das aktuelle Zustandsbild psychosomatisch oder somatopsychisch verstärkt wird.

Exploration

Es ist deshalb wichtig, zunächst festzustellen und mit dem Patienten herauszuarbeiten, inwieweit psychische Einflüsse seine Hautkrankheit verschlechtern oder eventuell verbessern. Dazu bedarf es eines offenen Gesprächs und der Anregung zur Selbstbeobachtung. Dabei darf auf keinen Fall der Eindruck erweckt werden, dass alles bei der Neurodermitis „psychisch" sei. Es muss immer wieder festgehalten werden, dass das atopische Ekzem primär eine Hauterkrankung ist, die durch nervale Reize und psychische Einflüsse moduliert werden kann, aber nicht verursacht ist!

Dies ist besonders wichtig bei *Säuglingen oder Kleinkindern,* wo die organischen Ursachen ganz im Vordergrund stehen und keinesfalls „Schuldgefühle" bei Mutter oder Vater erzeugt werden dürfen.

Mit *fortschreitendem Lebensalter* ist es nur natürlich, dass bei schwerer Ausprägung des Ekzems und vielen oft frustrierenden Therapieversuchen psychische Veränderungen einsetzen, die in einem vertrauensvollen Arzt-Patienten-Verhältnis analysiert, aufgefangen und besprochen werden müssen.

Wichtig: Es gibt sehr viele Patienten mit schwerstem atopischem Ekzem, die psychisch absolut unauffällig sind und von psychosomatischen oder psychotherapeutischen Interventionen nur wenig profitieren!

Jeder Mensch hat Alltagsprobleme, Stress und emotionale Konflikte zu bewältigen; dies anzusprechen, gehört zur „menschlichen" Basis des Arzt-Patienten-Verhältnisses und erfordert keine Spezialausbildung. Leider – das sei nicht verschwiegen – geht die Medizin in eine Richtung derartiger Spezialisierung, dass Assistenzärzte an Universitätskliniken ein psychosomatisches Konsil anfordern mit der Begründung „die Patientin weint"!

Aus meiner Erfahrung möchte ich *Eltern* von Kindern mit atopischem Ekzem raten, um die psychosomatischen Zusammenhänge zu wissen und die Psychodynamik der Familiensituation selbst zu erkennen und in ihrem Einfluss auf die kindliche Hauterkrankung zu beobachten (Egle et al. 2002). Wie aus dem oben angeführten Interaktionsprofil (s. Kapitel 3.5) hervorgeht, rate ich dazu, die Väter stärker in den „Familienbetrieb" und auch in die Sorge und Pflege der erkrankten Haut des Kindes mit einzubeziehen, während besorgte Mütter in vielen Fällen eher zum „Loslassen" oder „lässiger sein" gebracht werden sollen.

Es muss klar sein, dass die Behandlung von Hauterkrankungen Geduld erfordert und niemals mit Gewalt erzwungen werden kann. Gerade die Basistherapie darf nicht zu zwanghaften Pflegemaßnahmen degenerieren, die sich als „Hygieneritual" darstellen und beim Kind Aversion gegen elterliche Autorität erzeugen.

Therapeutische Möglichkeiten

Je nach der erkannten Bedeutung von psychischen Komponenten für das Krankheitsbild des Patienten hat die Auswahl der therapeutischen Optionen zu erfolgen, die – ganz wichtig – immer auch die organisch-dermatologische Allgemeinbehandlung mit beinhalten muss. Eine vertrauensvolle Zusammenarbeit zwischen Hautarzt und Psychotherapeut oder psychosomatisch orientiertem Arzt ist absolut essenziell (Ehlers et al. 1995)!

Tab. 5.**8** listet verschiedene Möglichkeiten der Einflussnahme aus psychosomatischer Sicht auf, die von der Plazebobehandlung bis zur Psychoanalyse reichen.

Tabelle 5.**8** Therapeutische Möglichkeiten bei psychosomatisch beeinflussten Allergosen (zusätzlich zur konventionellen Behandlung).

- Plazebo
- Psychopharmaka (Sedativa, Antihistaminika)
- Psychosomatische Beratung
- Verhaltenstherapie
- Familientherapie
- Entspannungstherapie
- Autogenes Training
- Biofeedback
- Hypnose
- Psychotherapie / Gruppentherapie
- Psychoanalyse

Durch die Einführung von ***analytischen Kurzzeitverfahren*** mit weniger zeit- und kostenintensiven Sitzungen ist auch eine psychoanalytisch orientierte Psychotherapie durchaus sinnvoll. Hier muss bedacht werden, dass bei Exploration von Gefühlen unter Umständen Ekzemschübe ausgelöst werden können.

Selten werden *Psychopharmaka* eingesetzt werden müssen, am besten solche mit auch antihistaminerger Komponente, die gleichzeitig juckreizstillende Effekte aufweisen (s. Kapitel 5.4 Abschnitt „Andere antihistaminerge Substanzen", S. 139).

Der bekannte *Plazeboeffekt* kann bei Allergien und insbesondere beim atopischen Ekzem sehr hohe Ausmaße annehmen und erklärt wohl die oft und immer wieder eindeutig anekdotisch beschriebene Wirkung von „komplementär"-medizinischen Methoden (s. Kapitel 5.11). Aus eigenen plazebokontrollierten Studien mit hoffnungsvollen neuen Therapeutika weiß ich, dass die ärztliche Zuwendung gewaltige Effekte auf den Verlauf des atopischen Ekzems haben kann; ich bekomme nach Jahren immer noch Dankespostkarten („Sie haben mich geheilt") zu Weihnachten von Patienten, die mit schwerer Neurodermitis in einer Plazebogruppe behandelt wurden und bleibende Besserung erfuhren (Abb. 5.**14**).

Die logische Schlussfolgerung daraus ist nicht die Empfehlung, Plazebo einzusetzen, sondern die ärztliche Zuwendung zu intensivieren.

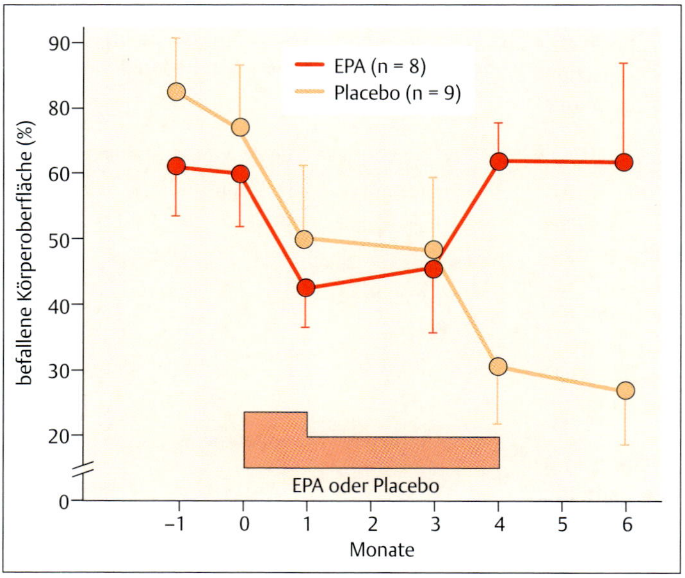

Abb. 5.**14** Klinische Verbesserung bei Patienten mit atopischem Ekzem unter EPA (Eicosapentaensäure) und Plazebo; im Langzeitverlauf war Plazebo besser als Verum (Quelle: Ruzicka et al. 1991).

Verhaltenstherapeutische Optionen

Im Wesentlichen werden bei atopischem Ekzem verhaltensmedizinische Prozeduren eingesetzt. Verhaltenstherapie umfasst die folgenden Stufen (Young et al. 1986):

- Ermittlung des Problemverhaltens
- Auswahl relevanter Reize und Konsequenzen
- Intervention
- Beurteilung des Erfolgs

Am Anfang stehen meist *Entspannungsübungen*, wie z. B. die große Muskelrelaxation nach Jacobson (Jacobson 1938), aber auch andere Methoden wie autogenes Training oder Biofeedback. Es ist wichtig, die Entspannungstechniken mit dem Patienten zu üben; theoretische Empfehlungen helfen meist wenig. Deshalb gehören diese Ansätze fest zu den Schulungsprogrammen bei Patienten mit atopischem Ekzem (s. Kapitel 6.4).

Auch autogenes Training sowie *Imaginationstechniken* („Kälte-Imagination" oder die Vorstellung von „gesunden" Umwelteinflüssen) können zur Beruhigung der entzündeten Haut beitragen (Stangier et al. 1992).

Verhaltensänderungen werden über den Versuch einer *Konditionierung*, die auf Lernprinzipien aufbaut, vom Patienten umgesetzt und führen damit zur Problemlösung und klinischen Besserung (Tab. 5.**9**).

Praktische Techniken umfassen Verhaltensregeln (Melin et al. 1986), um insbesondere das Kratzen und die damit einhergehende Verletzung der Haut und Weiterunterhaltung der Entzündung einzudämmen. Das kann durch *Ablenkungstechniken* erfolgen, z. B. durch ein „Kratzklötzchen" (Niebel 1990 und 1995), das bei entsprechendem Drang anstelle der Haut gekratzt wird. Manchmal hilft ein Juckreiz-Tagebuch, wo der Patient die Juckempfindung schriftlich festhält und durch den Akt des Schreibens vom Kratzen abgelenkt wird.

Wichtig ist die Hilfe zur Bewältigung der mit der Krankheit einhergehenden Belastung; viele Patienten haben wenig Hoffnung und sind durch den oft gehörten Terminus „unheilbar" verzweifelt. Hier setzt die *kognitive Verhaltenstherapie* (Beck 1999) ein, die auch einem bei manchen Patienten mit atopischem Ekzem eigentümlichen „Perfektionismus" entgegenarbeitet. Der Satz „Ihre Haut ist kein Spülbecken, das blank geputzt werden muss" wirkt oft erleichternd.

Auch die *soziale Kompetenz*, die durch ein „Eineigeln" des Patienten mit schweren Ekzemen besonders im Gesichtsbereich oft beeinträchtigt zu sein scheint, muss gefördert werden. Es ist immer wieder zu betonen, dass Patienten mit atopischem Ekzem nicht „neurotisch" sind und keine „psychische Erkrankung" haben!

Über das Einüben und die Verbesserung der *partnerschaftlichen Kommunikation* wird die

Tabelle 5.9 Techniken der Verhaltenstherapie Konditionierung.

Klassisch	• „Desensibilisierung" (z. B. reziproke Inhibition mit Entspannungsübungen nach Erstellung einer Hierarchie von Reizen) • Überflutung (Exposition mit einer Überdosis des Stimulus) • Selbstbehauptungstraining (Übung und Fähigkeit, eigene Wünsche und Gefühle ohne Verletzung anderer auszudrücken) • Kommunikationstherapie von Paaren
Operant	• positives Reinforcement • negatives Reinforcement • Bestrafung • Ignorierung (z. B. „Time out") • Übersättigung („Satiation")
Observational	• Modell-Lernen (an vergleichbaren Beispielen)
Kognitiv	• Entwicklung einer neuen Sicht der Zusammenhänge • Bibliotherapie • paradoxe Kommunikation

Selbstsicherheit des Patienten gestärkt. Hierbei helfen auch Rollenspiele, wie sie im Rahmen der Neurodermitis-Schulung eingesetzt werden. Falsche Denkweisen („ich bin hässlich", „alle starren mich an") können so überwunden werden. Studien mit Probanden, die Brillen tragen, welche die Blickrichtung erfassen, zeigen ganz klar, dass Patienten mit Gesichtsdermatosen sich selbst viel mehr beobachtet fühlen, als dies von Seiten der Umgebung tatsächlich der Fall ist.

Auch *Hypnose* kann in schweren Fällen eingesetzt werden, um festgefahrene Verhaltensmuster und Reflexe zu lockern (Shenefelt 2000, Sokel et al. 1993).

Eines muss dem Patienten klar sein: Es ist viel leichter, emotionale Schwierigkeiten und Konflikte zu erkennen, als sie zu lösen.

Zusammenfassung

Das atopische Ekzem ist primär eine Hauterkrankung, die aber durch nervale Reize und psychische Einflüsse moduliert werden kann. Eine entsprechende Exploration auch zum Einfluss von Konfliktsituationen oder Stress macht bei den meisten Patienten Sinn. Oft empfiehlt sich eine spezielle psychosomatische Beratung. Die therapeutischen Möglichkeiten beinhalten insbesondere verhaltenstherapeutische Verfahren, die auch in die Neurodermitis-Schulungsprogramme Eingang gefunden haben.

5.11 Unkonventionelle Methoden

Es gibt kaum ein Gebiet in der Medizin, auf dem „alternative, komplementäre" oder „unkonventionelle" Methoden so populär sind wie in der Behandlung des atopischen Ekzems (Abb. 5.**15**). Mitteilungen aus der Laienpresse von angeblichen „neuen Wundersalben" oder Heilungen durch Außenseitermethoden (Anonym: „Creme aus dem Jenseits" 1992) unterstützen diesen Trend (Artik und Ruzicka 2003, Dorsch und Sitzmann 2001, Kukutsch 1997, Ruzicka 1998, Stiftung Warentest 1994).

Durch die zunehmenden *Einschränkungen im Erstattungssystem* geben auch manche wissenschaftlich orientierte Ärzte dem Druck nach und setzen Außenseitermethoden ein, die vom Patienten gewünscht werden, um so den Praxisbetrieb mit ordentlicher, wissenschaftlich fundierter Diagnostik und Therapie aufrechterhalten zu können. Von anderer Seite hört man immer wieder das Argument „wer heilt, hat recht", welches jedoch nicht logisch ist. Richtig muss es heißen: „Wer heilt, tut Gutes; ob er aber recht hat, ist eine andere Frage".

Durch die zunehmende *Spezialisierung und Technisierung* der Medizin, verbunden mit der immer weniger werdenden Zeit, die Ärzte für den einzelnen Patienten zur Verfügung haben, entsteht eine Sehnsucht nach einem harmonischen Weltbild, in dem Krankheit und Gesundheit des „ganzen Menschen" in Zusammenschau gesehen

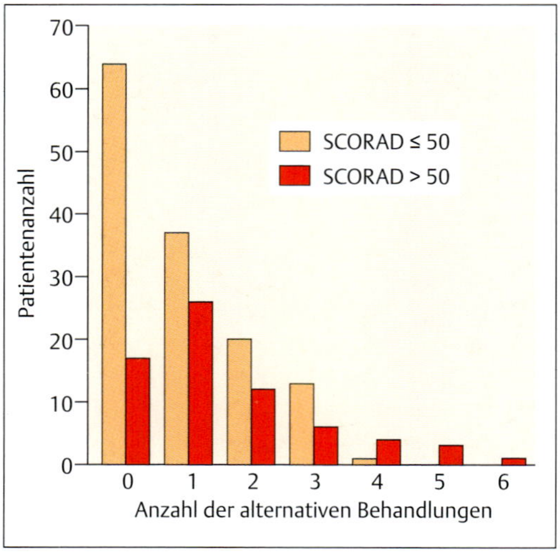

Abb. 5.**15** Anzahl verschiedener „alternativer" medizinischer Methoden, die in einer 3-Monats-Periode von Patienten mit atopischem Ekzem eingesetzt wurden (n = 204) (Quelle: Schäfer et al. 2002).

Tabelle 5.**10** Die häufigsten in der Allergologie eingesetzten „Alternativverfahren" (alphabetische Ordnung) (Quelle: Dorsch und Ring 2002).

• Akupunktur
• Autohomologe Immuntherapie
• Bach-Blütentherapie
• Bioresonanz
• Diät / Heilfasten
• Eigenblutbehandlung
• Elektroakupunktur
• Haarmineralanalyse
• Homöopathie
• Kinesiologie
• Neuraltherapie
• Pendeln
• Phytotherapie
• Traditionelle Chinesische Medizin

werden in der romantischen Vorstellung einer Einheit von „Seele und Körper", in der sich der Mensch als Bestandteil von Natur und Religion sah. Krankheit wird als Störung der „ursprünglich harmonischen Welt" gesehen und biologische Abläufe weltanschaulich oder religiös interpretiert. Es gilt die alte Erfahrung: Die „alternative" Medizin von heute ist die Schulmedizin der vergangenen Jahrhunderte. Durchaus berechtigte und interessante Gedanken werden mit Methoden verknüpft, die überholt sind.

Diese diffusen irrationalen Gefühle werden heute – besonders trickreich – mit moderner Technik verbunden, sodass dem Patienten eine *Schein-Wissenschaftlichkeit* vorgegaukelt wird (z. B. Bioresonanz).

Sehr viele Patienten mit atopischem Ekzem haben bereits sehr viele „unkonventionelle" Verfahren erprobt, bevor sie zu uns kommen (Augustin et al. 1999a, Schäfer et al. 2002). Dies mag auch mit der Frustration nach Wiederaufflammen der Hauterkrankung nach ungenügend begleiteter antientzündlicher Therapie und mangelnder ärztlicher Zuwendung bei diesem komplexen Krankheitsbild zu tun haben (Schmitt et al. 2008).

Tab. 5.**10** zeigt die *wichtigsten „unkonventionellen" Verfahren*, die in der Therapie des atopischen Ekzems eingesetzt werden. Tatsächlich sind über 120 unterschiedliche Methoden im Umlauf, die häufig mit geringen Änderungen unter neuen Namen angepriesen werden. Wenn von der Wissenschaft gefordert wird, kein „Scheuklappendenken" zu haben und gute Studien durchzuführen, so ist dies außerordentlich schwierig.

Es empfiehlt sich, *Plausibilitätskriterien* in der Sortierung der Fülle von unkonventionellen Verfahren anzuwenden (Tab. 5.**11**). Tatsächlich zeigt

Tabelle 5.**11** Unkonventionelle Verfahren: Kategorien nach Plausibilität.

• Neues wissenschaftlich begründetes Verfahren in der Erprobung
• Durch plausible Konzepte und Fallberichte belegtes Verfahren, zu dem exakte Studien noch fehlen
• Verfahren mit geringer Plausibilität und wenig überzeugenden Erfahrungsberichten
• Verfahren, für die trotz wissenschaftlicher Studien kein Nachweis für eine Wirksamkeit erbracht werden konnte
• Verfahren mit so geringer Plausibilität oder potenzieller Gefährlichkeit, dass wissenschaftliche Studien wenig ratsam erscheinen
• Echte Scharlatanerie, wie z. B. betrügerisches Einbringen von Kortison in angeblich „kortisonfreie" Zubereitungen

die Erfahrung, dass aus der sog. „Außenseiter"-Medizin durchaus interessante und plausible Konzepte und Verfahren entstehen können, die sich nach wissenschaftlicher Untersuchung in die Standardtherapie übernehmen lassen.

Allgemeines zu „unkonventionellen" Verfahren

Von vielen Autoren werden bestimmte Verfahren als „unkonventionell" oder „komplementär" betrachtet, die durchaus eine *sinnvolle Ergänzung* der klassischen dermatologischen Therapie darstellen, wie z. B.:

- psychosomatische Beratung und Entspannungstechniken
- bestimmte diätetische Empfehlungen
- Klimatherapie
- bestimmte Verfahren der Phytotherapie
- physikalische Therapie
- Sporttherapie
- (cum grano salis) Akupunktur (s. u.)

Dem gegenüber steht jedoch eine Reihe von Methoden, die nach dem derzeitigen Wissensstand *nicht empfohlen werden* können, da der Wirkungsnachweis fehlt bzw. die diagnostische Sicherheit in kontrollierten Studien auf dem Niveau von Würfeln liegt (Tab. 5.**12**) (Dorsch und Ring 2002, Happle 1998, Oepen 1998, Schäfer et al. 2002).

Im Folgenden sollen einige Verfahren kurz besprochen und bewertet werden. Es ist gut, wenn der behandelnde Arzt wenigstens in groben Zügen die von dem Patienten diskutierten unkonventionellen Verfahren kennt.

Tabelle 5.**12** Unkonventionelle Verfahren, die nach dem derzeitigen Wissensstand nicht empfohlen werden.

- Autohomologe Immuntherapie
- Bach-Blütentherapie
- Bioresonanz
- Elektroakupunktur nach Voll
- Kinesiologie
- Pendeln
- Haarmineralstoffanalyse
- Nahrungsmittel-IgG zur Diagnostik und Diätempfehlung

Darstellung und Wertung einzelner „unkonventioneller" Verfahren

Akupunktur

Die aus der chinesischen Medizin kommende Akupunktur beschreibt Effekte über die Lenkung von bei krankhaften Zuständen veränderten Energieströmen durch Nadelstiche. Dabei müssen die Nadeln sehr genau an den entsprechenden klassischen „Akupunktur-Punkten" eingesetzt werden und mehrere Minuten dort verbleiben.

Akupunktur besitzt einen festen Platz in der Schmerztherapie. Bei allergischen Reaktionen wurde Akupunktur bei Pollinosis in experimentellen Studien untersucht (Langer und Hauswald 1992). Dabei zeigten sich signifikante Effekte: Hauttestreaktionen sowie Juckreiz konnten beeinflusst werden (Pfab et al. 2010b). In diesem Zusammenhang sind weitere Studien erforderlich. In einzelnen Fällen kann jedoch der Versuch einer Akupunktur bei atopischem Ekzem unternommen werden (Yang 1997).

Phytotherapie der Traditionellen Chinesischen Medizin (TCM)

In den letzten Jahrzehnten ist in den westlichen Ländern das Interesse an fernöstlichen Heilverfahren ständig angestiegen. Dabei werden zahlreiche Verfahren aus dem Weltanschauungskreis der chinesischen Philosophie und Religion mit mehr oder weniger großen Modifikationen auf das westliche Denken übertragen.

Insbesondere von chinesischen Kräutermischungen (Bedi und Shenefelt 2002) werden positive Berichte mitgeteilt. Signifikante Besserungen wurden nach Einsatz einer individuellen Rezeptur aus 10 verschiedenen chinesischen Kräutern bei atopischem Ekzem berichtet (Armstrong und Ernst 1999, Sheehan und Atherton 1992). Es war bislang nicht möglich, einzelne Substanzen aus diesen Mischungen auf ihre Wirksamkeit hin zu untersuchen. Allerdings sind auch durchaus gefährliche Nebenwirkungen (Lord 1999) mit Hepatotoxizität und sogar tödlichen Nebenwirkungen

(Mostafa-Kara et al. 1992) berichtet worden sowie reversible dilatative Kardiomyopathie (Ferguson et al. 1997). In einigen Kräutermischungen wurden potente Kortikosteroide nachgewiesen (O'Driscoll et al. 1992).

Derartige Therapien sollten deshalb unter strenger ärztlicher Kontrolle und bei besserer Kenntnis der eingesetzten Produkte erfolgen. Es muss auch daran erinnert werden, dass Pflanzen starke allergene Eigenschaften aufweisen können (Hausen und Vieluf 1997).

Homöopathie

Die Homöopathie geht auf den Arzt Samuel Hahnemann (1755–1843) zurück, der zu seiner Zeit mit seiner Methode durchaus auf dem Boden der damaligen wissenschaftlichen Medizin stand. Allerdings unterblieb in den darauf folgenden Jahrhunderten die weitere wissenschaftlich-kritische Analyse und Methodenverbesserung. Der therapeutische Grundpfeiler ist die *„Ähnlichkeitsregel"* („similia similibus"). Mit Tropfen oder Kügelchen, Tabletten oder Spritzen werden extrem verdünnte Zubereitungen von Wirkstoffen gegeben, die in der Verursachung der Krankheit eine Rolle spielen sollen. Essenziell ist hierfür eine ausführliche homöopathische Anamnese, die neben den Persönlichkeitsmerkmalen des Ratsuchenden auch Angaben über Auftreten und Umstände des Krankheitsverlaufes erfasst.

Die Vorstellung, dass durch kleine Dosen eines spezifischen Krankheitsauslösers positive Effekte erzielt werden können, ist nicht falsch. Sie liegt dem Prinzip der allergenspezifischen Immuntherapie (Hyposensibilisierung) zugrunde. Allerdings fällt es nach heutigem wissenschaftlichem Wissensstand schwer, die Dosis-Wirkungs-Beziehungen zu leugnen und höhere Wirkungen durch niedrigere Konzentrationen (d. h. *„Potenzen der Verdünnungen"*) zu erwarten. Vereinzelt werden Präparate mit einer Verdünnung von 10^{23} eingesetzt, was nach der Lohschmidtschen Zahl bedeutet, dass in der Zubereitung kein Molekül des Ausgangsstoffes mehr enthalten ist.

Großes Aufsehen erregte vor einigen Jahren eine Publikation eines anerkannten Allergieforschers in der Zeitschrift „Lancet", wo er zeigte, dass in diesen extremen Verdünnungen tatsächlich allergenstimulierte Histaminfreisetzungen beeinflusst werden können; er erklärte dies durch ein „Gedächtnis des Wassers" durch Molekülschwingungen (Mayaux et al. 1988). Die Befunde ließen sich jedoch nicht reproduzieren und fußten – nach länger dauernder und komplexer Nachforschung – auf bewussten Laborfehlern einer technischen Mitarbeiterin, die dem Meister Gutes tun wollte.

Es ist schwierig, kontrollierte Studien zur Homöopathie durchzuführen (Kleijnen et al. 1991). Positive Effekte bei Heuschnupfen wurden beschrieben (Wiesenauer et al. 1990). In einer eigenen Studie bei atopischem Ekzem konnten wir keine signifikanten Besserungen durch klassische homöopathische Behandlung nachweisen (Remy et al. 1995, Siebenwirth et al. 2009).

Dennoch kann bei entsprechendem Patientenwunsch eine Kooperation mit einem seriösen homöopathisch tätigen Arzt gesucht werden. Wichtig ist, dass keine objektiv nötigen Therapiemaßnahmen während einer homöopathischen Behandlung versäumt werden.

Zellextrakte und Thymusfaktoren

Aufbauend auf den Erfahrungen der „Frischzellen-Therapie", wurden auch in der Ekzembehandlung Zellextrakte sowie lösliche Überstände von Zellkulturen, insbesondere von Thymuspräparaten, eingesetzt. Es waren dies die Präparate Thymosan und Thymostimulin aus Kalbsthymus sowie Thymopentin als synthetisches Pentapeptid (Leung et al. 1990). Auch der sog. Transfer-Faktor aus stimulierten Leukozytensuspensionen hatte immunmodulierende Wirkungen. Diese Therapieverfahren wurden nach Bekanntwerden der bovinen spongiformen Enzephalitis (BSE) weitgehend verlassen und nicht mehr weiter untersucht.

Bach-Blütentherapie

Die Therapie mit Blütenblättern, die der englische Arzt Dr. Edward Bach einführte, verwendet unterschiedliche Blätter, die über ihre Schwingungen verschiedene Seelenzustände des Menschen entsprechend beeinflussen sollen. Hier sind starke Anklänge an die romantische Medizin und deren Weltanschauung zu sehen, die einer wissenschaftlichen Untersuchung unzugänglich sind.

Anthroposophische Medizin

Ähnlich komplex ist das Gebäude der anthroposophischen Medizin, das nicht einzelne Substanzen oder Verfahren, sondern ein Gesamtkonzept beschreibt, das auf weltanschaulicher Grundlage die Patienten behandelt. Spezifische Studien zur Therapie des atopischen Ekzems durch anthroposophische Medizin liegen nicht vor.

Allerdings weiß man aus epidemiologischen Untersuchungen, dass Kinder aus anthroposophischen Familien in Stockholm seltener Allergien entwickelten als in der Normalbevölkerung (Alm et al. 1999). Ähnliches findet sich bei Bauernkindern, die auf dem Bauernhof aufwachsen und deren Mutter während der Schwangerschaft im Stall gearbeitet hat (Riedler et al. 2001) (s. Kapitel 6.1).

Bioresonanz

Die Bioresonanz in ihren verschiedenen Spielarten stellt eine Verbindung von magischer Guru-Wirkung mit moderner „High-tech"-Apparatur dar. Körpereigene elektromagnetische Schwingungen sollen durch ziemlich aufwendige Gerätschaften gemessen werden und deren Störung durch Einbringen von Allergen diagnostisch und therapeutisch genutzt werden. Das Verfahren entbehrt einer physikalischen Grundlage (Cap 1995) und hat sich auch in plazebokontrollierten Doppelblindstudien als ineffektiv erwiesen (Kofler et al. 1996, Pichler et al. 1996, Schöni et al. 1997, Wandtke et al. 1993, Wüthrich et al. 2006).

Elektroakupunktur nach Voll

In diesen Verfahren wird die chinesische Akupunktur mit westlicher Technologie kombiniert; auch hier werden Energiefelder des Patienten durch möglicherweise allergene Substanzen gestört, was zu einer Verschlechterung der Erkrankung führt. Auch hier konnte gezeigt werden, dass kein diagnostischer Wert besteht (Bresser 1993).

Kinesiologie

Die von dem amerikanischen Arzt Diamond entwickelte Methode der Kinesiologie („Touch for Health") geht davon aus, dass die Muskelspannung im Gesamtenergiefeld des Menschen Aussagen über mögliche krankmachende Umweltstoffe erlaubt. Dazu prüft der Untersuchende bei dem vor ihm stehenden, die Arme waagerecht ausbreitenden Patienten die Gegenkraft der Oberarmmuskulatur. Wenn er ein Fläschchen mit relevantem Allergen vor das Brustbein hält, führt dies zur akuten Erschlaffung der Muskeln, und der Arm fällt herunter. Wir haben das Verfahren einer wissenschaftlichen Untersuchung zugeführt und dazu eine Mitarbeiterin zunächst an der „Quelle" die Methodik erlernen lassen, damit hier keine Einwände entstehen können. Leider ergab sich in der doppelblinden Studie eine diagnostische Aussagekraft, die unter der von würfeln (unter 50%) lag (Kunz et al. 2001).

Umgang mit alternativen Methoden

Wenn der Patient nach „alternativen" Therapiemöglichkeiten fragt, kann auf dem Boden der wissenschaftlichen Medizin eine Vielzahl von echten und wissenschaftlich begründeten Alternativen angeboten werden. Auch neue plausible Therapieoptionen können pilotmäßig eingesetzt und dann in kontrollierten Studien überprüft werden. Was wissenschaftlich widerlegt oder absolut unplausibel ist, sollte im Interesse des Patienten vermieden werden. Wir sind als Ärzte verpflichtet, unsere Patienten nach bestem Wissen und Gewissen zu beraten und unsere Meinung ehrlich zu sagen, ohne dabei aber „Verurteilungen" vorzunehmen.

Es ist erfrischend zu sehen, wie in unserer Neurodermitis-Schulung die Betroffenen selbst miteinander diskutieren und ihre negativen Erfahrungen mit unkonventionellen Methoden präsentieren. Der Arzt kann sich auf die Rolle des Moderators zurückziehen und muss nicht als predigender Oberlehrer auftreten. Diskussionen mit Patienten im Sinne von Streitgesprächen sollte man vermeiden. Ich sage gerne „Gnädige Frau/mein Herr – das ist eine Frage der Religion und über Religion diskutiere ich nicht mit meinen Patienten."

Zusammenfassung

Es gibt kaum ein Gebiet, auf dem alternative, komplementäre, unkonventionelle Methoden derart verbreitet sind wie in der Behandlung des atopischen Ekzems. Es ist deshalb auch für den wissenschaftlich orientierten Arzt wichtig, zumindest die häufigsten angewandten Praktiken zu kennen. In einer Kategorisierung unkonventioneller Methoden nach Plausibilität gibt es eine Reihe von Verfahren, die durchaus eine sinnvolle Ergänzung zur klassischen dermatologischen Therapie darstellen, wie z. B. psychosomatische Beratung und Entspannungstechniken, manche gezielten diätetischen Empfehlungen, Klimatherapie, ausgewählte Verfahren der Phytotherapie, physikalische Therapie, Sporttherapie und – noch im Experimentierstadium – Akupunktur. Demgegenüber stehen Methoden, die nach dem derzeitigen Wissensstand nicht empfohlen werden können. Doppelblindstudien mit homöopathischer Therapie haben keine signifikanten Besserungen zeigen können. Ebenfalls negative Ergebnisse aus plazebokontrollierten Doppelblindstudien liegen zur Bioresonanz und Kinesiologie vor. Es ist wichtig, dass Gespräche über unkonventionelle Methoden in sachlicher Atmosphäre und ohne die Entstehung von Schuldgefühlen bei Patienten ablaufen.

6 Prävention

Präventionsmaßnahmen umfassen solche der primären, sekundären und tertiären Prävention (Abb. 6.**1**).

6.1 Primäre Prävention

Grundlage für effektive Maßnahmen zur primären Prävention von Allergien sind Kenntnisse über Ursachen der Allergieentstehung sowie Methoden zur Definition von Risikogruppen (von Hertzen und Haahtela 2010) (s. Kapitel 1–3).

Risikogruppen. Bei Empfehlungen zur Primärprävention muss immer zwischen Maßnahmen unterschieden werden, die der Gesamtbevölkerung empfohlen werden und solchen, die lediglich Risikofamilien betreffen. Am einfachsten lassen sich Risikogruppen immer noch über die Familienanamnese definieren, d. h. vor allem Kinder, deren Eltern an einer atopischen Erkrankung leiden oder litten (beide oder ein Elternteil). Messbare Laborparameter aus dem Nabelschnurblut sind trotz der Fortschritte in der molekularen Genetik und experimentellen Immunologie noch nicht für die Routine verfügbar (T-Zell-Subpopulationen, Phosphodiesterase-Konzentrationen in mononukleären Zellen, IgE oder IgE-Rezeptor-Expression, Filaggrin-Mutation, u. a. m).

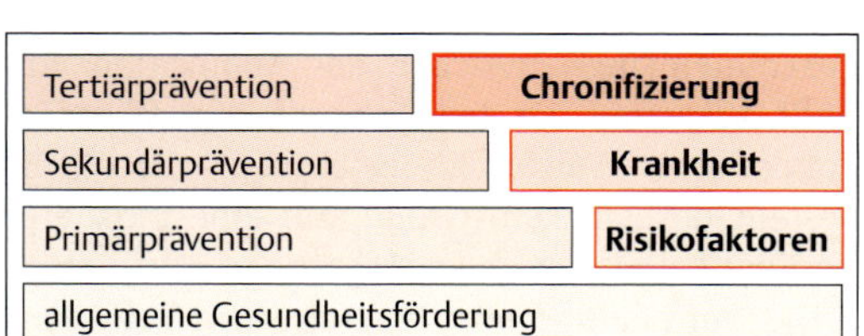

Abb. 6.**1** Verschiedene Ebenen der Prävention.

Allergieentstehung. Auch die Kenntnisse über die ursächlichen Faktoren der Allergieentstehung sind begrenzt und beschreiben neben der Allergenexposition anthropogene und biogene Einflüsse aus der Umwelt, die modulierend wirken (s. Kapitel 1.5 Abschnitt „Risikofaktoren") und deren Vermeidung präventiv Sinn machen könnte.

Aktuelle Empfehlungen umfassen Maßnahmen zu Vermeidungsstrategien, die vorwiegend die Ernährung, aber auch andere Umweltfaktoren aus Innenraum und Außenluft betreffen. Vor Kurzem wurde die vom Aktionsbündnis Allergiepräventionen (abap) im Jahre 2004 erarbeitete S3-Leitlinie zur primären Allergieprävention (Schäfer et al. 2004) aktualisiert (Muche-Borowski et al. 2010) mit Änderungen, die insbesondere das Ernährungsverhalten, aber auch Fragen der Innenraumallergenexposition durch Haustiere, betreffen.

Präventionsmaßnahmen zur Ernährung werden in den Abschnitten „Ernährung und Diätempfehlungen" sowie „Hypoallergene Säuglingsnahrung" abgehandelt. Nachfolgend sollen zunächst die weiteren Maßnahmen, insbesondere bezüglich Luftbelastung, kurz besprochen werden.

Karenzmaßnahmen und allgemeine Empfehlungen

Haustierhaltung

Während jahrzehntelang die lapidare Empfehlung galt, pelz- und federtragende Haustiere strikt zu meiden, auch zur Allergieprävention, wird aufgrund der neuen Evidenzlage differenzierter formuliert. Man muss dazu wissen, dass es Studien gibt, die bei Personen mit sehr ausgeprägtem Tierkontakt, z. B. maximaler Katzenhaarexposition, ab bestimmten Innenraumallergenkonzentrationen schützende Effekte der Haustierhaltung im Hinblick auf die Allergieentwicklung beschreiben (Muche-Borowski et al. 2010). Auch wird zwischen verschiedenen Arten von Haustieren differenziert.

Risikokinder. Die aktuelle Leitlinie kommt zu dem Schluss „Die Auswirkungen der Haustierhaltung auf die Allergieentwicklung bei Risikokindern sind derzeit nicht eindeutig abzuschätzen. Die Anschaffung von Felltieren als Präventionsmaßnahme ist nicht zu empfehlen".

Im Hinblick auf *Katzen* überwiegen die Studien, die in Katzenhaltung ein Risiko sehen, das die Allergieneigung fördert, und deshalb Katzenhaltung bei Risikofamilien vermeiden wollen.

Anders ist dies bei den *Hunden.* Es gibt Studien, die bei Hundehaltern sogar weniger Allergien fanden; deshalb wird die Haltung von Hunden heute nicht mehr mit einem erhöhten Risiko der Allergieentwicklung verbunden. Dies gilt für die Primärprävention.

Allgemeinbevölkerung. Für die Allgemeinbevölkerung besteht kein Grund, Haustierhaltung aus Gründen der Allergieprävention einzuschränken.

All diese Maßnahmen betreffen die Entwicklung von Allergien insgesamt und sind nicht spezifisch auf das atopische Ekzem zugeschnitten.

Luftschadstoffe

Im Innenraum, in dem der Mensch die meiste Zeit verbringt, soll ein Klima herrschen, das *Schimmelpilzwachstum* nicht begünstigt, d. h. hohe Luftfeuchtigkeit und schlechte Durchlüftung, die das Schimmelpilzwachstum fördern, sollen vermieden werden.

Die Exposition gegenüber *Hausstaubmilbenallergenen,* insbesondere im Schlafzimmerbereich, spielt für bereits allergische Patienten eine große Rolle. Zur Primärprävention hat sich die Reduktion der Milbenexposition nicht als effektiv erwiesen.

Risikofamilien sollen unbedingt auf *Tabakrauch* verzichten. Sowohl die aktive als auch die passive Exposition gegenüber Tabakrauch erhöht das Risiko von Asthma ebenso wie von atopischem Ekzem (Schäfer et al. 1997b, Krämer et al. 2004). Dies gilt auch und besonders während der Schwangerschaft und für die werdende Mutter.

Auch andere *Innenraumchemikalien,* wie flüchtige organische Verbindungen oder Formaldehyd, wie sie aus neuen Möbeln oder bei Renovierungsarbeiten freigesetzt werden, sollen gemieden werden.

Im Außenluftbereich ist die *Verkehrsbelastung* mit Exposition gegenüber Autoabgasen – insbesondere kleinen Partikeln – wie sie sich beim Wohnen an einer viel befahrenen Straße darstellt, mit einem erhöhten Allergierisiko verbunden (Krämer et al. 2001, Morgenstern et al. 2008). Es wird empfohlen, die Exposition gegenüber Verkehrsbelastung möglichst gering zu halten.

Impfungen und immunmodulierende Strategien

Es besteht kein Grund, bei Atopikerfamilien auf Impfungen zu verzichten. Es gibt im Gegenteil Hinweise darauf, dass *normal durchgeführte Impfprogramme* das Allergierisiko senken können. Es wird deshalb empfohlen, alle Kinder, auch Risikokinder, nach den Impfempfehlungen zu impfen.

Die Hinweise, wonach eine *frühzeitige unspezifische Immunstimulation* vor der Entwicklung atopischer Erkrankungen schützen kann, wie das Aufwachsen auf einem Bauernhof, der Besuch einer Kindertagesstätte im ersten Lebensjahr sowie eine höhere Anzahl älterer Geschwister oder parasitäre Erkrankungen, können bislang nicht in praktische Empfehlungen umgesetzt werden.

Der Versuch, durch Gabe von *Probiotika* bereits während der Schwangerschaft einen präventiven Effekt zu erzielen, kann nicht allgemein empfohlen werden. Die Ergebnisse hierzu sind widersprüchlich (s. u.).

Ebenso fehlt der Nachweis eines eindeutigen Zusammenhangs zwischen der Applikation von *Antibiotika* und der Entwicklung atopischer Erkrankungen (Muche-Borowski et al. 2010). Es besteht deshalb kein Grund, auf eine indizierte Antibiotikatherapie zu verzichten.

Die Vermeidung von *hautreizenden bzw. sensibilisierenden Stoffen* (z. B. Kleidung, Reinigung, Modeschmuck mit Nickelfreisetzung) (Frosch

1985, Schwanitz 1992) ist insbesondere in der Prävention des atopischen Ekzems sinnvoll.

Pharmakologische Primärpravention

Versuche der pharmakologischen Primärprävention, wie z.B. durch H_1-Antihistaminika, blieben erfolglos (Diepgen 2002).

Zusammenfassung

Maßnahmen zur primären Prävention umfassen diätetische Empfehlungen sowie Karenzmaßnahmen und allgemeine Überlegungen.
In den letzten Jahren haben sich die Empfehlungen etwas gelockert. Katzen sollen weiterhin gemieden werden, während die Haltung von Hunden nicht mit einem erhöhten Risiko der Allergieentwicklung einherzugehen scheint.
Es besteht aber für die Allgemeinbevölkerung kein Grund, zur Allergieprävention Haustiere anzuschaffen.
Im Innenraumklima sollen Schimmelpilzwachstum und zu hohe Luftfeuchtigkeit vermieden werden. Risikofamilien sollten auf Tabakrauch verzichten. Im Außenluftbereich ist die Belastung mit Verkehrsabgasen möglichst gering zu halten.
Es besteht kein Grund, Atopiker nicht zu impfen.

Ernährung und Diätempfehlungen

Brustmilchernährung

Die am längsten bekannte und wissenschaftlich *am besten gesicherte Empfehlung* zur primären Prävention setzt bei der Geburt an und besteht in der strikten Ernährung mit Brustmilch. Aus epidemiologischen Untersuchungen (Wahn und von Mutius 2001, Høst et al. 2008) sowie aus tierexperimentellen Studien weiß man, dass in den ersten Lebensmonaten ein besonders günstiger Zeitraum besteht („Window of Opportunity"), in dem ein Organismus gegen Umweltstoffe Toleranz entwickeln kann (Akdis et al. 2000, Blaser 2008, de Weck 1995). Brustmilchernährung („Stillen") ist deshalb auch die einzige wirksame „pauschal antiallergische" Diät, die empfohlen werden kann; allerdings hält dieser Effekt nur eine begrenzte Zeit an, und ausschließliches Stillen macht deshalb auch nur während der ersten vier Lebensmonate Sinn (Muche-Borowski et al. 2010).

Ob der positive Effekt der Muttermilch lediglich auf dem Prinzip Allergenvermeidung (Fehlen von allergenen Proteinen aus der Kuhmilch etc.) beruht oder ob in der Muttermilch aktiv schützende Faktoren vorhanden sind, wird derzeit noch diskutiert.

Die Tatsache, dass in der Muttermilch auch geringe Mengen von allergenen Bestandteilen aus der mütterlichen Ernährung nachweisbar sind und so dem Säugling zugeführt werden, hat zu *Diätempfehlungen für stillende Mütter* geführt. In skandinavischen Studien konnte tatsächlich ein gewisser Effekt bei Müttern aus Risikofamilien beobachtet werden, wenn sie die häufigsten Allergene während der Stillzeit vermieden (Hattevig et al. 1999).

Es sei nicht verschwiegen, dass die Datenlage bezüglich des primär präventiven Effektes der Brustmilchernährung auf die Allergieentstehung nicht zu 100% eindeutig ist; es gibt Studien, die keine positiven Effekte des Stillens zeigen, ja sogar Studien, bei denen gestillte Kinder mehr Allergien entwickeln.

Beikost im 1. Lebensjahr

Bezüglich der Einführung von Beikost haben sich die Empfehlungen geringfügig verändert. Während früher die Einführung von Beikost erst ab dem 6. Lebensmonat empfohlen wurde, verkürzt sich dieser Zeitraum auf den vollendeten 4. Lebensmonat. Es gibt keine Hinweise für gesicherte präventive Wirkungen einer späteren Beikosteinführung. Ebenso macht es keinen Sinn, Säuglinge nach Beendigung des Stillens generell „hypoallergen" zu ernähren. Allerdings gibt es Hinweise, dass regelmäßiger Fischkonsum auch bereits im ersten Lebensjahr einen protektiven Effekt im Hinblick auf die Entwicklung allergischer Erkrankungen beim Säugling haben kann.

Wichtig ist eine ausgewogene Ernährung, die Mangelzustände vermeidet (Abb. 6.**2**).

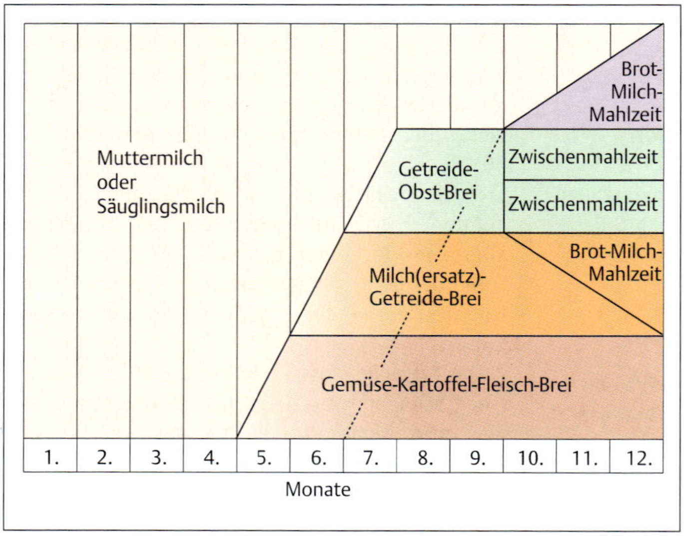

Abb. 6.2 Ernährungsplan für eine ausgewogene Ernährung im ersten Lebensjahr (mit freundlicher Genehmigung von C. Kugler).

Ernährung in der Schwangerschaft

Diätetische Empfehlungen während der Schwangerschaft werden kontrovers diskutiert (s. Probiotika), können jedoch nicht aufgrund wissenschaftlich gesicherter Basis gegeben werden. Meist stellt die Ernährung die schwangere Frau ohnehin vor genug Probleme. Viel wichtiger ist der Verzicht auf Rauchen (s. o.) und auf zu hochkalorische Ernährung (Gewichtskontrolle), da übergewichtige Schwangere häufig übergewichtige Kinder entbinden, die später zur Adipositas neigen. Neue Studien zeigen, dass ein erhöhter Body-Mass-Index positiv mit dem Auftreten von Asthma assoziiert ist (Warner 2009). Zum Auftreten von atopischem Ekzem fehlen bislang überzeugende Studien. Vermeidung von Übergewicht stellt deshalb eine aktuelle Diätempfehlung auch zur Allergieprävention dar, wie sie in der neuen Leitlinie mit aufgenommen wurde (Muche-Borowski et al. 2010).

Eventuell kann der regelmäßige Genuss von Fisch – möglicherweise wegen des Gehaltes an ungesättigten Fettsäuren – auch schon während der Schwangerschaft und Stillzeit positive Effekte bewirken (Dunstan et al. 2004).

Hypoallergene Säuglingsnahrung

Sollte das Stillen aus unterschiedlichen Gründen nicht möglich sein, gibt es erfreulicherweise eine Reihe von „hypoallergenen“ Säuglingsnahrungen (Formula), die als Kuhmilchersatz dienen können (Vandenplas et al. 1995).

Hydrolysatnahrungen. Der Begriff „hypoallergen“ darf bei Säuglingsnahrungen nur eingesetzt werden, wenn bestimmte gesetzlich geregelte Anforderungen erfüllt werden, d. h. unter anderem der Gehalt an allergenem Eiweiß weniger als 1 % der allergenen Substanz im Ausgangsprodukt beträgt. Lebensmitteltechnologisch wird dazu eine Hydrolyse eingesetzt (enzymatische Spaltung, Ultraerhitzung, Ultrafiltration), um den Allergengehalt zu reduzieren. Man spricht deshalb auch von „Hydrolysatnahrungen“. Wichtig ist erstens die chemische Natur der Hauptbestandteile im Ausgangsmaterial, nämlich vorwiegend Kasein- oder Molkehydrolysate; ferner ist die Intensität des Hydrolyseprozesses, der entweder zu partiell oder extensiv hydrolysierter Nahrung führt, entscheidend. Früher wurden meist schwache Hydrolysate zur Prävention eingesetzt, während die starken Hydrolysate nur bei bereits bestehender Kuhmilchallergie angewandt wurden.

GINI-Studie. Unter den zahlreichen Studien zur Wirksamkeit von hypoallergenen Säuglingsnahrungen in der Allergieprävention hat die GINI-Studie (German Infant Nutritional Intervention) die aussagekräftigsten Ergebnisse gebracht. Dazu wurde prospektiv, randomisiert und doppelblind bei über 2000 Neugeborenen mit mindestens einem allergischen Familienmitglied ersten Grades die Wirksamkeit von verschiedenen Hydrolysatnahrungen mit herkömmlicher Kuhmilchernährung im Hinblick auf einen präventiven Effekt auf die Entwicklung eines atopischen Ekzems, einer Nahrungsmittelallergie mit Magen-Darm-Symptomen oder einer allergischen Urtikaria untersucht (von Berg et al. 2003 und 2008). Eine Extragruppe mit ausschließlicher Brustmilchernährung (Stillen) wurde nicht in die Endanalyse einbezogen, da aus ethischen Gründen hier keine Randomisierung und auch keine Verblindung möglich waren. Dennoch ist es interessant, dass einige der extensiv hydrolysierten Babynahrungen im allergiepräventiven Effekt vergleichbar oder besser als ausschließliches Stillen waren. Im Einzelnen wurden folgende Produkte verglichen:

- schwaches Molkenhydrolysat
- starkes Molkenhydrolysat
- starkes Kaseinhydrolysat

In der sehr sorgfältigen Analyse der Studienergebnisse kamen die Autoren zu dem Schluss, dass eine präventive Wirkung hypoallergener Säuglingsnahrung existiert, dass diese aber nicht allein vom Hydrolysegrad und der Proteinnatur, sondern vom Gesamtprodukt und auch der Suszeptibilität des jungen Menschen (positive Familienanamnese von atopischem Ekzem) abhängt (von Berg et al. 2003 und 2008).

So konnte bei Kindern mit *familiärer Allergiebelastung*, die jedoch kein atopisches Ekzem bei den Verwandten ersten Grades umfasste, mit allen drei untersuchten Hydrolysatnahrungen ein präventiver Effekt im Sinne einer Reduktion des Auftretens des atopischen Ekzems um ca. 50% im Vergleich zur normalen Kuhmilchbabynahrung beobachtet werden.

Bestand dagegen ein *atopisches Ekzem* in der Familie, waren die schwachen und starken Molkenhydrolysate nicht mehr wirksam, während das starke Kaseinhydrolysat weiterhin das Risiko des Auftretens eines atopischen Ekzems um 50% senkte. In Tab. 6.**1** sind verschiedene hypoallergene Säuglingsnahrungen aufgelistet.

Tabelle 6.**1** Hypoallergene (HA) Baby-Nahrungen („Formula“) zur Prävention.

Pre-Nahrungen	1er Nahrungen
• Nestle Beba Start HA • Hipp Pre HA Plus • Humana Pre HA • Milupa Aptamil Pre HA • Milupa Milumil Pre HA	• Nestle Alete H.A. 1 • Nestle Beba H.A. 1 • Hipp HA 1 Plus • Humana 1 HA • Milsan 1 HA • Milupa Aptmali 1 • Milupa Milumil 1 HA • Töpfer Lactana 1 HA

Tabelle 6.**2** Therapeutische Nahrungen (extensiv hydrolysiert) oder Aminosäuren-Formel-Nahrungen (auch bei bestehender Kuhmilchallergie geeignet).

Eiweissbasis	Produkt
Molken-hydrolysat	• Alfare (Nestlé) • Althéra (Nestle) mit Laktose
Molken-hydolysat	• Aptamil Pepti • Aptamil Pregomin (+ MCT Fette)
Freie Amino-säuren	• Aptamil Pregomin AS • Neonate infant (Nutricia) • Neonate active (Nutricia) • Neocate advance (Nutricia) • Neonate junior (Nutricia)

Neben den hypoallergenen Produkten gibt es *allergenfreie Aminosäuregemische* (z.B. Neocate), die auch als therapeutische Nahrung gegeben werden (Tab. 6.**2**).

Pre- und Probiotika

Die präventiven Effekte von Probiotika werden kontrovers diskutiert (s. S. 160). Mögliche Wirkungen von Prebiotika-Oligosacchariden wurden kürzlich in einer kontrollierten Studie beobachtet (Grüber et al. 2010).

Zusammenfassung

Die am längsten bekannte und wissenschaftlich am besten gesicherte Ernährungsempfehlung zur primären Prävention besteht in der ausschließlichen Brustmilchernährung über mindestens 4 Monate.

Wenn Stillen nicht möglich ist, empfiehlt sich die Gabe hypoallergener Säuglingsnahrung, wobei partiell hydrolysierte Molkepräparate sowie extensive Kaseinprodukte in großen klinischen Studien die besten Ergebnisse gezeigt haben. Eventuell kann der regelmäßige Genuss von Fisch, auch schon während der Schwangerschaft und Stillzeit, positive Effekte bewirken. Der Rolle der Einführung von Beikost scheint weniger Bedeutung zuzukommen, sie kann bereits nach dem vierten Lebensmonat eingesetzt werden. Nach neueren Studien ist Übergewicht mit einem höheren Risiko von Asthma verbunden; deshalb stellt die Vermeidung von Übergewicht auch eine aktuelle Diätempfehlung in der neuen Leitlinie zur Allergieprävention dar.

6.2 Klimatherapie in Sekundär- und Tertiärprävention

Der Begriff „Klimatherapie" beschreibt eine komplexe medizinische Maßnahme, die heilungsfördernde Faktoren durch ein besonderes Klima mit einschließt, sich jedoch nicht ausschließlich darauf beschränkt.

Schon frühe Quellen der Medizingeschichte wie Hippokrates oder Quellen aus dem alten China oder Rom zeigen, dass Menschen Heilung von chronischen Krankheiten an Orten gesucht haben, die klimatisch besonders begünstigt oder charakterisiert waren. Im 19. Jahrhundert wurden diese Maßnahmen von der wissenschaftlichen Medizin insbesondere für Atemwegserkrankungen übernommen und genauer untersucht. Ein besonderes Datum ist das Jahr 1862, in dem der aus Baden im Zusammenhang mit der Revolution von 1848 in die Schweiz geflohene Arzt Alexander Spengler in Davos ein Sanatorium für Lungenkranke eröffnete. 1953 begann unter Jo Hartung die Nordseeklimatherapie in der Spezialklinik auf Norderney. Der „Heufieberbund" (heute Deutscher Allergie- und Asthmabund daab) wurde 1898 nicht zufällig auf der Insel Helgoland gegründet.

1898 stiftete der Deutsche Hermann Burchard in Davos-Wolfgang eine Klinik für Lungenkranke, die später nach dem Zweiten Weltkrieg von Christian Virchow, einem Großneffen von Rudolf Virchow, als „Hochgebirgsklinik" für Asthma-Patienten geleitet wurde. 1961 entdeckte Siegfried Borelli nach Vorarbeiten mit Alfred Marchionini (1956) das Klima von Davos für chronisch hautkranke Patienten, insbesondere für Patienten mit Neurodermitis (Borelli 1995).

Klimaeffekte

Unter Klima versteht man in der modernen Meteorologie die charakteristische Zusammensetzung der Atmosphäre über einem bestimmten Ort zusammen mit den für den Ort charakteristischen meteorologischen Bedingungen (Wetterverlauf). Aus dieser Definition geht hervor, dass echt spezifische Klimate nur unter sehr ausgewählten geografischen und meteorologischen Bedingungen zu erwarten sind. Dies sind die Meeresküste einerseits und das Hochgebirge andererseits. In den dazwischen gelegenen Orten tragen tägliche Wetterschwankungen viel mehr zum jeweiligen Klima bei als spezifische geografische Besonderheiten der jeweiligen Atmosphäre (Halhuber 1959, Schuh und Novak 2011, Skudlik et al. 1999).

Tab. 6.**3** beschreibt relevante *geografische und meteorologische Faktoren*, die ein „Klima" bestimmen. Dabei spielen Einflüsse des fotoaktinischen Komplexes mit thermisch-hygrischen Effekten

Tabelle 6.**3** Einflussfaktoren, die ein charakteristisches Klima bestimmen (Quelle: Vocks et al. 1994 und 2002).

Geografische Faktoren	Meteorologische Faktoren (Wetter)
• Höhe über dem Meeresspiegel • Entfernung vom Meer • Lage in Beziehung zu Gebirgszügen • Zusammensetzung des Bodens • Art der Vegetation • Häufigste Windrichtungen	• Sonneneinstrahlung • Niederschlag (Nebel, Regen, Schnee) • Luftfeuchtigkeit • Lufttemperatur • Luftdruck • Luftbewegung (Wind) • Aerosol-Zusammensetzung (natürlich, anthropogen)

und der Sauerstoffkonzentration sowie der Ionisation der Luft und der Zusammensetzung des Aerosols in komplexer Interaktion eine wichtige Rolle.

Hochgebirge und Nordsee. Die Klimatherapie versucht Patienten zu behandeln, indem die Exposition zu physikochemischen Effekten der Atmosphäre verändert wird mit dem Ziel, einerseits schädigende Einflüsse zu vermindern und andererseits eine Adaptation an natürliche Umweltfaktoren zu fördern (Schuh et al. 1989).

In zahlreichen wissenschaftlichen Untersuchungen konnten Einflüsse des Davoser Hochgebirgsklimas auf neurovegetative, immunologische sowie allgemeine klinische Parameter gemessen werden, die für den Verlauf von Asthma und atopischem Ekzem von Bedeutung sind (Borelli und Chlebarov 1966, Halhuber 1959, Humpeler et al. 1980) (Tab. 6.**4**). Besondere Relevanz kommt im Heilklima von Davos dem niedrigen Allergengehalt der Luft – insbesondere dem Fehlen von Hausstaubmilben – zu, die zur Chronifizierung und Unterhaltung der entzündlichen Atemwegs- und Hauterscheinungen beitragen (Petermann et al. 2004, Schultze-Werninghaus 2006) (s. Kapitel 4.1 Abschnitt „Atopie-Patch-Test").

Tabelle 6.**4** Klimaeffekte in Davos mit möglicher Relevanz für atopisches Ekzem (Quelle: Vocks et al. 1994 und 2002).

Neurovegetative Reaktivität
• Normalisierung der Hautantwort auf adrenerge Reize und der Hautreaktion auf Histamin • Verbesserte Hautdurchblutung und Sauerstoffsättigung • Normalisierung der Thermoregulation • Adaptation der Schweißsekretion • Abnahme des transepidermalen Wasserverlustes (TEWL) (verbesserte Hautbarriere)
Immunologische Parameter
• Abnahme der T-Zell-Aktivierung • Zunahme von regulatorischen T-Zellen • Abnahme von Eosinophilen und Eosinophilenprodukten
Klinische Effekte
• Deutliche Verbesserung der Hautsymptome • Abnahme des Schweregrades (SCORAD) • Verbesserung der Juckempfindung • Verminderter Kortikoidverbrauch • Länger anhaltende symptomfreie Intervalle • Rückgang der Krankheitstage nach Klimatherapie

Ähnliche Reizklimaeffekte sind auf den Nordseeinseln zu beobachten, weniger ausgeprägt an der Ostsee. Erfahrungen mit der Reizklimatherapie am Toten Meer in Israel beschreiben vor allen Dingen den gesteigerten Anteil von langwelligem UV-Licht und den Salzgehalt. Diese Faktoren scheinen jedoch bei Psoriasis günstiger zu wirken (Harari et al. 2000) als bei Neurodermitis, die zu starke Reizeffekte schlecht toleriert. Die geschützte Hochgebirgstallage von Davos zeichnet sich auch durch eine relative Windarmut aus, was als angenehm empfunden wird. Zu starke raue Winde, wie sie an anderen Hochgebirgsorten häufig sind, können das Hautorgan zu sehr reizen.

Behandlungsmöglichkeiten und Ergebnisse

Die Klimatherapie wird entweder bei einem akuten Schub von Neurodermitis als normale stationäre Behandlung möglich oder im Rahmen einer medizinischen stationären Rehabilitationsmaßnahme (Breuer und Kapp 2006, Buhles et al. 2003, Farin et al. 2003, Menz et al. 2007, Nürnberg 2005, Skudlik et al. 2009, Stachow et al. 2002). Beides ist nach dem Sozialgesetzbuch für deutsche Versicherte auch in Davos möglich, wo in der Hochgebirgsklinik seit 2005 auch die früher im Alexanderhaus untergebrachte dermatologische Klinik neben der pneumologischen Klinik und der Kinderklinik angesiedelt ist.

Wissenschaftliche Untersuchungen zeigen hochinteressante Abhängigkeiten der Juckempfindung von meteorologischen Änderungen: Insbesondere bei Wetterwechsel und beginnendem Wechsel von Luftfeuchtigkeit verspüren viele Patienten häufige Juckattacken (Vocks et al. 2002). Besondere praktische Bedeutung besitzt die Klimatherapie durch die eindeutigen *steroidsparenden Effekte*. Nach einer kurzen Phase der Adaptation mit vereinzelt vorübergehenden Verschlechterungen der Hautbefunde in den ersten Tagen kommt es bei den meisten Patienten zu einer Stabilisierung ohne innerliche oder eingreifende äußerliche Therapie (Drzimalla et al. 1999, Engst und Vocks 2000).

Bei vielen Patienten wird eine *Allergiediagnostik* (s. Kapitel 4.1) erst unter den allergenfreien

Klimabedingungen möglich, da sie im Flachland entweder generalisierte Ekzeme zeigen oder unter systemischer oder starker topischer Kortisontherapie stehen. Vergleichende Untersuchungen einer Rehabilitation im Flachland wurden von der holländischen Arbeitsgruppe um Grootendorst bei Asthmapatienten durchgeführt und zeigten eindeutige Verbesserungen durch die Hochgebirgsklimatherapie (Grootendorst et al. 2001).

Natürlich wirkt das Klima nicht alleine, sondern im Zusammenspiel mit der klassischen dermatologischen sowie der *ganzheitlichen Behandlung* unter Einschluss von psychosomatischer Betreuung, Ernährungsberatung, Sport- und Ergotherapie u.a.m. Den oft so schwer belasteten Patienten fällt es im richtigen Ambiente leichter, Einsicht in die Krankheit zu gewinnen und Änderungen im Lebensstil vorzunehmen. Deshalb sind auch Schulungsprogramme unter diesen Bedingungen sehr erfolgreich (Premerlani et al. 2006, Scheewe et al. 1997).

Die *Dauer* einer klimatherapeutischen Intervention sollte mindestens 4 Wochen, besser 6 Wochen betragen. Es ist zu bedauern, dass in der immer hektischeren Zeit mit immer kleinkarierteren Ansätzen den Patienten diese Dauer kaum mehr ermöglicht wird.

Zusammenfassung

Klimatherapie beschreibt komplexe Behandlungsschemata an Orten mit speziell charakteristischen meteorologischen Bedingungen; für das atopische Ekzem sind dies in Mitteleuropa vor allen Dingen die Nordseeinseln sowie das Hochgebirgsklima. In zahlreichen Untersuchungen konnten Einflüsse, insbesondere des Davoser Hochgebirgsklimas, auf neurovegetative, immunologische sowie allergologische Parameter beim atopischem Ekzem beobachtet werden. Akute stationäre Behandlung sowie stationäre Rehabilitationsmaßnahmen unter Einschluss von Klimatherapie sind bei vielen Patienten, insbesondere mit schwerem atopischem Ekzem, oft geeignet, eine richtungsweisende Besserung zu erzielen. Bei manchen Patienten wird eine adäquate Allergiediagnostik erst unter den allergenarmen klimatherapeutischen Bedingungen des Hochgebirges möglich. Die Dauer einer klimatherapeutischen Intervention sollte mindestens 4 Wochen betragen.

6.3 Tertiärprävention: Rehabilitation

Rehabilitation ist eine der wesentlichsten Maßnahmen der tertiären Prävention, da sie den Patienten nach Abheilung der Akutphase begleitet, möglichst lange erscheinungsfreie Intervalle zu gewährleisten sucht und damit die Teilnahme am aktiven Leben in der Gemeinschaft und im Berufsleben ermöglicht. Unter den gesamten Rehabilitationsleistungen der Deutschen Rentenversicherung (DRV) betreffen ca. 1–2% allergische Haut- und Atemwegserkrankungen.

Die *gesetzlichen Grundlagen* zur ambulanten und stationären Rehabilitation werden im Sozialgesetzbuch V im § 137d beschrieben. Es bestehen Empfehlungen zur Qualitätssicherung von der Arbeitsgemeinschaft für Rehabilitation, die über die Kostenträger laufen und Struktur, Prozess und Ergebnisqualität bewerten. Rehabilitationsmaßnahmen stellen einen wesentlichen Pfeiler im Gesamtmanagement von Patienten mit atopischem Ekzem dar.

Im Rahmen der *Qualitätssicherung* werden verschiedene Einrichtungen der entsprechenden Indikationsgruppe verglichen („bench marking“). Ergebnisse von Kliniken, die bei diesen Untersuchungen die vorderen Plätze belegen konnten, zeigen, dass sich bereits im ersten halben Jahr nach einer Rehabilitationsmaßnahme nicht nur die Lebensqualität und Patientenzufriedenheit erheblich verbessert, sondern auch die Anzahl notwendiger Arztbesuche, die Anzahl von Krankenhaustagen sowie Arbeitsausfall nach einer Rehabilitationsmaßnahme drastisch sinken. Somit ergab sich für die Indikation „atopisches Ekzem“, ähnlich wie für „allergische Atemwegserkrankung“, eine grob *geschätzte Ersparnis* von ca. 1000,- € bereits in den ersten 6 Monaten nach einer stationären Rehabilitationsmaßnahme (Ring et al. 2010: Weißbuch Allergie).

Für Jugendliche stellt die Frage der *Berufswahl* oft ein großes Problem dar, wenn sie insbesondere an den Händen vom Ekzem betroffen sind. Hier kommt einer spezifischen und sachgerechten Berufsberatung eine eminente Rolle zu. Diese muss aufklären, darf aber nicht verbieten! Berufe mit hohem Risiko bringen einen intensiven Kontakt mit potenten Allergenen (z.B. Bäcker, Koch, Tierpfleger) oder hautreizenden/-schädigenden Stoffen (Friseur, Kfz-Mechaniker) mit sich. Allgemein wird daher von Tätigkeiten mit starker Hautbelastung abgeraten (Diepgen und Coenraads 2000, Frosch 1985).

Auch hinsichtlich *Hobbys und Haustierhaltung* sollen die Patienten beraten werden. Ganz wichtig ist der eigenständige Umgang mit den basistherapeutischen Maßnahmen sowie den Vermeidungsstrategien in Bezug auf spezifische und unspezifische Reize.

Zusammenfassung

Rehabilitation ist die wichtigste Maßnahme der tertiären Prävention und insbesondere bei Patienten mit atopischem Ekzem im Rahmen stationärer Maßnahmen erfolgreich. Durch adäquate Rehabilitationsmaßnahmen lassen sich bereits im ersten halben Jahr nach der Maßnahme die direkten und indirekten Krankheitskosten deutlich senken.

6.4 Edukationsprogramm „Neurodermitis-Schulung“

Aus den vielfältigen Darstellungen zum klinischen Bild und den multiplen Ursachen sowie den diagnostischen und therapeutischen individuellen Feinheiten geht eindeutig hervor, dass es kaum möglich ist, dem Patienten in der kurzen Zeit einer durchschnittlichen Hautsprechstunde überzeugende und ausreichende Information über den Umgang mit seinem Krankheitsbild zu geben (Hurrelmann et al. 1998 und 2003, Lob-Corzilius und Petermann 1997, Petermann und Warschburger 1999).

Entstehung der „Schulungen“. Deshalb wurde Ende der 80er Jahre begonnen, „Schulungsmaßnahmen“ zu entwickeln und einzuführen, die sich zunächst vorwiegend auf Gruppenunterricht mit Informationsvermittlung beschränkten. Vom Gesundheitsministerium der Bundesrepublik Deutschland wurde 1993 ein Projekt zur Erstellung einer Expertise zur „gesundheitlichen Versorgung und Vorsorge bei Kindern mit atopischem Ekzem“ ausgeschrieben (Ring 1998). Aufgrund dieser Expertise beschloss das Bundesministerium, die Entwicklung von Schulungsprogrammen zu fördern. Dazu beauftragte das BMG eine Gruppe von Experten in einem multizentrischen von der Bundesregierung geförderten Projekt, im Konsens ein Schulungsprogramm für Neurodermitis-Patienten zu entwickeln. Von besonderer Wichtigkeit war die Integration von psychologischem und pädagogischem Wissen und entsprechender Methodik in das Programm. Aus dem Projekt entstand die Arbeitsgemeinschaft Neurodermitis-Schulung (AGNES e.V.), die sich als qualitätssichernde Institution bundesweit um die Neurodermitis-Schulung kümmert (Arbeitsgemeinschaft Neurodermitis-Schulung 2005, Diepgen et al. 2003, Gieler et al. 2001, Staab et al. 2006, Werfel et al. 2008c).

Inhalte. Die Inhalte umfassen neben Informationen über den Aufbau und die Funktion der Haut, über das Krankheitsbild der Neurodermitis, die wichtigsten pathologischen und physiologischen Immunmechanismen auch Kenntnisse über individuelle Provokationsfaktoren und deren Vermeidung. Dazu kommen psychologische Aspekte der Symptomwahrnehmung mit Entspannungsübungen und Rollenspielen zur Aufarbeitung von emotionalen Aspekten (Premerlani et al. 2006) und die Bearbeitung eventueller familiendynamischer und psychosozialer Aspekte (Gebert et al. 1998, Warschburger et al. 2004) sowie die Aufklärung über die unterschiedlichen therapeutischen Optionen einschließlich unkonventioneller Verfahren (Gieler et al. 2001).

Studienergebnis. Von der Expertengruppe wurde das entwickelte Schulungsprogramm in einer prospektiven randomisierten Studie mit Warte-Kontroll-Schleife an über 1000 Patienten geprüft und als signifikant wirksam befunden (Staab et al. 2006). Dabei war besonders wichtig, dass sich nicht nur die Parameter der Lebensqualität und des psychologischen Befindens im Umgang mit krankheitsbedingtem Stress verbesserten, sondern auch die ganz reale Intensität der ekzematösen Hautveränderungen, wie sie im SCORAD gemessen wird!

Durchführung. Die Neurodermitis-Schulung wird in 6 aufeinanderfolgenden doppelstündigen Sitzungen (z.B. Mittwochabend von 19:00–21:00 Uhr) für maximal 6–12 Eltern von 6 Kindern angeboten. Essenziell ist der interdisziplinäre Ansatz: Bei diesem Schulungsprogramm müssen mindestens ein Arzt (Haut- oder Kinderarzt), ein Psychologe oder psychosomatisch orientierter Arzt und eine Ernährungsfachkraft zusammenarbeiten, wenn die Qualität gesichert und die Kostenerstattung durch die Krankenkassen übernommen werden soll.

Qualifikation der Schulenden. Damit die Eignung der Schulenden auch qualitätsgesichert ist, werden zum Erwerb eines Qualifikationsscheines „Neurodermitis-Trainer" an insgesamt 8 „Neurodermitis-Akademien" in Deutschland (Tab. 6.5) auch „Train-the-Trainer"-Seminare für Ärzte, Psychologen, Psychotherapeuten und Ernährungsfachkräfte angeboten. Das deutsche Modell der Neurodermitis-Schulung war so erfolgreich, dass es zwischenzeitlich von zahlreichen anderen Ländern partiell übernommen wird.

Musiktherapie. Im Rahmen von Schulungsmaßnahmen hat sich auch ein Ansatz der Musiktherapie bewährt, in dem mit Klängen und Rhythmus – abhängig von der Lebensgeschichte und der aktuellen Situation – mit Improvisation, Gesang und Instrumentenbegleitung Stimmungen des Patienten erfasst und in der Gruppe verarbeitet werden. Diese interpersonale Perzeption zusammen mit der physischen Expression ermöglicht dem Patienten eine ganz eigene und erleichterte Kommunikation.

Bei Musiktherapie unterscheidet man zwischen

- rezeptiver Musiktherapie zur Entspannung und Beruhigung und
- aktiver Musiktherapie mit dem Ziel der musikalischen Improvisation, um dem Patienten die Kommunikation zu erleichtern und eigene musikalische Aktivitäten zu fördern, die dem Patienten helfen, schwierige Lebenssituationen zu meistern (Münch 2006).

Tabelle 6.5 „Neurodermitis-Akademien" in Deutschland.

- Berlin (Charité, Kinderklinik)
- Hannover (Hautklinik Linden)
- Sylt (Westerland-Klinik)
- Köln (Kinderklinik)
- Gießen (Hautklinik und Psychosomatik)
- Heidelberg / Freiburg (Hautklinik, Sozialmedizin)
- Erlangen (Hautklinik)
- München / Alpenraum mit Wangen, Gaißach und Davos (Hautklinik TUM)

Zusammenfassung

In den 90er Jahren wurde im Konsensus einer interdisziplinären Arbeitsgruppe des Bundesministers für Gesundheit ein Schulungsprogramm für Neurodermitis entwickelt, das in 6 aufeinanderfolgenden doppelstündigen Sitzungen mit maximal 6–12 Eltern von 6 Kindern angeboten wird. Dieses Schulungsprogramm wurde in einer prospektiven randomisierten Studie untersucht und als signifikant wirksam befunden. Es wird in den meisten Bundesländern von den Krankenkassen übernommen. Damit die Qualität der Schulungsmaßnahme gesichert ist, werden „Train-the-Trainer"-Kurse zum Erwerb einer Qualifikation „Neurodermitis-Trainer" an insgesamt 8 Neurodermitis-Akademien in Deutschland in standardisierter Weise angeboten.

7 Zusammenfassende Schlussbemerkung: Mit Neurodermitis leben

Aus den vielfältigen Darlegungen in diesem Buch, ausgehend von der klinischen Morphologie über die Pathophysiologie, Diagnostik und Therapie bis hin zur Prävention, geht eindeutig hervor, dass es sich beim atopischen Ekzem um ein sehr komplexes Krankheitsbild handelt, das nicht zwischen Tür und Angel und nicht einfach mit *einem* Rezept für eine Tablette oder Spritze behandelt werden kann.

Trotz eindeutiger psychosomatischer Beziehungen im Sinne einer Verschlechterung der Hauterscheinungen bei bestimmten Stresssituationen ist festzuhalten, dass das atopische Ekzem keine „psychische" Erkrankung ist, sondern eine Hautkrankheit, die seelischen Einflüssen zugänglich ist – und dies negativ wie positiv! Die Entwicklung einer Neurodermitis ist niemals das Produkt einer persönlichen „Schuld" – weder der eigenen noch der der Mutter –, sondern beruht auf dem Zusammenspiel von erblicher Disposition und umweltbedingten Faktoren.

Auch wenn Patienten schwer betroffen sind, gelingt es in den meisten Fällen, die Krankheit so zu bessern, dass ein erfülltes und wertvolles Leben ermöglicht wird; freilich bedarf es dazu einer Anstrengung der Betroffenen und ihres Umfeldes in der kontinuierlichen Beachtung verschiedener Maßnahmen zur Pflege des Hautorgans und zur Vermeidung von schädigenden Einflüssen. Die psychischen Einflüsse dürfen keinesfalls überschätzt werden. Es kann vorkommen, dass ein kurzer Ekzemschub auch in einer Phase höchsten Glücks ausbricht – und dieses nur minimal beeinträchtigt.

Es ist wichtig zu wissen, dass Patienten mit Neurodermitis, ähnlich wie solche mit atopischen Atemwegserkrankungen, ihrem Schicksal nicht hilflos ausgeliefert sind. Auch wenn die genetische Disposition derzeit nicht verändert werden kann und dem Patienten deshalb die Neigung zur Überempfindlichkeit des Hautorgans und zur Entwicklung von Ekzemen bleibt, wehren wir uns dagegen, von einer „unheilbaren" Krankheit zu sprechen. Die quälenden ekzematösen Hautveränderungen können sehr wohl behandelt werden – und dies auch immer wieder, falls es zu wiederkehrenden Schüben kommt.

Die Basis einer guten Prognose für ein relativ unbeeinträchtigtes Leben ist eine vertrauensvolle Zusammenarbeit von Patient und speziell weitergebildetem Arzt, der dem Patienten auch in schwierigen Phasen die Lebensfreude und Arbeitsfähigkeit mit geeigneten Therapiemaßnahmen wieder zurückgeben kann.

Ich sage meinen Patienten:

„Sie werden nun Ihr eigener Hautarzt; Sie werden wissen, was Sie zu welchem Zeitpunkt auf welche Körperstelle und in welcher Konzentration auftragen müssen und was Sie innerlich einnehmen müssen, um erscheinungsfrei zu bleiben. Für eventuell dennoch auftretende Katastrophen bleiben wir zuständig; auch die können wir in den Griff kriegen!"

Literatur

Abeck D, Ring J, Hrsg. Atopisches Ekzem im Kindesalter. Neurodermitis – das zeitgemäße Management. Darmstadt: Steinkopff; 2002

Abels C, Brocks E. Therapie des atopischen Ekzems. Hautarzt 2006; 57: 711–725

Adachi J, Endo K, Fukuzumi T et al. Increasing incidence of streptococcal impetigo in atopic dermatitis. J Dermatol Sci 1998; 17: 45–53

Ader R, Felton D, Cohen N, eds. Psychoneuroimmunology. 3rd. ed. London: Academic Press; 1991

Aetios von Amida. Aetii medici Graeci contractae ex veteribus medicinae tetrabiblos. Basel 1542

Ahmad-Nejad P, Mrabet-Dahbi S, Breuer K et al. The toll-like receptor 2 R753Q polymorphism defines a subgroup of patients with atopic dermatitis having severe phenotype. J Allergy Clin Immunol 2004; 113: 565–567

Akdis C, Akdis M, Trautmann A et al. Immune regulation in atopic dermatitis. Curr Opin Immunol 2000; 12: 641–646

Akdis CA, Akdis M, Bieber T et al.; European Academy of Allergology and Clinical Immunology / American Academy of Allergy, Asthma and Immunology. Diagnosis and treatment of atopic dermatitis in children and adults: European Academy of Allergology and Clinical Immunology / American Academy of Allergy, Asthma and Immunology / PRACTALL Consensus Report. J Allergy Clin Immunol 2006; 118: 152–169 Review; Erratum: J Allergy Clin Immunol 2006; 118: 724

Akdis M, Simone HU, Weigl L et al. Skin homing (cutaneous lymphocyte-associated antigen-positive) CD8+ T cells respond to superantigen and contribute to eosinophilia and IgE production in atopic dermatitis. J Immunol 1999; 163: 466–475

Alessandrini F, Schulz H, Takenaka S et al. Effects of ultrafine carbon particle inhalation on allergic inflammation of the lung. J Allergy Clin Immunol 2006; 117: 824–230

Alexander F. Psychosomatische Medizin. Berlin: De Gruyter; 1971

Alm JS, Swartz J, Lilja G et al. Atopy in children of families with an anthroposophic lifestyle. Lancet 1999; 353: 1485–1488

Aly R, Maibach HI, Shinefield HR. Microbial flora of atopic dermatitis. Arch Dermatol 1977; 113: 780–782

Aly R. Bacteriology of atopic dermatitis. Acta Dermatol Venereol Suppl 1980; 92: 16–18

Amon U, Menz U, Wolff HH. Investigations on plasma levels of mast cell mediators in acute atopic dermatitis. J Dermatol Sci 1994; 7: 63–67

Andersson AC, Lindberg M, Loden M. The effect of two urea-containing creams on dry eczematous skin in atopic patients. I. Expert, patient and instrumental evaluation. J Dermatolog Treat 1999; 10: 165–169

Anonymous. Alphaderm („Crème aus dem Jenseits"). Erhältlich bei: Commings, POB 1143, D-33748 Schloss Holte-Stukenbrok; 1992

Arbeitsgemeinschaft Neurodermitisschulung. Qualitätsmanagement in der Neurodermitisschulung von Kindern und Jugendlichen sowie ihren Eltern. 2005 (www.neurodermitisschulung.de)

Arellano FM, Wentoworth CE, Arana A et al. Risk of lymphoma following exposure to calcineurin Inhibitors and topical steroids in patients with atopic dermatitis. J Invest Dermatol 2007; 127: 808–816

Armstrong NC, Ernst E. The treatment of eczema with Chinese herbs: a systematic review of randomized clinical trials. Br J Clin Pharmacol 1999; 48: 262–264

Arshad SH. Exposure to indoor allergens in the development of asthma and allergy. Curr Allergy Asthma Rep 2003; 3: 115–120

Artik S, Ruzicka T. Complementary therapy for atopic eczema and other allergic skin diseases. Dermatol Ther 2003; 16: 150–163

Asher M, Montefort S, Björkstén B et al. Group IPTS. Worldwide time trends in the prevalence of symptoms of asthma, allergic rhinoconjunctivitis, and eczema in childhood: ISAAC phases one and three repeat multicountry cross-sectional surveys. Lancet 2006; 368: 733–743

Atherton DJ, Sewell M, Soothill JF et al. A double-blind controlled crossover trail of an antigen-avoidance diet in atopic eczema. Lancet 1978; 1: 401–403

Augustin M, Zschocke I, Buhrke U. Attitudes and prior experience with respect to alternative medicine among dermatological patients: the Freiburg questionnaire on attitudes to naturopathy (FAN). Forsch Komplementarmed 1999a; 6: 26–29

Augustin M, Zschocke I, Lange S et al. Lebensqualität bei Hauterkrankungen: Vergleich verschiedener Lebens-

qualitäts-Fragebögen bei Psoriasis und atopischer Dermatitis. Hautarzt 1999b; 50: 715–722
Augustin M, Zschocke I, Seidenglanz K et al. Validation and clinical results of the FLQA-d, a Quality of Life Questionnaire for patients with chronic skin disease. Dermatol Psychosom 2000; Vol. 1
Bager P, Arnved J, Rønborg S et al. Trichuris suis ova therapy for allergic rhinitis: a randomized, double-blind, placebo-controlled clinical trial. J Allergy Clin Immunol 2010; 125: 123–130
Bandmann HJ. Ekzem und ekzematoide Dermatitiden im Kindesalter. In: Jadassohn J. Handbuch der Haut- und Geschlechtskrankheiten, Ergänzungswerk von Marchionini A. Bd. II/1: Miescher G, Storck H, Hrsg. Entzündliche Dermatosen. Berlin: Springer; 1962: 320–368
Bauer CP. Hausstaubmilbenallergie – Aspekte zur Sensibilisierung und Allergenreduktion. Pädiatr Allergologie Klin Prax 1985; 1: 6–13
Bauer CP. Hypoallergene Babynahrung und Atopieprävention. In: Behr-Völtzer C, Hamm M, Vieluf D, Ring J, Hrsg. Diät bei Nahrungsmittelallergien und -intoleranzen. 4. Aufl. München: Urban & Vogel; 2008: 59–65
Baur X, Aschauer H, Dewair M et al. Relationship between primary structures and allergenicity of asthma-inducing insect proteins (chironomid hemoglobines). Chest 1982; 82: 254–259
Baurecht H, Irvine AD, Novak N et al. Toward a major risk factor for atopic eczema: meta-analysis of filaggrin polymorphism data. J Allergy clin Immunol 2007; 120: 1406–1412
Beck J. Praxis der kognitiven Therapie. Weinheim: Psychologische Verlags Union; 1999
Bedi M, Shenefelt P. Herbal therapy in dermatology. Arch Dermatol 2002; 138: 232–242
Beetham WP. Atopic cataracts. Arch Ophthal 1940; 24: 21–37
Behrendt H et al. Der Rat von Sachverständigen für Umweltfragen (SRU). Sondergutachten: Umwelt und Gesundheit. Stuttgart: Metzler-Poeschel; 1999
Behrendt H, Becker WM. Localization, release and bioavailability of pollen allergens: the influence of environmental factors. Curr Opin Immunol 2001; 13: 709–715
Behrendt H, Krämer U, Dolgner R et al. Elevated levels of total serum IgE in East German children: atopy, parasites, or pollutants? Allergo J 1993; 2: 31–40
Behrendt H, Ring J. Genetik und Umwelteinflüsse in der Epidemiologie von Allergien. In: Heppt W, Bachert C, Hrsg. Stuttgart: Thieme; 2011: 1–12
Behrendt H, Ring J. Histamine, antihistamines and atopic eczema. Clin Exp Allergy 1990; 20 (Suppl. 4): 25–30
Behrens T, Taeger D, Maziak W et al. Self-reported traffic density and atopic disease in children. Results of the ISAAC Phase III survey in Muenster, Germany. Pediatr Allergy Immunol 2004; 15: 331–339
Behr-Voeltzer C, Hamm M, Vieluf D, Ring J, Hrsg. Diät bei Nahrungsmittelallergien und -intoleranzen. 4. Aufl. München: Urban & Vogel; 2008
Belloni B, Ziai M, Lim A et al. Low-dose anti-IgE therapy in patients with atopic eczema with high serum IgE levels. J Allergy Clin Immunol 2007; 120: 1223–1225
Benez A, Fierlbeck G. Successful long-term treatment of severe atopic dermatitis with mycophenolatemofetil. Br J Dermatol 2001; 144: 638–639
Bergmann RL, Bergmann KE, Lau-Schadendorf S et al. Atopic diseases in infancy. The German multicenter atopy study (MAS-90). Pediatr Allergy Immunol 1994; 5(6 Suppl.): 19–25
Bergstresser PR, Takashima A, eds. Gamma-delta T cells. Chemical Immunology and Allergy. Basel: Karger; 2001
Bernard A. Eczéma et gastrite hypertrophique. J Sc Méd Lille 1953, 71: 219–222
Berth-Jones J, Damstra RJ, Golsch S et al. Twice weekly fluticasone propionate added to emollient maintenance treatment to reduce risk of relapse in atopic dermatitis randomized double blind, parallel group study. BMJ 2003; 326: 1367
Berth-Jones J, Graham-Brown RA. Placebo-controlled trial of essential fatty acid supplementation in atopic dermatitis. Lancet 1993; 341: 1557–1560
Besnier E. La Practique Dermatologique. 1901; Vol II: 3
Besnier E. Première note et observations preliminaries pour servir d'introduction à l'étude diathésique. Ann Dermatol Syphiligr 1892; 4: 634
Beyer K, Wahn U. Is atopic dermatitis predictable? Pediatr Allergy Immunol 1999; 10: 7–10
Bhavani Meduri N, Vanderriff T, Rasmussen H et al. Phototherapy in the management of atopic dermatitis: a systemic review. Photodermatol Photoimmunol Photomed 2007; 23: 106–122
Bieber T, de la Salle H, Wollenberg A et al. Human Langerhans cells express the high affinity receptor for IgE (FCeR1). J Exp Med 1995; 175: 1285–1290
Bieber T, Rieger A, Neuchrist C et al. Induction of FCeR2/CD23 on human epidermal Langerhans-cells by human recombinant IL4 and IFN. J Exp Med 1992; 170: 309–314
Bieber T, Ring J. Terfenadin und Kraftfahrzeugführung. Eine placebokontrollierte Doppelblindstudie zum Einfluss verschiedener Antihistaminika auf das Fahrverhalten. Med Klin 1987; 82: 683–686
Bieber T. Atopic dermatitis. N Engl J Med 2008; 358: 1483–1494
Biedermann T. Dissecting the role of infections in atopic dermatitis. Acta Derm Venereol 2006; 86: 99–109 Review
Bindslev-Jensen C, Ballmer-Weber BK, Bengtsson U et al. Standardization of food challenges in patients with immediate reactions to foods – position paper from the European Academy of Allergology and Clinical Immunology. Allergy 2004; 59: 690–697
Bisgaard H, Simpson A, Palmer CN et al. Gene-environment interaction in the onset of eczema in infancy: filaggrin loss-of-function mutations enhanced by neonatal cat exposure. PLoS Med 2008; 5: e131
Björksten B, Sepp E, Julge K et al. Allergy development and the intestinal microflora during the first year of life. J Allergy Clin Immunol 2001; 108: 516–520
Björksten B. Allergy priming in early life. Lancet 1999; 353: 167–168
Blaser K, ed. T cell regulation in allergy, asthma and atopic skin disease. Basel: Karger; 2008
Blumenthal F, Jaffe, K. Ekzem und Idiosynkrasie. Berlin: Karger; 1933
Blume-Peytavi U, Cork MJ, Faergemann J et al. Bathing and cleansing in newborns from day 1 to first year of life: recommendations from a European round table meeting. J Eur Acad Dermatol Venereol 2009; 23: 751–759

Bockelbrink A, Heinrich J, Schäfer I et al. for the LISA Study Group. Atopic eczema in children: another harmful sequel of divorce. Allergy 2006; 61: 1397–1402

Bode HH. Dwarfism following long-term topical corticosteroid therapy. JAMA 1980; 244: 813–814

Bode U, Ring J, Neubert U. Intrakutantestungen und bakteriologische Untersuchungen bei Patienten mit atopischem Ekzem. Allergologie 1982; 5: 259–261

Boehncke WH, Zollner TM. Die Rolle bakterieller Superantigene in der Pathophysiologie der Haut. Hautarzt 1999; 50: 91–97

Boguniewicz M, Sampson H, Leung SB et al. Effects of cefuroxime axetil on Staphylococcus aureus colonization and superantigen production in atopic dermatitis. J Allergy Clin Immunol 2001; 108: 651–652

Borelli S, Chlebarov S. Änderungen der Histamin-Reagibilität der Haut nach Hochgebirgs-Klimabehandlung. Münch Med Wschr 1966; 11: 592–596

Borelli S, Michailov P, Ene-Popescu C. Die Veränderungen der allergisch-mediatorischen Reaktivität bei Neurodermitis-constitutionalis-Kranken nach Höhenklimatherapie. Hautarzt 1967; 18: 456–458

Borelli S, Schnyder UW. Neurodermitis constitutionalis sive atopica. II. Ätiologie, Pathophysiologie, Pathogenese, Therapie. In: Miescher G, Storck H, Hrsg. Handbuch der Haut- und Geschlechtskrankheiten. Vol 2/1. Entzündliche Dermatosen I. Berlin: Springer; 1962: 254–319

Borelli S. Climate therapy of skin diseases. Ther Umsch 1972; 29: 610–616

Borelli S. Die Dermatologische Klinik und Poliklinik am Biederstein der Technischen Universität München und die Deutsche Klinik Alexanderhaus Davos. München: Lindner; 1995

Borelli S. Probleme der Klimatherapie bei Dermatosen. Münch Med Wschr 1969; 35: 1709–1717

Borelli S. Untersuchungen zur Psychosomatik des Neurodermitikers. Hautarzt 1950; 1: 250–256

Bork K, Hoede N. Juvenile papulöse Dermatitis. Hautarzt 1978; 290: 216–219

Bornhövd E, Burgdorf WHC, Wollenberg A. Macrolactam immunomodulators for topical treatment of inflammatory skin diseases. J Am Acad Dermatol 2001; 45: 736–743

Bornhövd EC, Schuller E, Bieber T et al. Immunsuppressive Makrolide und ihr Einsatz in der Dermatologie. Hautarzt 2000; 51: 646–654

Bos JD, Van Leent EJ, Sillevis Smitt JH. The millennium criteria for the diagnosis of atopic dermatitis. Exp Dermatol 1998; 7: 132–139

Bos JD. Atopiform dermatitis. Br J Dermatol 2002; 147: 426–429

Bosse KA, Gieler U, Hrsg. Seelische Faktoren bei Hautkrankheiten. Bern: Huber; 1987

Bosse KA. Psychosomatische Gesichtspunkte bei der Betreuung atopischer Ekzematiker. Z Hautkr 1990; 65: 543–545

Bourke JF, Berth-Jones J, Holder J et al. A new microemulsion formulation of cyclosporin (Neoral) is effective in the treatment of cyclosporin-resistant dermatoses. Br J Dermatol 1996; 134: 777–779

Bovet D, Staub AM. Action protectrice des éthers-phénoliques au cours de l'intoxication histaminique. CR Soc Biol Paris 1937; 124: 547–549

Bradley M, Soderhall C, Wahlgren CF et al. The Wiskott-Aldrich syndrome gene as a candidate gene for atopic dermatitis. Acta Derm Venereol 2001; 81: 340–342

Braun-Fahrländer C, Gassner M, Grize L et al. SCARPOL TEAM. No further increase in asthma, hay fever and atopic sensitisation in adolescents living in Switzerland. Eur Respir J 2004; 23: 407–413

Braun-Falco O, Korting HC. Syndets in the treatment of atopic eczema. In: Ruzicka, T, Ring J, Przybilla B, eds. Handbook of atopic eczema. Berlin: Springer; 1991: 356–363

Braun-Falco O, Ring J. Zur Therapie des atopischen Ekzems. Hautarzt 1984; 35: 447–454

Braun-Falco O, Ryckmanns F, Heilgemeir GP et al. Zum Syndrom: Unkämmbare Haare. Hautarzt 1982; 33: 366–372

Breit R. Neurodermitis (Dermatitis atopica) im Kindesalter. Z Hautkrankh 1997; 2 (Suppl.): 72–82

Bresser H. Allergietestung mittels Elektroakupunktur nach Dr. Voll. Hautarzt 1993; 46: 408–409

Breuer K, Kapp A. Stationäre medizinische Rehabilitation bei erwachsenen Patienten mit atopischer Dermatitis. Hautarzt 2006; 57: 592–602

Broberg A, Augustsson A. Atopic dermatitis and melanocytic naevi. Br J Dermatol 2000; 142: 306–309

Broberg A, Faergemann J. Topical antimycotic treatment of atopic dermatitis in the head / neck area. A double-blind randomized study. Acta Derm Venereol 1995; 75: 46–49

Brockow K, Abeck D, Ring J. Die systemische Therapie im Behandlungskonzept des atopischen Ekzems. Hautarzt 1999a; 50: 323–329

Brockow K, Grabenhorst P, Abeck D et al. Effect of gentian violet, corticosteroid and tar preparations in Staphylococcus-aureus-colonized atopic eczema. Dermatology 1999b; 199: 231–236

Brockow K, Ring J. Nahrungsmittel als Auslöser einer Anaphylaxie. Allergologie 2008; 31: 286–292

Brocq L. Conception générale des dermatoses, nouvelle note sur leur classification. Ann Dermatol Syphilol 1927; 8: 65

Brocq L. L'eczéma considéré comme une réaction cutaneé. Ann Dermtol Syph 1903; 4: 172

Bruijnzeel PL, Kuijper PH, Kapp A et al. The involvement of eosinophils in the patch test reaction to aeroallergens in atopic dermatitis: its relevance for the pathogenesis of atopic dermatitis. Clin Exp Allergy 1993; 23: 97–109

Bruijnzeel-Koomen CAFM, Van Wichen DF, Spry CJF et al. Active participation of eosinophils in patch test reactions to inhalant allergens in patients with atopic dermatitis. Br J Dermatol 1988; 118: 229–238

Buckley RH, Becker WG. Abnormalities in the regulation of human IgE synthesis. Immunol Rev 1978; 41: 288–314

Buhles N, Wehrmann J, Amon K. Dermatologische stationäre Rehabilitation bei atopischer Dermatitis Erwachsener. J Deutsch Derm Ges 2003; 3: 238–241

Bunikowski R, Mielke M, Skarabis H et al. Prevalence and role of serum IgE antibodies to the Staphylococcus aureus-derived superantigens SEA and SEB in children with atopic dermatitis. J Allergy Clin Immunol 1999; 103: 119–124

Bunikowski R, Staab D, Kussebi F et al. Low-dose cyclosporin A microemulsion in children with severe atopic dermatitis: clinical and immunological effects. Pediatr Allergy Immunol 2001; 12: 216–223

Buske-Kirschbaum A, Geiben A, Hellhammer D. Psychobiological aspects of atopic dermatitis: an overview. Psychother Psychosom 2001; 70: 6–16

Buslau M, Thaci D. Atopic dermatitis: Borage oil for systemic therapy. Z Dermatol 1996; 182: 131–136

Bussmann C, Böckenhoff A, Henke H et al. Does allergen-specific immunotherapy represent a therapeutic option for patients with atopic dermatitis? J Allergy Clin Immunol 2006; 118: 1292–1298

Butler JM, Ebert M, Chan M et al. Basophil histamine release in atopic dermatitis and its relationship to disordered cyclic nucleotide metabolism. Acta Derm Venereol 1985; 114: 55–61

Cap F. Bemerkungen eines Physikers zur Bioresonanz. Allergologie1995; 18: 235–237

Cavani A, Albanese C, Traidl C et al. Effector and regulatory T cells in allergic contact dermatitis. Trends Immunol 2001; 22: 118–120

Chan SC, Li SH, Hanifin JM. Increased interleukin-4 production by atopic mononuclear leukocytes correlates with increased cyclic adenosine monophosphate-phosphodiesterase activity and is reversible by phosphodiesterase inhibition. J Invest Dermatol 1993; 100: 681–684

Charman CR, Williams HC. Outcome measures of disease severity in atopic eczema. Arch Dermatol 2000; 136: 763–769

Chen W, Mempel M, Schober W et al. Gender differences, sex hormones and immediate hypersensitivity. Allergy 2008; 63: 1418–1427

Chida Y, Hamer M, Steptow A. A bidirectional relationship between psychosocial factors and atopic disorders: A systematic review and metaanalysis. Psychosom Med 2008; 70: 102–116

Christiansen JV, Gadborg E, Kleiter I et al. Efficacy of bufexamac cream in skin diseases. A double-blind multicentre trial. Dermatologica 1977; 154: 177–184

Coca AF, Cooke RA. On the classification of the phenomena of hypersensitiveness. J Immunol 1923; 8: 163–182

Coca AF, Grove E. Studies in hypersensitiveness. XIII. A study of the atopic reagins. J Immunol 1925; 10: 445

Coca AF. Familial non-reaginic food allergy. Springfield; 1943

Colcha W, Leuschner J, Leuschner F. The adverse effects of dark sulfonated shale oil following local and systemic administration. Arzneimittelforschung 1994: 44: 844–849

Colver GB, Mortimer PS, Millard PR. The “dirty neck” – a reticulate pigmentations in atopics. Clin Exp Dermatol 1987; 12: 1–4

Conroy MC, Adkinson NF, Lichtenstein LM. Measurement of IgE in human basophils; relation to serum IgE and anti-IgE-induced histamine release. J Immunol 1983; 118: 1317–1324

Cookson WO, Moffatt MF. The genetics of atopic dermatitis. Curr Opin Allergy Immunol 2002; 2: 383–387

Cookson WO, Ubhi B, Lawrence R et al. Genetic linkage of childhood atopic dermatitis to psoriasis susceptibility loci. Nat Genet 2001; 27: 372–373

Corbo GM, Ferrante E, Macciocchi B et al. Bronchial hyperresponsiveness in atopic dermatitis. Allergy 1989; 44: 595–598

Cork MJ, Danby SG, Vasilopoulos Y et al. Epidermal barrier dysfunction in atopic dermatitis. J Invest Dermatol 2009; 129: 1892–1908

Cork MJ, Robinson D, Vasilopoulos Y et al. Predisposition to sensitive skin and atopic eczema. Community Pract 2005; 78: 440–442

Cork MJ. The importance of skin barrier function. J Dermatol Treat 1997; 8: S7–S13

Cox L, Platts-Mills TA, Finegold I et al. American Academy of Allergy, Asthma and Immunology / American College of Allergy, Asthma and Immunology Joint Task Force. Report on omalizumab-associated anaphylaxis. J Allergy Clin Immunol 2007; 120: 1373–1377

Cramer C, Ranft U, Ring J et al. Allergic sensitization and disease in mother-child pairs from Germany: Role of early childhood environment. Int Arch Allergy Immunol 2007; 143: 282–289

Crameri R, Faith A, Hemmann S et al. Humoral and cell-mediated autoimmunity in allergy to Aspergillus fumigatus. J Exp Med 1996; 184: 265–270

Czarnecka-Operacz M, Silny W. Specific immunotherapy in atopic dermatitis – Four-year treatment in different age and airborne allergy type subgroups. Acta Dermatovenerol Croat 2006; 14: 230–240

Czerny A. Die exsudative Diathese. Jb Kinderheilk 1905; 61: 199

Dale HH, Laidlaw BP. The physiological action of β-Imidazolylethylamine. J Physiol 1910; 41: 318

Darsow U, Drzezga A, Frisch M et al. Processing of histamine-induced itch in the human cerebral cortex: a correlation analysis with dermal reactions. J Invest Dermatol 2000; 115: 1029–1033

Darsow U, Forer I, Ring J. Spezifische Hyposensibilisierung bei atopischem Ekzem. Allergologie 2005; 28: 53–61

Darsow U, Mautner VF, Bromm B et al. Der Eppendorfer Juckreizfragebogen. Hautarzt 1997; 48: 730–733

Darsow U, Ring J. Airborne and dietary allergens in atopic eczema: a comprehensive review of diagnostic tests. Clin Exp Dermatol 2000; 25: 544–551

Darsow U, Sbornik M, Rombold S et al. Long-term safety of replication-defective smallpox vaccine (MVA-BN) in atopic eczema and allergic rhinitis. in prep.

Darsow U, Vieluf D, Ring J. Atopy patch test with different vehicles and allergen concentrations: an approach to standardization. J Allergy Clin Immunol 1995; 95: 677–684

Darsow U, Vieluf D, Ring J. Evaluating the relevance of aeroallergen sensitization in atopic eczema with the atopy patch test: a randomized, double-blind multicenter study. Atopy Patch Test Study Group. J Am Acad Dermatol 1999; 40: 187–193

Darsow U, Vieluf U, Ring J. The atopy patch test: an increased rate of reactivity in patients who have an air-exposed pattern of atopic eczema. Br J Dermatol 1996; 135: 182–186

Darsow U, Wollenberg A, Simon D et al. ETFAD/EADV eczema task force 2009 position paper on diagnosis and treatment of atopic dermatitis. JEADV 2010; 24: 317–328

David TJ, Cambridge GC. Bacterial infection and atopic eczema. Arch Dis Child 1986; 61: 20–23

David TJ, Waddington E, Stanton RHJ. Nutritional hazards of elimination diets in children with atopic eczema. Arch Dis Child 1984; 59: 323–325

David TJ, Wells FE, Sharpe TC et al. Serum levels of trace metals in children with atopic eczema. Br J Dermatol 1990; 122: 485–489

David TJ. Short stature in children with atopic eczema. Acta Derm Venereol Suppl 1989; 144: 41–44

de Weck A. Memories: Failures and Dreams. Vol 1. One life, many dreams. Berlin: Pro Business; 2008

de Weck AL. What can we learn from the allergic zoo? Int Arch Allergy Immunol 1995; 107: 13–18

De Weert J, Timmerman L, Kint A. Alopecia areata and atopy. Dermatologica 1984; 168: 224–229

Degos R. Dermatologie. Paris: Flammarion; 1953

Deleuran M, Ellingsen AR, Paludan K et al. Purified Der p1 and p2 patch tests in patients with atopic dermatitis: evidence for both allergenicity and proteolytic irritancy. Acta Derm Venereol 1998; 78: 241–243

Devos SA, van der Valk PG. The relevance of skin prick tests for Pityrosporum ovale in patients with head and neck dermatitis. Allergy 2000; 55: 1056–1058

Diebschlag W, Diebschlag B. Hausstauballergien. Gesundheitliche und hygienische Aspekte. 2. Aufl. München: Herbert Utz; 2000

Diepgen T, Fartasch M, Ring J et al. Neurodermitisschulung. Hautarzt 2003; 54: 946–951

Diepgen TL, Coenraads PJ. The epidemiology of occupational contact dermatitis. In: Kanerva L, Elsner P, Wahlberg JE, Maibach HI, eds. Handbook of occupational dermatology. Berlin: Springer; 2000; 3–16

Diepgen TL, Fartasch M, Hornstein OP. Kriterien zur Beurteilung der atopischen Hautdiathese. Dermatosen 1991; 39: 79–83

Diepgen TL. Atopic dermatitis – the role of social factors. JAAD 2001; 45: 44–48

Diepgen TL. Early treatment of the atopic child study group. Long-term treatment with cetirizine of infants with atopic dermatitis: a multi-country, double-blind, randomized, placebo-controlled trial (the ETAC trial) over 18 months. Pediatr Allergy Immunol 2002; 13: 278–286

Dieris-Hirche J, Gieler U, Kupfer JP et al. Suizidgedanken, Angst und Depression bei erwachsenen Neurodermitikern. Hautarzt 2009; 60: 641–646

Diezel W, Gruner S, Anhalt GJ. ATPase positive epidermal Langerhans cells: inhibition of ATPase by ammonium bituminosulfonate (Ichthyol) and pix lithanthracis. Hautarzt 1992; 43 : 22–24

Dittmar HC, Pflieger D, Schempp CM et al. Vergleichsstudie Solebäder plus UVA/B versus UVA/B Monotherapie bei Patienten mit subakuter atopischer Dermatitis. Hautarzt 1999; 50: 649–653

Dorsch W, Ring J, Reimann HY et al. Mediatorstudies in skin blister fluids from parents with dual skin reaktions. JACI 1982; 70: 236–244

Dorsch W, Ring J. Komplementärverfahren oder sogenannte Alternativmethoden in der Allergologie. Allergo J 2002; 11: 163–170

Dorsch W, Sitzmann FC, Hrsg. Naturheilkunde in der Kinderheilkunde. 2. Aufl. Stuttgart: Hippokrates; 2001

Drzimalla K, Wagner SA, Disch R et al. Longterm results after high-altitude climatotherapy in Davos – a follow-up study. Präv-Rehab 1999; 11: 18–27

Dubowitz V. Familial low birth weight dwarfism with an unusual facies and skin eruption. J Med Genet 1965; 2: 12–17

Dunstan JA, Mori TA, Barden A et al. Effects of ω-3 polyunsaturated fatty acid supplementation in pregnancy on maternal and fetal erythrocyte fatty acid composition. Eur J Clin Nutr 2004; 58: 429–437

Dupré AS, Christol B, Bonafe JL et al. Orf and atopic dermatitis. Br J Dermatol 1981; 105: 103–104

Dupré MMA, Christol B, Bonafe JL. La dermatite du toboggan (variant de “frictional lichenoid eruption in children”). Bull Soc Fr Dermatol Syphiligr 1974; 81: 203–205

Eberlein B, Eicke C, Reinhardt H-W et al. Adjuvante Therapie mit einer N-Palmitoylethanolamin-haltigen Creme bei Kindern mit atopischem Ekzem (ATOPA-Studie). Akt Dermatol 2009b; 35: 339–341

Eberlein B, Gulyas AF, Schultz K et al. Domestic allergens and endotoxin in three hospitals offering in-patient rehabilitation for allergic disease in the alpine mountain climate of Bavaria – The AURA study. Int J Hyg Environ Health 2009a; 212: 21–26

Eberlein-König B, Przybilla B, Kühnl P et al. Influence of airborne nitrogen dioxide or formaldehyde on parameters of skin function and cellular activation in patients with atopic eczema and control subjects. J Allergy Clin Immunol 1998; 101: 141–143

Eberlein-König B, Schäfer T, Huss-Marp J et al. Skin surface pH, stratum corneum hydration, trans-epidermal water loss and skin roughness related to atopic eczema and skin dryness in a population of primary school children. Acta Derm Venereol 2000; 3: 188–191

Eberlein-König B, Spiegl A, Przybilla B. Change of skin roughness due to lowering air humidity in a climate chamber. Acta Derm Venereol 1996; 76: 447–449

Edgren G. Prognose und Erblichkeitsmomente bei Eczema infantum. Eine klinisch-statistische Untersuchung von Allergieerscheinungen. Acta Paediatr 1943; 30 (Suppl. 2): 1–204

Ege MJ, Herzum I, Büchele G et al. Protection Against Allergy Study Rural Environments (PASTURE) Study group. Prenatal exposure to a farm environment modifies atopic sensitization at birth. J Allergy Clin Immunol 2008; 122: 407–412

Egelrud T. Purification and preliminary characterization of stratum corneum chymotryptic enzyme: a proteinase which may be involved in desquamation. J Invest Dermatol 1993; 101: 200–204

Egle UT, König U, Dorsch W. Zur pathogenetischen Bedeutung früher psychosozialer Einflussfaktoren bei atopischer Dermatitis. Allergologie 2002; 25: 291–299

Ehlers A, Stangier U, Gieler U. Treatment of atopic dermatitis. A comparison of psychological and dermatological approaches to relapse prevention. J Consult Clin Psychol 1995; 63: 624–635

Ehlken B, Möhrenschlager M, Kugland B et al. Krankheitskostenstudie bei Patienten mit atopischem Ekzem in Deutschland. Hautarzt 2005; 56: 1144–1151

Ehnert B, Lau-Schadendorf S, Weber A et al. Reducing domestic dust mite allergen reduces bronchial hyperreactivity in sensitive children with asthma. J Allergy Clin Immunol 1992; 90: 135–138

Ehrlich P. Beiträge zur Kenntnis der Anilinfärbungen und ihrer Verwendung in der mikroskopischen Technik. Arch mikr Anat 1877; 13: 263, T-XXI, 5

Eichenfield LF, Lucky AW, Boguniewicz M et al. Safety and efficacy of pimecrolimus (ASM 981) cream 1% in the

treatment of mild and moderate atopic dermatitis in children and adolescents. J Am Acad Dermatol 2002; 46: 495–504
Eigenmann PA, Sicherer SH, Borkowski TA et al. Prevalence of IgE-mediated food allergy among children with atopic dermatitis. Pediatrics 1998; 101: E8
Elias PM, Menon GK. Structural and lipid biochemical correlates of the epidermal permeability barrier. Adv Lipid Res 1991; 24: 1–26
Ellis C, Luger T, Abeck D et al. International Consensus Conference on Atopic Dermatitis II (ICCAD II): clinical update and current treatment strategies. Br J Dermatol 2003; 148 (Suppl. 63): 3–10
Ellis CN, Drake LA, Prendergast MM et al. Cost of atopic dermatitis and eczema in the United States. J Am Acad Dermatol 2002; 46: 361–370
Emerson RM, Charman CR, Williams HC. The Nottingham Eczema Severity Score: preliminary refinement of the Rajka and Langeland grading. Br J Dermatol 2000; 142: 288–297
Enders F, Przybilla B, Ring J et al. Epikutantestung mit einer Standardreihe. Hautarzt 1988; 39: 779–786
Engman MF, Weiss RS, Engman ME. Eczema and environment. Med Clin North Am 1936; 20: 651–663
Engst R, Vocks E. Hochgebirgsklimatherapie bei Dermatosen und Allergien. Wirkmechanismen, Ergebnisse und Einflüsse auf immunologische Parameter. Rehabilitation 2000; 39: 215–222
Enk AH, Katz SI. Early events in the induction phase of contact sensitivity. J Invest Dermatol 1992; 99: 39S–41S
Esparza-Gordillo J, Weidinger S, Fölster-Holst R et al. A common variant on chromosome 11q13 is associated with atopic dermatitis. Nat Genet 2009; 41: 596–601
European Task Force on Atopic Dermatitis. Severity scoring of atopic dermatitis: the SCORAD Index. Consensus report of the European task force on atopic dermatitis. Dermatology 1993; 186: 23–31
Ewing CI, Ashcroft C, Gibbs AC et al. Flucloxacilin in the treatment of atopic dermatitis. Br J Dermatol 1998; 138: 1022–1029
Exl BM, Deland U, Secretin MC et al. Improved general health status in an unselected infant population following an allergen-reduced dietary intervention programme: the ZUFF-STUDY-PROGRAMME. Part II: infant growth and health status to age 6 months. ZUg-Frauen-Feld. Eur J Nutr 2000; 39: 145–156
Eyerich K, Foerster S, Rombold S et al. Patients with chronic mucocutaneous candidiasis exhibit reduced production of Th17-associated cytokines IL-17 and IL-22. J Invest Dermatol 2008; 128: 3640–3645
Eyerich K, Pennino D, Scarponi C et al. IL-17 in atopic eczema: linking allergen-specific adaptive and microbial-triggered innate immune response. J Allergy Clin Immunol 2009b; 123: 59–66
Eyerich S, Eyerich K, Pennino D et al. Th22 cells represent a distinct human T cell subset involved in epidermal immunity and remodeling. J Clin Invest 2009a; 119: 3573–3585
Eyerich S, Onken A, Weidinger S et al. Mutual antagonism of T cells causing psoriasis and atopic eczema. New Engl J Med 2011; 365: 231–238
Falk ES. Ketotifen in the treatment of atopic dermatitis. Results of a double-blind study. Rev Eur Sci Med Farmacol 1993; 15: 63–66
Falth-Magnusson K, Kjellman NI. Allergy prevention by maternal elimination diet during late pregnancy – a 5-year follow-up of a randomized study. J Allergy Clin Immunol 1992; 89: 709–713
Farin E, Gerdes N, Jäckel WH et al. „Qualitätsprofile" von Rehabilitationskliniken als Modell der Qualitätsmessung in Einrichtungen des Gesundheitswesens. Gesundh ökon Qual manag 2003; 8: 191–204
Fartasch M, Diepgen TL, Hornstein OP. Atopic dermatitis – ichthyosis vulgaris – hyperlinear palms – an ultrastructural study. Dermatologica 1989; 178: 202–205
Ferguson JE, Chalmers RJ, Rowlands DJ. Reversible dilated cardiomyopathy following treatment of atopic eczema with Chinese herbal medicine. Br J 1997; 136: 592–593
Ferié J, Dinkela A, Mbata M et al. Skin disorders among school children in rural Tanzania and an assessment of therapeutic needs. Trop Doct 2006; 36: 219–221
Finlay AY, Khan GK. Dermatology Life Quality Index (DLQI): a simple practical measure for routine clinical use. Clin Exper Dermatol 1994; 19: 210–216
Finlay AY. Measurement of disease activity and outcome in atopic dermatitis. Br J Dermatol 1996a; 135: 509–515
Finlay AY. Measures of the effect of severe atopic dermatitis on quality of life. J Eur Acad Dermatol Venereol 1996b; 7: 149–159
Finlay AY. Quality of life measurement in dermatology: a practical guide. Br J Dermatol 1997; 136: 305–314
Fölster-Holst R, Kiene P, Brodersen JP et al. Dermatitis papulosa juvenilis. Hautarzt 1996; 47: 129–131
Fölster-Holst R, Müller F, Schnopp N et al. Prospective, randomized controlled trial on Lactobacillus rhamnosus in infants with moderate to severe atopic dermatitis. Br J Dermatol 2006b; 155: 1256–1261
Fölster-Holst R, Pape M, Buss YL et al. Low prevalence of the intrinsic form of atopic dermatitis among adult patients. Allergy 2006a; 61: 629–633
Fölster-Holst R, Weichenthal M, Steinsland K et al. Eczema infantum and its prognosis. Acta Derm Venereol 2004; 84: 410–412
Freitag G, Hoppner T. Results of a postmarketing drug monitoring survey with a polidocanol-urea preparation for dry, itching skin. Curr Med Res Opin 1997; 13: 529–537
Friedländer MH. Ocular allergy. In: Middleton E, Reed CE, Ellis EF, eds. Allergy: principle and practice. 3rd. ed. St Louis: Mosby; 1988
Frosch PJ, Schwanitz HJ, Macher E. A double blind trial of H1 and H2 receptor antagonists in the treatment of atopic dermatitis. Arch Dermatol Res 1984; 276: 36–40
Frosch PJ. Hautirritation und empfindliche Haut. Berlin: Rosse; 1985
Fujita H, Chalubinski M, Rhyner C et al. Claudin-1 expression in airway smooth muscle exacerbates airway remodeling in asthmatic subjects. J Allergy Clin Immunol. 2011; 127: 1612–1621
Furue M, Terao H, Rikihisa W et al. Clinical dose and adverse effects of topical steroids in daily management of atopic dermatitis. Br J Dermatol 2003; 148: 128–133
Galli S, ed. Anaphylaxis. Novartis Foundation Symposium 157. Chichester: Wiley; 2004
Galli SJ, Kalesnikoff J, Grimbaldeston MA et al. Mast cells as "tunable" effector and immunoregulatory cells: recent advances. Annu Rev Immunol 2005; 23: 749–786

Gassner-Bachmann M, Wüthrich B. Bauernkinder leiden selten an Heuschnupfen und Asthma. Dtsch med Wochenschr 2000; 125: 924–931

Gauger A, Fischer S, Mempel M et al. Efficacy and functionality of silver-coated textiles in patients with atopic eczema. J Eur Acad Dermatol Venereol 2006; 20: 534–541; Erratum: J Eur Acad Dermatol Venereol 2006; 20: 771

Gauger A, Mempel M, Schekatz A et al. Silver-coated textiles reduce Staphylococcus aureus colonization in patients with atopic eczema. Dermatology 2003; 207: 15–21

Gdalevich M, Mimouni D, David M et al. Breast-feeding and the onset of atopic dermatitis in childhood: a systematic review and meta-analysis of prospective studies. J Am Acad Dermatol 2001; 45: 520–527

Gebert N, Hümmelink R, Könning J et al. Efficacy of a self-management program for childhood asthma – A prospective controlled study. Patient Educ Couns 1998; 35: 213–220

Gehring W, Gloor M. Behandlung der Neurodermitis atopica mit einer W/O Emulsion mit und ohne Hydrocortison – Ergebnisse einer klinisch und messmethodisch kontollierten randmosierten Doppelblindstudie. Z Hautkr 1996; 71: 554–560

Gehring W. Gezielter Einsatz von Vehikeln und Basistherapie. In: Korting HC, Sterry W, Hrsg. Therapeutische Verfahren in der Dermatologie. Dermatika und Kosmetika. Berlin: Blackwell; 2001: 93–100

Gelmetti C. Skin cleansing in children. J Eur Acad Dermatol Venereol 2001; 15 (Suppl. 1): 12–15

George AO. Atopic eczema in Nigeria. Int J Dermatol 1989; 28: 237–239

Gfesser M, Abeck D, Rügemer J et al. The early phase of epidermal barrier regeneration is faster in patients with atopic eczema. Dermatology 1997; 195: 332–336

Giannetti A, Fantini F, Cimitan A et al. Vasoactive intestinal polypeptide and substance P in the pathogenesis of atopic dermatitis. Acta Derm Venereol 1992; 176: 90–92

Gieler U, Bräuer J, Freiling G. Neurodermitis-Schulung. Ein neuer, psychosomatisch orientierter Behandlungsansatz. In: Jahrbuch der medizinischen Psychologie (Bd. 9): Hauterkrankungen aus psychologischer Sicht. Göttingen: Hogrefe; 1992

Gieler U, Ehlers A, Höhler T et al. Die psychosoziale Situation der Patienten mit endogenem Ekzem. Hautarzt 1990; 41: 416–423

Gieler U, Hohmann M, Niemeier V et al. Cost evaluation in atopic eczema. J Dermatol Treat 1999; 10 (Suppl. 1): 15–20

Gieler U, Ring J, Wahn U. Neurodermitisschulung. Dtsch Ärztebl 2001; 98: 3202–3209

Gieler U. Die Sprache der Haut. 3. Aufl. Düsseldorf: Walter; 2006

Girolomoni G, Sebastiani S, Albanesi C et al. T-cell subpopulations in the development of atopic and contact allergy. Curr Opin Immunol 2001; 13: 733–737

Gläser R, Meyer-Hoffert U, Harder J et al. The antimicrobial protein psoriasin (S100A7) is upregulated in atopic dermatitis and after experimental skin barrier disruption. J Invest Dermatol 2009a; 129: 641–649

Gläser R, Navid F, Schuller W et al. UV-B radiation induces the expression of antimicrobial peptides in human keratinocytes in vitro and in vivo. Allergy Clin Immunol 2009b; 123: 1117–1123

Gleich GJ. The late phase of the immunoglobulin E-mediated reaction: a link between anaphylaxis and common allergic disease? J Allergy Clin 1982; 70: 160–169

Gloor M, Gehring W. [Effects of emulsions on the stratum corneum barrier and hydration]. Hautarzt 2003; 54: 324–330

Gloor M, Schermer W, Gehring G. Ist eine Kombinationsbehandlung von Harnstoff und Glyzerin in Externagrundlagen sinnvoll? Z Hautkr 1997; 72: 509–514

Gloor M. Sebaceous gland activity in atopic eczema. In: Ruzicka T, Ring J, Przybilla B, eds. Handbook of atopic eczema. Berlin: Springer; 1991: 287–295

Goldblum RW, Piper WN. Artificial lichenification produced by a scratching machine. J Invest Dermatol 1954; 22: 405

Gondo A, Saeki N, Tokuda Y. Challenge reactions in atopic dermatitis after percutaneous entry of mite antigen. Br J Dermatol 1986; 115: 485–493

Granstein RB, Askari M. Cutaneous cells in activation of immunology actions: further characterization. J Invest Dermatol 1986; 97: 141–149

Grewe M, Vogelsang K, Ruzicka T et al. Neurotrophin-4 production by human epidermal keratinocytes: increased expression in atopic dermatitis. J Invest Dermatol 2000; 114: 1108–1112

Grewe M. Hyposensibilisierung bei atopischem Ekzem. Allergo J 2000; 9: 351–353

Grootendorst DC, Dahlen SE, Bos J et al. Benefits of high altitude allergen avoidance in atopic adolescents with moderate to severe asthma. Clin Exp Allergy 2001; 89: 836–843

Grüber C, von Stuijvenberg, Mosca F et al. Reduced occurence of early atopic dermatitis because of immunoactive prebiotics among low-risk-atopy infants. J Allergy Clin Immunol 2010; 26: 791–797

Grundmann-Kollmann M, Korting HC, Behrens S et al. Successful treatment of severe refractory atopic dermatitis with mycophenolate mofetil. Br J Dermatol 1999; 141: 175–176

Guillet G, Guillet MH. Natural history of sensitizations in atopic dermatitis. A 3-year follow-up in 250 children: food allergy and high risk of respiratory symptoms. Arch Dermatol 1992; 128: 187–192

Gustafsson D, Sjöberg O, Foucard T. Development of allergies and asthma in infants and young children with atopic dermatitis – a prospective follow-up to 7 years of age. Allergy 2000; 55 : 240–245

Gutzmer R, Langer K, Lisewski M et al. Expression of a function of histamine receptors 1 and 2 on human monocyte-derived dendritic cells. J Allergy Clin Immunol 2002; 109: 524

Gutzmer R, Mommert S, Gschwandtner M et al. The histamine H4 receptor is functionally expressed on T(H)2 cells. J Allergy Clin Immunol 2009; 123: 619–625

Hachem JP, Crumrine D, Fluhr J et al. pH directly regulates epidermal permeability barrier homeostasis, and stratum corneum integrity/cohesion. J Invest Dermatol 2003; 121: 345–353

Hafenreffer S. Nosodochium, in quo cutis, eique adaerentium partium, affectus omnes, singulari methodo, et cognoscendi e curandi fidelisime traduntur. Ulm: Kuhnen; 1660: 98–102

Halhuber J. Der Kreislaufgesunde und -kranke im Hochgebirgsklima. Münch Med Wschr 1959; 26: 1118–1123

Halken S, Hansen KS, Jacobson HP et al. Comparison of a partially hydrolyzed infant formula with two extensively hydrolyzed formulas for allergy prevention: a prospective, randomized study. Pediatr Allergy Immunol 2000; 11: 149–161

Hamid Q, Boguniewicz M, Leung DY. Differential in situ cytokine gene expression in acute versus chronic atopic dermatitis. J Clin Invest 1994; 94: 870–876

Hanifin IM, Rajka G. Diagnostic features of atopic dermatitis. Acta Derm Venereol 1980; 92 (Suppl.): 44–47

Hanifin J, Gupta AK, Rajagopalan R. Intermittent dosing of fluticasone propionate cream for reducing the risk of relapse in atopic dermatitis patients. Br J Dermatol 2002; 147: 528–537

Hanifin JM, Lobitz WC Jr. Newer concepts of atopic dermatitis. Arch Dermatol 1977; 113: 663–670

Hannuksela M, Kalimo K, Lammintausta K et al. Dose ranging study: cetirizine in the treatment of atopic dermatitis in adults. Ann Allergy 1993; 70: 127–133

Hannuksela M, Karvonen J, Husa M et al. Ultraviolet light therapy in atopic dermatitis. Acta Derm Venereol 1985; 114: 137–139

Hansen ER, Buus S, Deleuran M et al. Treatment of atopic dermatitis with mycophenolate mofetil. Br J Dermatol 2000; 143: 1324–1326

Happle R. The essence of alternative medicine. A dermatologist's view from Germany. Arch Dermatol 1998; 134: 1455–1460

Hara J, Higuchi K, Okamoto R et al. High-expression of sphingomyelin deacylase is an important determinant of ceramide deficiency leading to barrier disruption in atopic dermatitis. J Invest Dermatol 2000; 115: 406–413

Harari M, Shani J, Seidl V et al. Climatotherapy of atopic dermatitis at the Dead Sea: demographic evaluation and cost-effectiveness. Int J Dermatol 2000; 39: 59–69

Harper J, Oranje A, Prose N, eds. Textbook of pediatric dermatology. Oxford: Blackwell; 2002

Harper JI, Ahmed I, Barclay G et al. Cyclosporin for severe childhood atopic dermatitis: short course versus continuous therapy. Br J Dermatol 2000; 142: 52–58

Hattevig G, Sigurs N, Kjellman B. Effects of maternal dietary avoidance during lactation on allergy in children in 10 years of age. Acta Pediatr 1999; 88: 7–12

Hatz HJ. Glucocorticoide. Immunologische Grundlagen, Pharmakologie und Therapierichtlinien. 1. Aufl. Stuttgart: Wissenschaftliche Verlagsgesellschaft mbH; 1998

Hausen BM, Vieluf IK. Allergiepflanzen – Pflanzenallergene. Landsberg: Ecomed; 1997

Hauser C, Saurat JH. Bedeutung der Besiedelung der Haut mit Staphylococcus aureus. Hautarzt 1985; 36: 605–607

Hauss H, Proppe A, Matthies C. Vergleichende Untersuchungen zur Behandlung von trockener, juckender Haut mit einer Zubreitung aus Harnstoff und Polidocanol sowie mit einer Linolsäure-haltigen Fettcreme. Ergebnisse aus der Praxis. Dermatosen Beruf Umwelt 1993; 41: 184–188

Haxthausen H. Interpretation and value of skin tests in atopic dermatitis. Acta Derm Venereol (Stockh) 1957; 3: 6

Hemels HGWM. The effect of propanolol on acetylcholine-induced sweat gland response in atopic and non-atopic subjects. Br J Dermatol 1970; 83: 312–314

Henseler T, Christophers E. Disease concomitance in psoriasis. J Am Acad Dermatol 1995; 32: 982–986

Heratizadeh A, Breuer K, Kapp A et al. Symptomatische Therapie der atopischen Dermatitis. Hautarzt 2003; 54: 937–945

Herbert O. Traditionelle Lebensweise als Schutz vor Allergien? Atopie und atopische Erkrankungen in fünf Dörfern auf Karkar Island Papue Neuguinea. Berlin: VWB; 2009

Herz U, Lacy P, Renz H et al. The influence of infections on the development and severity of allergic disorders. Curr Opin Immunol 2000; 12: 632–640

Herzberg J. Wenig bekannte Formen der Neurodermitis. Hautarzt 1973; 24: 47–51

Hide DW, Matthews S, Matthews L et al. Effect of allergen avoidance in infancy on allergic manifestations at age two years. J Allergy Clin Immunol 1994; 93: 842–846

Hindley D, Galloway G, Murray J et al. A randomised study of "wet wraps" versus conventional treatment for atopic eczema. Arch Dis Child 2006; 91: 164–168

Hjorth N, Clemmenson OJ. Treatment of dermatitis of the head and neck with ketoconazole in patients with type I hypersensitivity for Pityrosporum orbiculare. Semin Dermatol 1983; 2: 26–29

Hjorth N, Schmidt H, Thomsen K. Fusidic acid plus betamethasone in infected or potentially infected eczema. Pharmatherapeutica 1985; 4: 126–131

Hoare C, Li Wan Po A, Williams H. Systematic review of treatments for atopic eczema. Health Technol Assess 2000; 4: 1–191

Hoeger PH, Harper JL. Neonatal erythroderma: differential diagnosis and management of the "red baby". Arch Dis Child 1998; 79: 186–191

Hölscher K. Psychosomatische Aspekte. In: Ring J, Hrsg. Neurodermitis. Landsberg: Ecomed; 1998: 29–44

Holt PG, Clough JB, Holt BJ et al. Genetic "risk" for atopy is associated with delayed postnatal maturation of T-cell competence. Clin Exp Allergy 1992; 22: 1093–1099

Hölzle E, Plewig G. Effects of dermatitis, stripping, and steroids on the morphology of corneocytes. A new bioassay. J Invest Dermatol 1977; 68: 350–356

Homey B, Steinhoff M, Ruzicka T et al. Cytokines and chemokines orchestrate atopic skin inflammation. J Allergy Clin Immunol 2006; 118: 178–189

Homey B, Zlotnik A. Chemokines in allergy. Curr Opin Immunol 1999; 11: 626–634

Hönigsmann H. Photodermatology. Eur J Dermatol 2009; 19: 658–662

Høst A, Andrae S, Charkin S et al. Allergy testing in children: why, who, when and how? Allergy 2003; 58: 559–569

Høst A, Halken S, Muraro A et al. Dietary prevention of allergic diseases in infants and small children. Pediatr Allergy Immunol 2008; 19: 1–4

Howell MD, Kim BE, Gao P et al. Cytokine modulation of atopic dermatitis filaggrin skin expression. J Allergy Clin Immunol 2007; 120: 150–155

Huang JT, Abrams M, Tlougan B et al. Treatment of Staphylococcus aureus colonization in atopic dermatitis decreases disease severity. Pediatrics 2009; 123: 808–814

Hubiche T, Ged C, Benard A et al. Analysis of SPINK 5, KLK 7 and FLG genotypes in a French atopic dermatitis cohort. Acta Derm Venereol 2007; 1987: 499–505

Humpeler E, Skrabal F, Bartsch G. Influence of exposure to moderate altitude on the plasma concentration of cortisol, aldosterone, renin, testosterone, and gonadotropins. Eur J Appl Physiol 1980; 45: 167–176

Hünecke P. Entstellungsgefühle und strukturiertes Video-Feedback – Orientierende Befunde und Überlegungen für einen neuen psychotherapeutischen Ansatz. In: Gieler U, Stangier U, Brähler E, Hrsg. Hauterkrankungen in psychologischer Sicht. Jahrbuch der medizinischen Psychologie (Bd. 9). Göttingen: Hofgrefe; 1993

Hurrelmann K, Hoepner-Stamos F, Palentien C et al. Gesundheitsförderung in Grundschulen – Analyse der Ausgangsbedingungen und Implementation von Maßnahmen. Bielefeld: Universität Bielefeld, Nordrhein-Westfälischer Forschungsverbund Public Health; 1998

Hurrelmann K, Klocke A, Melzer W et al. Jugendgesundheitssurvey. München: Juventa; 2003

Huss-Marp J, Eberlein-König B, Breuer K et al. Influence of short-term exposure to airborne Der p 1 and volatile organic compounds on skin barrier function and dermal blood flow in patients with atopic eczema and healthy individuals. Clin Exp Allergy 2006; 36: 338–345

Huss-Marp J, Darsow U, Brockow K et al. Can Immunoglobulin E-measurement replace challenge tests in allergic rhinoconjunctivitis to grass pollen? Clin Exp Allerg 2011; 41: 1116–1124

Iamandescu IB. Psychoneuroallergology. 2nd. ed. Bucarest: Amaltea; 2007

Iikura Y, Naspitz CK, Mikawa H et al. Prevention of asthma by ketotifen in infants with atopic dermatitis. Ann Allergy 1992; 68: 233–236

Imokawa G, Abe A, Jin K et al. Decreased level of ceramides in stratum corneum of atopic dermatitis: an etiologic factor in atopic dry skin? J Invest Dermatol 1991; 96: 523–527

IPCC (Intergovernmental Panel on Climate Change), chapter 8. Human Health; 2007

ISAAC. Worldwide variations in the prevalence of asthma symptoms: the international study of asthma and allergies in childhood (ISAAC) Steering Committee. Lancet 1998; 351: 1225–1232

Ishizaka K, Ishizaka T. Identification of γE antibodies as carrier of reaginic activity. J Immunol 1967; 99: 1187–1198

Isolauri E, Arvola T, Sütas Y et al. Probiotics in the management of atopic eczema. Clin Exp Allergy 2000; 30: 1604–1610

Jacobi A, Antoni C, Manger B et al. Infliximab in the treatment of moderate to severe atopic dermatitis. J Am Acad Dermatol 2005; 52: 522–526

Jacobson E. Progressive relaxation. Chicago: University Press; 1938

Jacquet L. La pratique dermatologique. In: Besnier E, Brocq L, Jacquet L, eds. La pratique dermatologique. 1904; 5: 341

Jäger L, Wüthrich B, Ballmer-Weber B, Vieths S. Nahrungsmittelallergien und -intoleranzen. Immunologie – Diagnostik – Therapie – Prophylaxe. 3. Aufl. München: Elsevier (Urban & Fischer); 2008

Jakob T, Hermann K, Ring J. Eosinophil cationic protein in atopic eczema. Arch Dermatol Res 1991; 283: 5–6

Jakob T, Ring J, Udey MC. Multistep navigation of Langerhans dendritic cells in and out of the skin. J Allergy Clin Immunol 2001; 108: 688–696

James JM, Burks AW, Roberson PK et al. Safe administration of the measles vaccine to children allergic to eggs. N Engl J Med 1995; 332: 1262–1266

Jekeler J, Larkö O. Phototherapy for atopic dermatitis with ultraviolet A (UVA), low dose UVB and combined UVA and UVB: two paired comparison studies. Photodermatol Photoimmunol Photomed 1991; 8: 151–156

Johansson C, Sandstrom MH, Bartosik J et al. Atopy patch test reactions to Malassezia allergens differentiate subgroups of atopic dermatitis patients. Br J Dermatol 2003; 148: 479–488

Johansson SGO, Bieber T, Dahl R et al. Revised nomenclature for allergy for global use. Report of the Nomenclature Review Committee of the World Allergy Organization, October 2003. J Allergy Clin Immunol Int 2004; 113: 832–836

Johansson SGO, Hourihane JO, Bousquet J et al. EAACI (the European Academy of Allergology and Clinical Immunology) Nomenclature Task Force. A revised nomenclature for allergy. An EAACI position statement from the EAACI nomenclature task force. Allergy 2001; 56: 813–824

Johansson SGO. Raised levels of a new immunoglobulin (IgND) in asthma. Lancet 1967; 2: 951–953

Jones HE, Rinaldi MG, Chai H et al. Apparent cross-reactivity of airborne molds and the dermatophytic fungi. J Allergy Immunol 1973a; 52: 346–357

Jones HE, Rinhardt JH, Rinaldi MG. A clinical, mycological, and immunological survey for dermatophytosis. Arch Dermatol 1973b; 108: 61–65

Juhlin L, Johansson GO, Bennich H, et al. Immunoglobulin E in dermatoses. Levels in atopic dermatitis and urticaria. Arch Dermatol 1969; 100: 12–16

Jungersted JM. Stratum corneum lipids and skin barrier function. Thesis, University of Copenhagen; 2010

Jutel M, Watanabe T, Klunker S et al. Histamine regulates T cell and antibody responses by differential expression of H1 and H2 receptors. Nature 2001; 413: 420–425

Kabesch M, Peters W, Carr D et al. Association between polymorphisms in caspase recruitment domain containing protein 15 and allergy in two German populations. J Allergy Clin Immunol 2003; 111: 813–817

Kabesch M, Schedel M, Carr D et al. IL-4/IL-13 pathway genetics strongly influence serum IgE levels and childhood asthma. J Allergy Clin Immunol 2006; 117: 269–274

Kalliomäki M, Salminen S, Arvilommi H et al. Probiotics in primary prevention of atopic disease: a randomized placebo-controlled trial. Lancet 2001; 357: 1076–1079

Kaposi M. Erkrankungen der Haut. 2. Aufl. Wien; 1891

Kapp A, Papp K, Bingham A et al. for the Flare Reduction in Ekzema with Elidel (Infants) Multicenter Investigator Study Group. Long-term management of atopic dermatitis in infants with topical pimecrolimus, a nonsteroid anti-inflammatory drug. J Allergy Clin Immunol 2002; 110: 277–284

Kawashima M, Tango T, Noguchi T et al. Addition of fexofenadine to a topical corticosteroid reduces the pruritus associated with atopic dermatitis in a 1-week randomized, multicentre, double-blind, placebo-controlled, parallel-group study. Br J Dermatol 2003; 148: 1212–1221

Kemp AS. Atopic eczema: its social and financial costs. J Paediatr Child Health 1999; 35: 229–231

Kerschenlohr K, Decard S, Darsow U et al. Clinical and immunologic reactivity to aeroallergens in "intrinsic" atopic dermatitis patients. J Allergy Clin Immunol 2003b; 111: 195–197

Kerschenlohr K, Decard S, Przybilla B et al. Atopy patch test reactions show a rapid influx of inflammatory dendritic and patients with intrinsic atopic dermatitis. J Allergy Clin Immunol 2003a, 111: 869

Kilpelainen M, Koskenvuo M, Helenius H et al. Stressful life events promote the manifestation of asthma and atopic disease. Clin Exp Allergy 2002; 32: 256–263

Kim E, Lee JE, Namkung JH et al. Single nucleotide polymorphisms and the haplotype in the DEFB1 gene are associated with atopic dermatitis in a Korean population. J Dermatol Sci 2009; 54: 25–30

Kimura T, Miyazawa H. The "butterfly" sign in patients with atopic dermatitis: evidence for the role of scratching in the development of skin manifestations. J Acad Dermatol 1989; 21: 579–580

Kissling S, Wüthrich B. Verlauf der atopischen Dermatitis nach dem Kleinkindesalter. Hautarzt 1993; 44: 569–573

Kitamura K, Takahashi Y, Sasagawa S (in Japanese). Jpn J Dermatol 1950; 60: 59

Kjellman NIM. Atopic disease in seven-year-old children. Incidence in relation to family history. Acta Pediatr Scand 1977; 66: 465–471

Kleijnen J, Kniepschild P, ter Riet G. Clinical trials in homoepathy. Br Med J 1991; 302: 316–323

Klein PA, Clark RA. An evidence-based review of the efficacy of antihistamines in relieving pruritus in atopic dermatitis. Arch Dermatol 1999;135: 1522–1525

Kleine-Tebbe J, Lepp U, Niggemann B et al. In-vitro-Diagnostik von Nahrungsmittelallergien. Leitlinie von DGAKI, ÄDA, GPA, SGAI, ÖGAI. Allergo J 2009; 18: 132–146 (AWMF-Leitlinienregister Nr. 061/008, www.awmf-online.de)

Knobler RM. Photophoresis – extracorporal irradiation of 8-MOP containing blood – a new therapeutic modality. Blood 1987; 54: 247–250

Koblenzer CS. Itching and the atopic skin. J Allergy Clin Immunol 1999; 104: 109–113

Kodama A, Horikawa T, Suzuki T et al. Effects of stress on atopic dermatitis: investigations in patients after the great Hanshin earthquake. J Allergy Clin Immunol 1999; 104: 173–176

Kofler H, Ulmer H, Mechter E et al. Bioresonanz bei Pollinose: Eine vergleichende Untersuchung zur diagnostischen und therapeutischen Wertigkeit. Allergologie 1996: 19; 114–122

Kondo H, Ichikawa Y, Imokawa G. Percutaneous sensitization with allergens through barrier-disrupted skin elicits a Th2-dominant cytokine response. Eur J Immunol 1998; 28: 769–779

Korting GW. Zur Pathogenese des endogenen Ekzems. Stuttgart: Thieme; 1954

Korting HC. Äußerliche Dermatotherapie. In: Braun-Falco O, Plewig G, Wolff HH, Hrsg. Dermatologie und Venerologie. 4. Aufl. Berlin: Springer; 1995: 1488–1529

Kowalzick L, Kleinheinz A, Weichenthal M et al. Low-dose versus medium-dose UVA1 treatment in severe atopic eczema. Acta Derm Venereol 1995; 75: 43–45

Kramer MS, Chalmers B, Hodnett ED et al. Promotion of breastfeeding intervention trial (PROBIT): a randomized trial in the Republic of Belarus. JAMA 2001; 285: 413–420

Kramer MS, Kakuma R. Maternal dietary antigen avoidance during pregnancy and/or lactation for preventing or treating atopic disease in the child. Cochrane Database Syst Rev 2003; 4: CD000133

Krämer U, Altmann L, Behrendt H et al. Comparison of the influence of socioeconomic factors on air pollution health effects in West and East Germany. In: Jantunen H, ed. Air pollution epidemiology report series, 8: Socioeconomic and cultural factors in air pollution epidemiology. Bruxelles: EU; 1997: 41–49

Krämer U, Behrendt H, Dolgner R et al. Airway disease and allergies in East and West German children during the first 5 years after reunification: time trends and the impact of sulphur dioxide and total suspended particles. Int J Epidemiol 1999c; 28: 865–873

Krämer U, Heinrich J, Wjst M et al. Age of entry to day nursery and allergy in later childhood. Lancet 1999a; 353: 450–454

Krämer U, Lemmen CH, Behrendt H et al. The effect of environmental tobacco smoke on eczema and allergic sensitization in children. Br J Dermatol 2004; 150: 111–118

Krämer U, Link E, Behrendt H et al. Trends und Risikofaktoren von Asthma und allergischen Erkrankungen bei Kindern und Jugendlichen in Deutschland. Miriam-Studie Augsburg 1996 (01 EE 9501/2). 2001: 1–27

Krämer U, Link E, Oppermann H et al. Die Schulanfängerstudie in West- und Ostdeutschland (SAWO). Trends von Allergien und Sensibilisierungen 1991–2000. Gesundheitswesen 2002; 64: 657–663

Krämer U, Oppermann H, Ranft U et al. Veränderungen in den Prävalenzen von allergischen Erkrankungen bei sechsjährigen Kindern aus Ost- und Westdeutschland seit 1991. Allergo J 1999b; 8: 305–309

Krämer U, Weidinger S, Darsow U et al. Seasonality in symptom severity influenced by temperature or grass pollen: results of a panel study in children with eczema. J Invest Dermatol 2005; 124: 514–523

Kreft B, Wohlrab J, Fischer M et al. Analyse des Serumzinkspiegels bei Patienten mit atopischer Dermatitis, Psoriasis vulgaris und Hautgesunden. Hautarzt 2000; 51: 931–934

Krutmann J, Czech W, Diepgen T et al. Highdose UVA-1 therapy in the treatment of patients with atopic dermatitis. J Am Acad Dermatol 1992; 26: 225–230

Krutmann J, Diepgen TL, Luger TA et al. High-dose UVA 1 therapy for atopic dermatitis: results of a multicenter trial. J Am Acad Dermatol 1998; 38: 589–593

Krutmann J, Hönigsmann H. Handbuch der dermatologischen Phototherapie und Photodiagnostik. Berlin: Springer; 1997

Kuehr J. Asthma und Allergien bei Kindern. Studien in Süddeutschland. Allergologie 1999; 22: 48–53

Kukutsch NA. Darstellung und Diskussion alternativer/komplementärer diagnostischer und/oder therapeutischer Konzepte im Hinblick auf atopische Erkrankungen. Universität Hamburg: Dissertation; 1997

Kunz B, Lüdtke R, Leeber N et al. Test-retest-reliability and validity of the kinesiology muscle test. Complement Ther Med 2001; 9: 141–145

Kunz B, Oranje AP, Labreze L et al. Clinical validation and guidelines for the SCORAD index: consensus report of the European Task Force on Atopic Dermatitis. Dermatology 1997: 195: 10–19

Kunz B, Ring J, Überla K. Frequency of contact dermatitis and contact sensitization in preschool children. Arch Derm Res 1990; 281: 544

La Rosa M, Ranno C, Musarra I et al. Double-blind study of cetirizine in atopic eczema in children. Ann Allergy 1994; 73: 117–122

Lack G, Fox D, Northstone K et al. Avon Longitudinal Study of Parents and Children Study Team. Factors associated with development of peanut allergy in childhood. N Engl J Med 2003; 348: 977–985

Lacour M, Hauser C. The role of microorganisms in atopic dermatitis. Clin Rev Allergy 1993; 11: 491–522

Langeland T, Fagertum HE, Larsen S. Therapeutic effet of loratadine on pruritus in patients with atopic dermatitis. A multi-crossover-designed study. Allergy 1994; 49: 22–26

Langer H, Hauswald B. Langzeitstudie über die Therapie der Rhinopathia pollinosa mittels Akupunktur bzw. Laserakupunktur. Erfahrungsheilkunde 1992; 4; 262–267

Langerhans P. Über die Nerven der menschlichen Haut. Arch Pathol Anatom 1868; 44: 325–337

Langeveld-Wildschut EG, Riedl H, Thepen T et al. Modulation of the atopy patch test reaction by topical corticosteroids and tar. J Allergy Clin Immunol 2000; 106: 737–743

Lanzavecchia A, Sallusto F. The instructive role of dentritic cells on T cells responses: lineages, plastic and kinetics. Curr Opin Immunol 2001; 13: 291

Lau S, Falkenhorst G, Weber A et al. High mite-allergen exposure increases the risk of sensitization in atopic children and young adults. J Allergy Clin Immunol 1989; 84: 718–725

Lee YA, Wahn U, Kehrt R et al. A major susceptibility locus for atopic dermatitis maps to chromosome 3q21. Nat Genet 2000; 26: 470–473

Leung AK, Barber KA. Managing childhood atopic dermatitis. Adv Ther 2003; 20: 129–137

Leung DY, Bieber T. Atopic Dermatitis. Lancet 2003; 361: 151

Leung DY, Harbeck R, Bina P et al. Presence of IgE antibodies to staphylococcal exotoxins on the skin of patients with atopic dermatitis. J Clin Invest 1993; 92: 1374–1380

Leung DY, Hirsch RL, Schneider L et al. Thymopentin therapy reduces the clinical severity of atopic dermatitis. J Allergy Clin Immunol 1990; 85: 927–933

Leung DY, Sampson HA, Yunginger JW et al. Effect of anti-IgE therapy in patients with peanut allergy. N Engl J Med 2003; 348: 986

Leung DY. Infection in atopic dermatitis. Curr Opin Pediatr 2003; 15: 399–404

Leung DY. Role of Staphylococcus aureus in atopic dermatitis. In: Bieber T, Leung DYM, eds. Atopic dermatitis. New York: Marcel Dekker; 2002: 401–418

Leutgeb C, Bandmann HJ, Breit R. Handlinienmuster, Ichthyosis vulgaris und Dermatitis atopica. Arch Dermatol Forsch 1972; 244: 344–356

Lever R, Hadley K, Downey D et al. Staphylococcal colonization in atopic dermatitis and the effect of topical mupirocin therapy. Br J Dermatol 1988; 119: 189–198

Lewis-Jones MS, Finlay AY, Dykes PJ. The Infants' Dermatitis Quality of Life Index. Br J Dermatol 2001; 144: 104–110

Lewis-Jones S. Quality of life and childhood atopic dermatitis: the misery of living with childhood eczema. Int J Clin Pract 2006; 60: 1251–1258

Leyden JJ, Marples RR, Kligman AM. Staphylococcus aureus in the lesions of atopic dermatitis. Br J Dermatol 1974; 90: 525–531

Lichtenstein LM. The mechanism of basophil histamine release induced by antigen and by the calcium ionophore A 23187. J Immunol 1975; 114: 1692–1699

Lim A, Luderschmidt S, Weidinger A et al. The IgE repertoire in PB-MCs of atopic patients is characterized by individual rearrangements without variable region of the heavy immunoglobulin chain bias. J Allergy Clin Immunol 2007; 120: 696–706

Lipozencic J, Wolf R. Atopic dermatitis: an update and review of the literature. Dermatol Clin 2007; 25: 605–612

Lob-Corzilius T, Petermann F. Asthmaschulung – Wirksamkeit bei Kindern und Jugendlichen. Weinheim: Beltz; 1997

Lobitz WC, Campbell CJ. Physiologic studies in atopic dermatitis (disseminated neurodermitis) I. The local cutaneous response to intradermally injected acetylcholine and epinephrine. Arch Derm Syph 1953; 67: 575

Loden M, Anderson AC, Lindberg M. Improvement in skin barrier function in patients with atopic dermatitis after treatment with a moisturizing cream. Br J Dermatol 1999a; 140: 264–267

Loden M, Andersson AC, Lindberg M. The effect of two urea-containing creams on dry, eczematous skin in atopic patients. II. Adverse effects. J Dermatolog Treat 1999b; 10: 171–175

Lord GM. Nephropathy caused by Chinese herbs in the UK. Lancet 1999; 354: 481–482

Lubbe J. Klinische Erfahrungen mit topischen Calcineurininhibitoren in der Praxis. Hautarzt 2003; 54: 432–439

Luger TA, Bieber T, Meurer M et al. Therapie des atopischen Ekzems mit Calcineurin-Inhibitoren. Leitlinie der Deutschen Dermatologischen Gesellschaft. JDDG 2005; 3: 385–391

Lyakhovitsky A, Barzilai A, Heyman R et al. Low-dose methotrexate treatment for moderate-to-severe atopic dermatitis in adults. J Eur Acad Dermatol Venereol 2010; 24: 43–49

Mackie RM, Husain SL. Juvenile plantar dermatosis: a new entity? Clin Exp Dermatol 1976; 1: 253–260

Maeda K, Yamamoto K, Tanaka Y et al. House dust mite (HDM) antigen in naturally occurring lesions of atopic dermatitis (AD): the relationship between HDM antigen in the skin and HDM antigenspecific IgE antibody. J Dermatol Sci 1992; 3: 73–77

Mailhol C, Lauwers-Cances V, Rancé F et al. Prevalence and risk factors for allergic contact dermatitis to topical treatment in atopic dermatitis: a study in 641 children. Allergy 2009; 64: 801–806

Mao XQ, Shirakawa T, Yoshikawa T et al. Association between genetic variants of mast-cell chymase and eczema. The Lancet 1996; 348: 581–583

Marchionini A, Borelli S. Klimabehandlung der Neurodermitis disseminata. Dtsch Med Wschr 1956; 81: 811–816

Marchionini A, Hausknecht W. Säuremantel der Haut und Bakterienabwehr. Klin Wochenschr 1938; 17: 633–666

Marghescu S. Patch test reactions in atopic patients. Acta Derm Venereol 1985; 114: 113–117

Marsh DG, Meyers DA, Bias WB. The epidemiology and genetics of atopic allergy. N Engl J Med 1981; 305: 1551–1559

Marsh DG, Neely JD, Breazeale DR et al. Linkage analysis of IL4 and other chromosome 5q31.1 markers and total serum immunoglobulin E concentrations. Science 1994; 264: 1152–1156

Marty P. La relation objectale allergique. Rev Franc Psychoanal 1958; 22: 5–35

Matzinger P. Memories are made of this? Nature 1994; 369: 605–606

Maurer D, Fiebiger E, Reininger B et al. Expression of functional high affinity immunoglobulin E receptors (Fc epsilon RI) on monocytes of atopic individuals. J Exp Med 1994; 179: 745

Mayaux MJ, Guihard-Moscato ML, Schwartz D et al. Controlled clinical trial of homoeopathy in postoperative ileus. Lancet 1988; 1: 528–529

Mayr A, Stickl H, Muller HK et al. [The smallpox vaccination strain MVA: marker, genetic structure, experience gained with the parenteral vaccination and behavior in organisms with a debilitated defence mechanism (author's transl)] Zentralbl Bakteriol B 1978; 167: 375–390

Mayser P, Kupfer J, Nemetz D et al. Treatment of head and neck dermatitis with ciclopiroxolamine cream – results of a double-blind, placebo-controlled study. Skin Pharmacol Physiol 2006; 19: 153–159

McNally NJ, Williams HC, Phillips DR et al. Atopic eczema and domestic water hardness. Lancet 1998; 352: 527–531

Meerwaldt R, Odink RJ, Landaeta R et al. A lower prevalence of atopy symptoms in children with type 1 diabetes mellitus. Clin Exp Allergy 2002; 32: 254–255

Meggitt SJ, Gray JC, Reynolds NJ. Azathioprine dosed by thiopurine methyltransferase activity for moderate-to-severe atopic eczema: a double-blind, randomised controlled trial. Lancet 2006; 367: 839–846

Meingassner JG, Grassberger M, Fahrngruber H et al. A novel anti-inflammatory drug, SDZ ASM 981, for the topical and oral treatment of skin diseases: in vivo pharmacology. Br J Dermatol 1997; 137: 568–576

Melin L, Frederiksen T, Noren P et al. Behavioural treatment of scratching in patients with atopic dermatitis. Br J Dermatol 1986; 115: 467–474

Mempel M, Hojka M, Schnopp C et al. Colonization features of Staphylococcus aureus in children with atopic eczema. Ann Dermatol Venereol 1998; 125 (Suppl. 1): S63

Mempel M, Voelcker V, Köllisch G et al. Toll-like receptor expression in human keratinocytes: nuclear factor kappaB controlled gene activation by Staphylococcus aureus is toll-like receptor 2 but not toll-like receptor 4 or platelet activating factor receptor dependent. J Invest Dermatol 2003; 121: 1389–1396

Menz G, Kronenberger H, Lecheler J et al. Rehabilitation bei Asthma bronchiale. Pneumologie 2007; 61: 710–720

Mercuriali H. De morbis cutaneis et omnibus corporis humani excrementis tractatus. Aput Iuntas, Venetiis; 1601

Merk HF, Bickers DR. Dermatopharmatologie und Dermatopharmazie. Berlin: Blackwell; 1992

Metzger H, Rivnay B, Henkart M et al. Analysis of the structure and function of the receptor for immunoglobulin E. Mol Immunol 1984; 21: 1167–1175

Meurer M, Fartasch M, Albrecht G et al. Long-term efficacy and safety of pimecrolimus cream 1% in adults with moderate atopic dermatitis. Dermatology 2004; 20: 35–32

Meurer M, Fölster-Holst R, Wozel G et al., CASM-DE-01 Study Group. Efficacy and safety of pimecrolimus cream in the long-term management of atopic dermatitis in adults: a six-month study. Dermatology 2002; 205: 271–277

Mier PD. Earliest description of the atopic syndrome? Br J Dermatol 1975; 92: 359

Mihm MC, Soter NA, Dvorak HF et al. The structure of normal skin and the morphology of atopic eczema. J Invest Dermatol 1976; 67: 305–312

Milingou M, Antille C, Sorg O et al. Alcohol intolerance and facial flushing in patients treated with topical tacrolimus. Arch Dermatol 2004; 140: 1542–1544

Mitchell EB, Crow J, Chapman MD et al. Basophils in allergen-induced patch test sites in atopic dermatitis. Lancet 1982; 1: 127–130

Miyake Y, Yokoyama T, Yura A et al. Ecological association of water hardness with prevalence of childhood atopic dermatitis in a Japanese urban area. Environ Res 2004: 94: 33–37

Moffatt M, Cookson W. The genetics of asthma. Maternal effects in atopic disease. Clin Exp Allergy 1998; 28 (Suppl. 1): 56–61

Moffatt MF, Hill MR, Cornelis J et al. Genetic linkage of T-cell α/δ complex specific IgE responses. Lancet 1994; 1597–1600

Moffatt MF, Kabesch M, Lian L et al. Genetic variants regulating ORMDL3 expression contribute to the risk of childhood asthma. Nature 2007; 448: 470–473

Möhrenschlager M, Darsow U, Schnopp C et al. Atopic Eczema: what's new? JEADV 2006a; 20: 503–513

Möhrenschlager M, Ring J. Allergy to peanut oil – clinically relevant? JEADV 2007; 21: 452–455

Möhrenschlager M, Schäfer T, Huss-Marp J et al. The course of eczema in children aged 5–7 years and its relation to atopy: differences between boys and girls. Br J Dermatol 2006b; 3: 505–513

Möhrenschlager M, Schäfer T, Williams HC et al. Übersetzung und Validierung der britischen Diagnosekriterien des atopischen Ekzems bei 8- und 9-jährigen Schulkindern in Augsburg. Allergol J 1998; 7: 373–377

Moller H. Atopic winter feet in children. Acta Derm Verneol 1972; 52: 401–405

Morgan DB. A suggestive sign of allergy. Arch Dermatol 1948; 57: 1050

Morgenstern V, Zutavern A, Cyrys J et al. GINI Study Group; LISA Study Group. Atopic diseases, allergic sensitization and exposure to traffic-related air pollution in children. Am J Respir Crit Care Med 2008; 177: 1331–1337

Mossmann TR, Saat S. The expanding universe of T-cell subsets: Th1, Th2 and more. Immunol Today 1996; 17: 138–146

Mostafa-Kara N, Pauwels A, Pinus E et al. Fatal hepatitis after herbal tea. Lancet 1992; 340: 674

Muche-Borowski C, Kopp M, Reese I et al. Allergy prevention. J Dtsch Dermatol Ges 2010; 9: 718–724

Münch D. Music therapy in atopic eczema. In: Ring J, Przybilla B, Ruzicka T, eds. Handbook of atopic eczema. 2nd. ed. Berlin: Springer; 2006: 565–569
Munkvad M. A comparative trial of Clinitar versus hydrocortisone cream in the treatment of atopic eczema. Br J Dermatol 1989; 121: 763–766
Münzel K, Schandry R. Atopisches Ekzem. Pathophysiologische Reaktivität unter standardisierter Belastung. Hautarzt 1990; 41: 606–611
Münzel K. Psychosoziale Belastung als Einflußfaktor bei der atopischen Dermatitis. In: Petermann F, Warschburger P, Hrsg. Neurodermitis. Göttingen: Hogrefe; 1999
Murota H, Kitaba S, Tani M et al. Effects of non-sedative antihistamines on productivity of patients with pruritic skin disease. Allergy 2010; 65: 929–930
Murphy LA, Atherton DJ. A retrospective evaluation of azathioprine in severe childhood atopic eczema, using thiopurine methyl transferase levels to exclude patients at high risk of myelosuppression. Br J Dermatol 2002; 147: 324–330
Müseler A, Rakoski J, von Zumbusch R et al. Vergleichende hautphysiologische Untersuchung zur Wirksamkeit von Zinkschüttelmixtur bei akuter Neurodermitis. Z Hautkr 1995; 70: 803–807
Mustakallio KK, Kiistala U, Piha HJ et al. Epidermal lipids in Besnier's prurigo (atopic eczema). Ann Med Exp Biol Fenn 1967; 45: 323–325
Natter S, Seiberler S, Hufnagl P et al. Isolation of cDNA clones coding for IgE autoantigens with serum IgE from atopic dermatitis patients. FASEB J 1998; 12: 1559–1569
Neis MM, Peters B, Dreuw A et al. Enhanced expression levels of IL-31 correlate with IL-4 and IL-13 in atopic and allergic contact dermatitis. J Allergy Clin Immunol 2006; 118: 930–937
Nemoto-Hasebe I, Akiyama M, Nomura T et al. Clinical severity correlates with impaired barrier in filaggrin-related eczema. J Invest Dermatol 2009; 129: 682–689
Nenoff P, Reinl P, Haustein UF. Der Hefepilz Malassezia. Erreger, Pathogenese und Therapie. Hautarzt 2001; 52: 73–86
Neuber K, Gerhard C, Held KR et al. Dramatic improvement of nummular eczema after parenteral testosterone substitution in a patient with mixed gonadal dysgenesia. Allergo J 1993; 5: 77–78
Neuber K, Schwartz I, Itschert G et al. Treatment of atopic eczema with oral mycophenolate mofetil. Br J Dermatol 2000; 143: 385–391
Neuber K, Steinrücke K, Ring J. Staphylococcal enterotoxin B affects in vitro IgE synthesis, interferon-γ, interleukin-5 production in atopic eczema. Int Arch Allergy Immunol 1995; 107: 179–182
Neumann C. Contact allergy and atopic eczema. In: Ruzicka T, Ring J Przybilla B, eds. Handbook of atopic eczema. Berlin: Springer; 1991
Niebel G. Verhaltensmedizin der chronischen Hautkrankheiten. Bern: Huber; 1995
Niebel G. Verhaltensmedizinisches Gruppentraining für Patienten mit atopischer Dermatitis in Ergänzung zur dermatologischen Behandlung; Pilotstudie zur Erprobung von Selbsthilfestrategien. Verhaltenmodifikation Verhaltensmedizin 1990; 11: 24–44
Niggemann B, Reibel S, Roehr CC et al. Predictors of positive food challenge outcome in non-IgE-mediated reactions to food in children with atopic dermatitis. J Allergy Clin Immunol 2001; 108: 1053–1058
Nishioka K, Yasueda H, Saito H. Preventive effect of bedding encasement with microfine fibers onmite sensitization. J Allergy Clin Immunol 1998; 101: 28–32
Novak N, Allam JP, Bieber T. Allergic hyperreactivity to microbial components: a trigger factor of "intrinsic" atopic dermatitis? J Allergy Clin Immunol 2003; 112: 215–216
Novak N, Bieber T. Allergic and nonallergic forms of atopic diseases. J Allergy Clin Immunol 2003; 112: 252–262
Novak N, Yu CF, Bussmann C et al. Putative association of a TLR9 promoter polymorphism with atopic eczema. Allergy 2007; 62: 766–772
Novak N. New insights into the mechanism and management of allergic diseases: atopic dermatitis. Allergy 2009; 64: 265–275
Novembre E, Cianferoni A, Lombardi E et al. Natural history of "intrinsic" atopic dermatitis. Allergy 2001; 56: 453–454
Nowak D, Heinrich J, Jörres R. Prevalence of respiratory symptoms, bronchial hyperresponsiveness and atopy among adults: West and East Germany. Eur Respir J 1996; 9: 2541–2552
Nürnberg W. Stationäre Rehabilitation von Hauterkrankungen am Beispiel des atopischen Ekzems. Hautarzt 2005; 56: 644–648
O'Driscoll J, Burden AD, Kingston TP. Potent topical steroid obtained from a Chinese herbalist. Br J Dermatol 1992; 127: 543–544
Ochs HD, Oukka M, Torgerson TR. Th 17 cells and regulatory T cells in primary immunodeficiency diseases. J Allergy Clin Immunol 2009; 123: 977–983
Oepen J. Unkonventionelle diagnostische und therapeutische Methoden in der Umweltmedizin. Gesundheitswesen 1998; 60: 420–430
Ohman S, Johansson SGO. Immunoglobulins in atopic dermatitis with special reference to IgE. Acta Derm Venerol 1974; 54: 193–202
Ohtsuka T, Matsumaru S, Uchida K et al. Time course of plasma histamine and tryptase following food challenges in children with suspected food allergy. Ann Allergy 1993; 71: 139–146
Oldhoff JM, Darsow U, Werfel T et al. Anti-IL-5 recombinant humanized monoclonal antibody (mepolizumab) for the treatment of atopic dermatitis. Allergy 2005; 60: 693–696
Olesen AB, Ellingsen AR, Larsen ES et al. Atopic dermatitis may be lined to whether a child is first or second born and/or the age of the mother. Acta Derm Venerol 1996; 76: 457–460
Olesen AB, Ellingsen AR, Olesen H et al. Atopic dermatitis and birth factors: historical follow-up by record linkage. BMJ 1997; 314: 1003–1008
Olesen AB, Juul S, Birkebaek N et al. Association between atopic dermatitis atopic dermatitis and insulin-dependent diabetes mellitus: a case-control study. Lancet 2001; 357: 1749–1752
Olesen AB, Juul S, Thestrup-Pedersen K. Atopic dermatitis is increased following vaccination for measles, mumps

and rubella or measles infection. Acta Derm Venereol 2003; 83: 445–450

Olesen AB. Diseases rarely associated with atopic eczema. In: Ring J, Przybilla B, Ruzicka T, eds. Handbook of atopic eczema. 2nd. ed. Berlin: Springer; 2006: 144–149

Oranje A, De Waard-van der Spek F. Atopic dermatitis and diet. J Eur Acad Dermatol Venereol 2000; 14: 437–438

Ortonne JP, Perrot H, Thivolet J. Étude clinique et statistique d'une population de 100 vitiligos: facteurs étiologiques et étude clinique. Sem Hop Paris 1976; 52: 679–686

Pajno GB, Vita D, Barberio E et al. Sublingual immunotherapy in mite-sensitized children with atopic dermatitis: a randomized, double-blind placebo-controlled study. J Allergy Clin Immunol 2007; 120: 164–170

Pallas S, Huss-Marp J, Ring J et al. Charakterisierung von Patienten mit umweltbezogenen Gesundheitsstörungen an einer dermatologisch-allergologischen Klinik. Umweltmed Forsch Prax 2010; 15: 135–147

Paller A, Eichenfield LF, Leung DY et al. A 12-week study of tacrolimus ointment for the treatment of atopic dermatitis in pediatric patients. J Am Acad Dermatol 2001; 44: S47–S57

Paller AS, Lebwohl M, Fleischer AB et al. Tacrolimus ointment is more effective than pimecrolimus cream with a similar safety profile in the treatment of atopic dermatitis: results from 3 randomized comparative studies. J Am Acad Dermatol 2005; 52: 810–822

Palmer CN, Irvine AD, Terron-Kwiatkowski A et al. Common loss-of-function variants of the epidermal barrier protein filaggrin are a major predisposing factor for atopic dermatitis. Nat Genet 2006; 38: 441–446

Papp KA, Langley RG, Lebwohl M et al.; PHOENIX 2 study investigators. Efficacy and safety of ustekinumab, a human interleukin-12/23 monoclonal antibody, in patients with psoriasis: 52-week results from a randomised, double-blind, placebo-controlled trial (PHOENIX 2). Lancet 2008; 371: 1675–1684

Paul C, Lahfa M, Bachelez H et al. A randomized controlled evaluator-blinded trial of intravenous immunoglobulin in adults with severe atopic dermatitis. Br J Dermatol 2002; 147: 518–522

Pepys J. Atopy. In: Gell PG, Coombs RRA, Lachmann PF, eds. Clinical aspects of immunology. 3rd. ed. Oxford: Blackwell; 1975: 877

Peserico A, Stadtler G, Sebastian M et al. Reduction of relapses of atopic dermatitis with methylprednisolone aceponate cream twice weekly in addition to maintenance treatment with emollient: a multicentre, randomized, double-blind, controlled study. Br J Dermatol 2008; 158: 801–807

Petermann F, Gulyas AF, Nieband K et al. Effects of allergen avoidance at high altitude on children with asthma or atopic dermatitis. Pediatr Asthma Allergy Immunol 2004; 17: 15–24

Petermann F, Warschburger P, Hrsg. Neurodermitis. Göttingen: Hogrefe; 1999

Pfab F, Huss-Marp J, Gatti A et al. Influence of acupuncture on type I hypersensitivity itch and the wheal and flare response in adults with atopic eczema – a blinded, randomized, placebo-controlled, crossover trial. Allergy 2010b; 66: 903–910

Pfab F, Valet M, Sprenger T et al. Temperature-modulated histamine-itch in nonlesional skin in atopic eczema – a combined psychophysical and neuroimaging study. Allergy 2010a; 65: 84–94

Pflugshaupt C. Eigenwirkungen von Vehikeln. Systematik und Gedanken zur Vehikelwahl. Dt Dermatol 1992; 8: 1144–1155

Pichler W, Bircher AA, Wüthrich B; Spezialistenkommission der Schweizer Gesellschaft für Allergologie und Immunologie. Allergologie und Alternativmedizin. Stellungnahme zu paramedizinischen Verfahren, speziell Bioresonanz. Schweiz Ärztezeitung, nachgedruckt in: Allergologie 1996; 19: 158–161

Piérard GE. What do you mean by dry skin? Dermatologica 1989; 179: 1–2

Pion IA, Koenig KL, Lim HW. Is dermatologic usage of coal tar carcinogenic? A review of the literature. Dermatol Surg 1995; 21: 227–231

Platts-Mills T, Mitchell E, Rowntree S et al. The role of dust mite allergens in atopic dermatitis. Clin Exp Dermatol 1983; 8: 233–247

Plaut M, Tinkle SS. Risks of smallpox vaccination: 200 years after Jenner. J Allergy Clin Immunol 2003; 112: 683–685

Plötz SG, Ring J. What's new in atopic eczema. Expert Opin Emerging Drugs 2010; 15: 1–19

Plötz SG, Simon HU, Darsow U et al. Use of anti-interleukin-5 antibody in hypereosinophilic syndrome with eosinophilic dermatitis. N Engl J Med 2003; 349: 2332–2337

Prausnitz C, Küstner H. Studien über die Überempfindlichkeit. Zentralbl Bakteriol Parasitenkt Infektionskr Hygiene 1921; 86: 160

Premerlani M, Ludewig Y, Schnopp C et al. Eczema School: Practical Approaches in an Efficient Module of Tertiary Prevention Programs. In: Ring J, Przybilla B, Ruzicka T, eds. Handbook of atopic eczema. 2nd. ed. Berlin: Springer; 2006: 576–581

Prescott S. Early origins of allergic disease: a review of processes and influences during early immune development. Curr Opin Allergy Clin Immunol 2003; 3: 125–132

Prescott SL, MacAubas C, Smallacombe T et al. Development of allergen-specific T-cell memory in atopic and normal children. Lancet 1999; 353: 196–200

Prinz B, Nachbar F, Plewig G. Treatment of severe atopic dermatitis with extracorporal photophoresis. Arch Dermatol Res 1994; 287: 48–52

Proksch E, Jensen JM, Elias PM. Skin lipids and epidermal differentiation in atopic dermatitis. Clin Dermatol 2003; 21: 134–144

Przybilla B, Eberlein-König B, Rueff F. Practical management of atopic eczema. Lancet 1994; 343: 1342–1346

Przybilla B, Enders F, Ring J et al. Stigmata of atopic constitution in patients with atopic eczema or atopic respiratory disease. Acta Derm Venereol 1991; 71: 407–410

Przybilla B, Ring J. Food allergy and atopic eczema. Semin Dermatol 1990; 9: 220–225

Purohit A, Duvernelle C, Melac M et al. Twenty-four hours of activity of cetirizine and fexofenadine in the skin. Ann Allergy Asthma Immunol 2001; 86: 387–392

Purvis DJ, Thompson JM, Clark PM et al. Risk factors for atopic dermatitis in New Zealand children at 3.5 years of age. Br J Dermatol 2005; 152: 742–749

Purwar R, Werfel T, Wittmann M. Regulation of IL-13 receptors in human keratinocytes. J Invest Dermatol 2007; 127: 1271–1274

Queille-Roussel C, Raynaud F, Saurat JH. A prospective computerized study of 500 cases of atopic dermatitis in childhood. Acta Derm Venerol 1985; 114 (Suppl.): 87–92

Raap U, Ikoma A, Kapp A. Neurophysiology of pruritus. Hautarzt 2006; 57: 379–384

Raap U, Werfel T, Jaeger B et al. Atopische Dermatitis und psychischer Stress. Hautarzt 2003; 54: 925–929

Rabinowitz LG, Esterly NB. Atopic dermatitis and ichthyosis vulgaris. Pediatr Rev 1994; 15: 220–226; quiz 226.

Rajka G, Winkelmann RK. Atopic dermatitis and Sézary Syndrome. Arch Dermatol 1984; 120: 83–84

Rajka G. Essential aspects of atopic dermatitis. Berlin: Springer; 1989

Ramsay CA, Savoie JM, Gilbert M et al. The treatment of atopic dermatitis with topical fusidic acid and hydrocortisone acetate. J Eur Acad Dermatol Venerol 1996; 7 (Suppl. 1): 15–22

Ravens-Sieberer U, Bullinger M. Assessing health-related quality of life in chronically ill children with the German KINDL: first psychometric and content analytical results. Qual Life Res 1998; 7: 399–407

Ravens-Sieberer U, Bullinger M: KINDL – Fragebogen zur Erfassung der gesundheitsbezogenen Lebensqualität bei Kindern und Jugendlichen – Revidierte Form – Manual 2000

Rechardt E. An investigation in the psychosomatic aspects of Prurigo Besnier. Psych Clinic Univ Helsinki; 1970

Reekers R, Beyer K, Niggemann B et al. The role of circulating food antigen-specific lymphocytes in food allergic children with atopic dermatitis. Br J Dermatol 1996; 135: 935–941

Reese I, Werfel T, Hrsg. Nahrungsmittelallergie – Diätetische Gesichtspunkte und aktuelle Positionspapiere. 2. Aufl. Deisenhofen: Dustri; 2006

Reinhard T, Ruzicka T, Sundmacher R. Pathogenese, Klinik und Therapie der Augenbeteiligung bei Atopie. Ophthalmologe 1999; 96: 473–488

Reitamo S, Ortonne JP, Sand C et al. A multicentre, randomized, double-blind, controlled study of long-term treatment with 0.1 % tacrolimus ointment in adults with moderate to severe atopic dermatitis. Br J Dermatol 2005; 152: 1282–1289

Reitamo S, Ortonne JP, Sand C et al. Long-term treatment with 0.1 % tracrolimus ointment in adults with atopic dermatitis: results of a two-year, multicentre, non-comparative study. ActaDderm Venereol 2007; 87: 406–412

Reitamo S, Rissanen J, Remitz A et al. Tacrolimus ointment does not affect collagen synthesis results of a single-center randomized trial. J Invest Dermatol 1998; 111: 396–398

Reitamo S, Van Leent EJ, Ho V et al. Efficacy and safety of tacrolimus ointment compared with that of hydrocortisone acetate ointment in children with atopic dermatitis. J Allergy Clin Immunol 2002; 109: 539–546

Reitamo S. European Tacrolimus Ointment Study Group: 0.1 % Tacrolimus ointment twice a day is an effective treatment for adults with moderate to severe atomic dermatitis: JEADV 2003; 17: 180

Reitamo S. Tacrolimus: a new topical immunomodulatory therapy for atopic dermatitis. J Allergy Clin Immunol 2001; 107: 445–448

Remy W, Rakoski J, Siebenwirth J et al. Classical homeopathic treatment in atopic dermatitis. Allergologie 1995; 18: 246–252

Renz H, Hahn C, Schuhmann B et al. Neurotrophins in allergic bronchial asthma. In: Lowenstein H, Bienenstock J, Ring J, eds. From Genes to Phenotypes. Göttingen: Hogrefe Huber; 2006: 133–136

Reynolds NJ, Franklin V, Gray JC et al. Narrow-band ultraviolet B and broad-band ultraviolet. A phototherapy in adult atopic eczema: a randomised controlled trial. Lancet 2001; 357: 2012–2016

Ricci G, Patrizi A, Bendandi B et al. Clinical effectiveness of a silk fabric in the treatment of atopic dermatitis. Br J Dermatol 2004; 150: 127–131

Ricci G, Patrizi A, Specchia F et al. Effect of house dust mite avoidance measures in children with atopic dermatitis. Br J Dermatol 2000; 143: 379–384

Ricci G, Patrizi A, Specchia F. Mite allergen (Der p 1) levels in houses of children with atopic dermatitis: the relationship with allergometric tests. Br J Dermatol 1999; 140: 651–655

Richter R, Ahrens S. Psychosomatische Aspekte der Allergie. In: Fuchs E, Schulz KH, Hrsg. Manuale allergologicum. München-Deisenhofen: Dustri; 1990; 8: 1–16

Richter R, Dahme B. Psychosomatische Aspekte des Asthma bronchiale. Prax Klin Pneumol 1987; 41 (Suppl. 1): 656s–660

Riedler J, Braun-Fahrländer Ch, Eder W et al. Exposure to farming in early life and development of asthma and allergy: a cross-sectional survey. Lancet 2001; 358: 1129–1133

Rigopoulos D, Gregoriou S, Charissi C et al. Tacrolimus ointment 0.1 % in pityriasis alba: an open-label, randomized, placebo-controlled study. Br J Dermatol 2006; 155 : 152–155

Ring J, Abraham A, de Cuyper C et al. Control of atopic eczema with pimecrolimus cream 1 % under daily practice conditions: results of a >2000 patient study. JEADV 2009; 22; 195–203

Ring J, Alomar A, Bieber T et al. Guidelines for treatment of atopic eczema (atopic dermatitis) JEADV 2011, in press

Ring J, Barker J, Behrendt H et al. Review of the potential photococarceinogenicity of topical calcineurin inhibitors. Position statement of the European Dermatology Forum (JEADV); 2005

Ring J, Bauer P, Bachert C, Czech W, Hrsg. Weißbuch Allergie in Deutschland. 3. Aufl. München: Urban & Vogel; 2010

Ring J, Behrendt H. Allergie-Entstehung und Immunglobulin E-Bildung: Rolle von Infektionen und Umweltschadstoffen? Allergo J 1993; 2: 27–30

Ring J, Brockow K, Abeck D. The therapeutic concept of "patient management" in atopic eczema. Allergy 1996; 51: 206–215

Ring J, Darsow U, Behrendt H. Role of aeroallergens in atopic eczema: proof of concept with the atopy patch test. J Am Acad Dermatol 2001b; 45: 49–52

Ring J, Darsow U, Gfesser M et al. The "atopy patch test" in evaluating the role of aeroallergens in atopic eczema. Int Arch Allergy Immunol 1997; 113: 379–383

Ring J, Fröhlich HH. Wirkstoffe in der dermatologischen Therapie. Berlin: Springer; 1985

Ring J, Hrsg. Epidemiologie allergischer Erkrankungen. München: MMV; 1991b
Ring J, Hrsg. Neurodermitis. Expertise zur gesundheitlichen Versorgung und Vorsorge bei Kindern mit atopischem Ekzem. Landsberg: Ecomed; 1998
Ring J, Krämer U, Oppermann H et al. Influence of pertussis/ pertussis vaccination on asthma and allergy prevalence in East and West Germany. Allergy Clin Immunol Int: J World allergy Org 2004; (Suppl. 1); 17–24
Ring J, Krämer U, Schäfer T et al. Why are allergies increasing? Curr Opin Immunol 2001a; 13: 701–708
Ring J, Kunz B, Bieber T et al. The "atopy patch test" with aeroallergens in atopic eczema (abstract). J Allergy Clin Immunol 1989; 82: 194
Ring J, Kunz B. Unsaturated fatty acids in the treatment of atopic eczema. In: Ruzicka T, Ring J, Przybilla B, eds. Handbook of atopic eczema. Berlin: Springer; 1991: 429–434
Ring J, Landthaler M. Hyper-IgE syndromes. Curr Probl Dermatol 1989; 18: 79–88
Ring J, Mathison DA, O'Connor R. In vitro cyclic nucleotide responsiveness of leukocytes and platelets in patients suffering from atopic dermatitis. Int Archs Allergy Appl Immun 1981; 65: 1–7
Ring J, Möhrenschlager M, Henkel V. The US FDA "Black Box" warning for topical calcineurin inhibitors. Drug Safety 2008; 31: 185–198
Ring J, Palos E, Zimmermann F. Psychosomatische Aspekte der Eltern-Kind-Beziehung bei atopischem Ekzem im Kindesalter. Erziehungsstil, Familiensituation im Zeichentest und strukturierten Interview. Hautarzt 1986; 37: 560–567
Ring J, Przybilla B, Schwab U et al. Klinisches Spektrum der Überempfindlichkeitsreaktionen gegen Sulfite. Allergologie 1987; 10: 100–106
Ring J, Ruzicka T, Przybilla B, eds. Handbook of atopic eczema. 2nd. ed. Berlin: Springer; 2006
Ring J, Thomas P. Histamine and atopic eczema. Acta Derm Venereol 1989; 144: 70–77
Ring J, von Zumbusch A. Neurodermitis – Ursachen und Therapien. München: C.H. Beck 2000
Ring J. Allergy in practice. Berlin: Springer; 2005
Ring J. Anaphylaktoide Reaktionen. Berlin: Springer; 1978
Ring J. Angewandte Allergologie. München: MMV-Verlag; 1982a
Ring J. Atopic dermatitis. A disease of general vasoactive mediator dysregulation. Int Arch Allergy Appl Immunol 1979; 59: 233–239
Ring J. Atopy: condition, disease, or syndrome? In: Ruzicka T, Ring J, Przybilla B, eds. Handbook of atopic eczema. Berlin: Springer; 1991a: 3–8
Ring J. Erstbeschreibung einer „atopischen Familien-Anamnese" im Julisch-Claudischen Kaiserhaus: Augustus, Claudius, Britannicus. Hautarzt 1985; 36: 470–474
Ring J. Increased vasoactive mediator releasability: a possible pathogenic factor of atopic dermatitis. Int Arch Allergy Appl Immunol 1981; 66 (Suppl. 1): 156–158
Ring J. Successful hyposensitization treatment in atopic eczema: results of a trial monozygotic twins. Br J Dermatol 1982b; 107: 597–602
Ring J. Was ist Atopie? In: Braun-Falco O, Burk G, Hrsg. Fortschritte der praktischen Dermatologie und Venerologie. Bd. 10. Berlin: Springer; 1983: 103–111
Roberts IF, West M, Ogilvie D et al. Malnutrition in infants receiving cult diets: a form of child abuse. Br Med J 1979; I: 296–298
Rodriguez E, Baurecht H, Herberich E et al. Meta-analysis of filaggrin polymorphisms in eczema and asthma: Robust risk factors in atopic disease. JACI 2009; 123: 1361–1370
Rokugo M, Tagami H, Usuba Y et al. Contact sensitivity to Pityrosporum ovale in patients with atopic dermatitis. Arch Dermatol 1990; 126: 627–632
Rosenfeldt V, Benfeldt E, Nielsen SD et al. Effect of probiotic Lactobacillus strains in children with atopic dermatitis. J Allergy Clin Immunol 2003; 111: 389–395
Rosenwasser L, Klemm D, Dresback J et al. Promoter polymorphismus in the chromosome 5 gene cluster in asthma and atopy. Clin Exp Allergy 1995; 25 (Suppl. 2): 74–78
Rost GA, Marchionini A. Asthma-Ekzem, Asthma-Prurigo und Neurodermitis als allergische Hautkrankheiten. Würzb Abh Gesamtgeb Prakt Med 1932; 27: 10
Rost GA. Allergische Disposition und Status exsudativus. Klin Wochenschr 1929; 8: 2009–2013
Rothenberg ME, Klion AD, Roufosse FE et al. Treatment of patients with the hypereosinophilic syndrome with mepolizumab. N Engl J Med 2008; 358: 1215–1228
Ruzicka T, Ring J, Przybilla B, eds. Handbook of atopic eczema. 1st. ed. Berlin: Springer; 1991
Ruzicka T, Ring J. Enhanced releasability of prostaglandin E2 and leukotrienes B4 and C4 from leukocytes of patients with atopic eczema. Acta Derm Venereol 1987; 67: 469–475
Ruzicka T. Atopic eczema between rationality and irrationality. Arch Dermatol 1998; 134: 1462–1469
Ruzicka T, Bieber T, Schöpf E et al. A short-term trial of tacrolimus ointment for the treatment of atopic dermatitis. European Tacrolimus Multicenter Atopic Dermatitis Study Group. N Engl J Med 1997; 337: 816–821
Rycroft RJG, Menné T, Frosch PJ et al. Textbook of Contact Dermatitis. 1st. ed. Berlin: Springer; 1991
Rysted I. Work-related hand eczema in atopics. Contact Dermatitis 1985a; 12: 164–171
Rystedt I. Long-term follow-up in atopic dermatitis. Acta Dermatol Venereol Suppl 1986; 114: 117–120
Rystedt I. Prognosis factors in atopic dermatitis. Acta Dermatol Venereol 1985b; 65: 206–213
Sakaguchi S, Wing K, Miyara M. Regulatory T cells – a brief history and perspective. Eur J Immunol 2007; 37 (Suppl. 1): S116–123
Salob SP, Laverty A, Atherton DJ. Bronchial hyperresponsiveness in children with atopic dermatitis. Pediatrics 1993; 91: 13–16
Sampson HA. The evaluation and management of food allergy in atopic dermatitis. Clin Dermatol 2003; 21: 183–192
Sampson HA. Utility of food-specific IgE concentrations in predicting symptomatic food allergy. J Allergy Clin Immunol 2001; 107: 891–896
Santamaria Babi LF, Picker LJ, Perez Soler MT et al. Circulating allergen-reactive T cells from patients with atopic dermatitis and allergic contact dermatitis express the skin-selective homing receptor, the cutaneous lymphocyte-associated antigen. J Exp Med 1995; 181: 1935–1940

Sanz ML, Maselli JP, Gamboa PM et al. Flow-cytometric basophil activation test. A review. J Invest Allergol Clin Immunol 2002; 12: 143–154
Sapolsky RM. Stress, the Aging Brain, and the Mechanisms of Neuron Death. Cambridge, MA: MIT Press; 1992
Sasagawa S. Studies on the dry form of eczema in childhood patchy pityriasiform lichenoid eczema (Kitamura-Takahashi-Sasagawa). Jpn J Dermatol 1967; 77: 62–87
Saurat JH, Woodley D, Helfer N. Cutaneous symptoms in primary immunodeficiencies. Curr Probl Dermatol 1985; 13: 50–91
Saurat JH. Eczema in primary immune deficiencies. Clues to the pathogenesis of atopic dermatitis with special reference of the Wiskott-Aldrich syndrome. Acta Derm Venereol 1985; 114: 125–128
Saxon A, Diaz-Sánchez D. Air pollution and allergy: you are what you breathe. Nat Immunol 2005; 6: 223–226
Schadewaldt H. Geschichte der Allergie. Bände 1–4. München: Dustri; 1980–1984
Schaekel K, Kannagi R, Kniep B et al. 6-Sulfo LacNAc, a novel carbohydrate modification of PSGL-1, defines an inflammatory type of human dendritic cells. Immunity 2002; 17: 289–295
Schäfer T, Borowski C, Diepgen T et al. Evidenz-basierte und konsentierte Leitlinie „Allergieprävention". Allergo J 2004; 13: 252–260
Schäfer T, Dirschedl P, Kunz B et al. Maternal smoking during pregnancy and lactation increases the risk for atopic eczema in the offspring. J Am Acad Dermatol 1997b; 36: 550–556
Schäfer T, Heinrich J, Wjst M et al. Indoor risk factors of atopic eczema in school children from East Germany. Environmental Research Section A81 1999; 81: 151–158
Schäfer T, Krämer U, Behrendt H et al. Epidemiologie des atopischen Ekzems. Allergo J 2003; 12: 430–438
Schäfer T, Merkl J, Klemm E et al. We and our pets: allergic together? Acta Veterinaria Hungarica (Separatum) 2008; 56: 153–161
Schäfer T, Nienhaus A, Haupt G et al. Befunde der Hautuntersuchung und allergologischen Diagnostik. In: Behörde für Arbeit, Gesundheit und Soziales (BAGS) der Freien und Hansestadt Hamburg, Hrsg. Epidemiologische Untersuchungsprogramm Bille-Siedlung. Bd. 1. Frankfurt: Peter Lang Verlag; 1997a
Schäfer T, Riehle A, Wichmann HE et al. Alternative medicine in allergies – prevalence, patterns of use, and costs. Allergy 2002; 57: 694–700
Schäfer T, Ring J. The possible role of environmental pollution in the development of atopic dermatitis. In: Williams HC, ed. Atopic dermatitis. Cambridge: Cambridge University Press; 2000: 155–168
Schäfer T, Staudt A, Ring J. Entwicklung des Deutschen Instruments zur Erfassung der Lebensqualität bei Hauterkrankungen (DIELH). Hautarzt 2001; 52: 492–498
Schäfer T, Vieluf D, Behrendt H et al. Atopic eczema and other manifestations of atopy: results of a study in East and West Germany. Allergy 1996; 51: 532–539
Schauber J, Dorschner RA, Coda AB et al. Injury enhances TLR2 function and antimicrobial peptide expression through a vitamin D-dependent mechanism. J Clin Invest 2007; 117: 803–811
Scheewe S, Warschburger P, Clausen K et al. Neurodermitis-Verhaltenstrainings für Kinder, Jugendliche und Eltern. München: MMW-Quintessenz; 1997
Scheynius A, Johansson C, Buentke E et al. Atopic eczema/dermatitis syndrome and Malassezia. Int Arch Allergy Immunol 2002; 127: 161–169
Schlaud M, Atzpodien K, Thierfelder W. Allergic diseases. Results from the German Health Interview and Examination Survey for Children and Adolescents (KiGGS). Bundesgesundheitsblatt Gesundheitsforschung Gesundheitsschutz 2007; 50: 701–710
Schmid-Grendelmeier P, Fischer B, Wüthrich B. IgE to Malassezia furfur / M. sympodialis. A serologic marker for the atopic eczema / dermatitis syndrome? Allergy clin Immunol Int 2002; 14: 140–142
Schmid-Grendelmeier P, Simon D, Simon HU et al. Epidemiology, clinical features, and immunology of the "intrinsic" (non-IgE-mediated) type of atopic dermatitis (constitutional dermatitis). Allergy 2001; 56: 841–849
Schmidt T, Abeck D, Boeck K et al. UVA1 irradiation is effective in treatment of chronic vesicular dyshidrotic hand eczema. Acta Derm Venereol 1998; 78: 318–319
Schmidt-Ott G, Burchard R, Neiderauer HH et al. Stigmatisation and quality of life of patients with psoriasis and atopic dermatitis. Hautarzt 2003; 54: 852–857
Schmidt-Ott G, Kuensebeck HW, Jaeger B et al. Validity study for the stigmatisation experience in atopic dermatitis and psoriasis patients. Acta Derm Venereol 1999; 79: 443–447
Schmid-Wendtner MH, Korting HC. pH and skin care. Berlin: ABW Wissenschaftsverlag; 2007
Schmitt J, Apfelbacher C, Chen CM et al. Infant eczema, infant sleeping problems, and mental health at 10 years of age: the prospective birth cohort study (German Infant Nutrition Intervention plus). J Allergy Clin Immunol. 2010; 125: 404–410
Schmitt J, Csotonyi F, Bauer A et al. Determinants of treatment goals and satisfaction of patients with atopic eczema. J Dtsch Dermatol Ges 2008; 6: 458–465
Schmitt J, Meurer M, Klon M et al. Assessment of health state utilities of controlled and uncontrolled psoriasis and atopic eczema – A population-based study. Br J Dermatol 2007a; 158: 351–359
Schmitt J, Schmitt N, Meurer M. Cyclosporin in the treatment of patients with atopic eczema – a systematic review and meta-analysis. J Eur Acad Dermatol Venereol 2007b; 21: 606–619
Schmoeckel C, von Liebe V. [Acneiform exanthema caused by azathioprine.] Hautarzt 1983; 34: 413–415
Schnopp C, Grosch J, Ring J et al. Microbial allergen-specific IgE is not suitable to identify the intrinsic form of atopic eczema in children. J Allergy Clin Immunol 2008; 121: 267–269
Schnopp C, Holtmann C, Stock S et al. Topical steroids under wet-wrap dressings in atopic dermatitis – a vehicle-controlled trial. Dermatology 2002; 204: 56–59
Schnopp C, Ring J. Therapiestrategien bei atopischem Ekzem. JournalMED 2003; 3/4: 16–20
Schnuch A, Uter W, Reich K. Allergic contact dermatitis and atopic eczema. In: Ring J, Przybilla B, Ruzicka T, eds. Handbook of atopic eczema. 2nd. ed. Berlin: Springer; 2006: 178–201

Schnyder UW, Borelli S. Neurodermitis constitutionalis sive atopica. In: Miescher G, Storck H. Hrsg. Handbuch der Haut-und Geschlechtskrankheiten, Vol 2/1: Entzündliche Dermatosen I. Berlin: Springer; 1962: 228

Schnyder UW, Klunker W. Über das phänotypische familienpathologische Verhalten der Atopien. Hautarzt 1957; 8: 510–511

Schnyder UW. Neurodermitis – Asthma – Rhinitis. Eine genetisch-allergologische Studie. Suppl ad Acta Genetica et Statistica vol 10; Int Arch Allergy 1960; 17

Schoenecker I, Grübl A, Bartels P et al. Klinische Effekte der Allergenreduktion durch Encasing – eine Metaanalyse. Allergo J 2001; 10: 95–99

Schöni MH, Nikolaizik WH, Schöni-Afolter F. Efficacy trial of bioresonance in children with atopic dermatitis. Int Arch Allergy Immunol 1997; 112: 238–246

Schöpf E, Mueller JM, Ostermann T. Stellenwert der adjuvanten Basistherapie bei chronisch-rezidivierenden Hauterkrankungen: Neurodermitis atopica/Psoriasis vulgaris. Hautarzt 1995; 46: 451–454

Schuh A, Kneist W, Schnizer W et al. Änderungen der Schweiß- und peripheren Durchblutungsregulation. Hautnah 1989; 1: 57–58

Schuh A, Nowak D. Klimatherapie. DMW; in press

Schultz Larsen F. Atopic dermatitis: a genetic-epidemiologic study in a population-based twin sample. J Am Acad Dermatol 1993; 28: 719–723

Schultz Larsen F. Atopic eczma. Etiological studies based on a twin population. Dissertation, Legeforeningens, Copenhagen; 1985

Schultz Larsen FV, Holm NV. Atopic dermatitis in a population based twin series. Concordance rates and heritability estimation. Acta Derm Venereol Suppl 1985; 114: 159

Schultze-Werninghaus G. Should asthma management include sojourns at high mountain altitude? Chem Immunol Allergy 2006; 91: 16–29

Schwanitz HJ. Diagnostik und Therapie von Handekzemen. Dtsch Med Wochenschr 1992; 117: 343–348

Seidenari S, Belletti B, Schinri ME. Skin reactivity to sodium lauryl sulfate in patients with respiratory atopy. JAAD 1996; 35: 47–52

Selye H. A syndrome produced by diverse nocuous agents. Nature 1936; 138: 32

Seyfarth F, Schliemann S, Antonov D et al. Dry skin, barrier function, and irritant contact dermatitis in the elderly. Clin Dermatol 2011; 29: 31–36

Sheehan MP, Atherton DJ. A controlled trial of traditional Chinese medicinal plants in wide-spread non-exudative atopic eczema. Br J Dermatol 1992; 126: 179–184

Shenefelt PD. Hypnosis in dermatology. Arch Dermatol 2000; 136: 393–399

Sidbury R, Hanifin JM. Systemic therapy of atopic dermatitis. Clin Exp Dermatol 2000; 25: 559–566

Siebenwirth J, Lüdtke R, Remy W et al. Wirksamkeit von klassisch-homöopathischer Therapie bei atopischem Ekzem. Forsch Komplement Med 2009; 16: 315–323

Silberberg I, Baer I, Rosenthal SA. The role of Langerhans cells in contact allergy. I. An ultrastructural study in actively induced contact dermatitis in guinea pigs. Acta Derm Venereol 1974; 54: 321–331

Silny W, Czarnecka-Operacz M. Spezifische Immuntherapie bei der Behandlung von Patienten mit atopischer Dermatitis. Ergebnisse einer placebokontrollierten Doppelblindstudie. Allergologie 2006; 29: 171–183

Simon D, Braathen LR, Simon HU. Eosinophils and atopic dermatitis. Allergy 2003; 59: 561–570

Simon D, Hösli S, Kostylina G et al. Anti-CD20 (rituximab) treatment improves atopic eczema. J Allergy Clin Immunol 2008; 121: 122–128

Simon FA. The allergen of human dander present in the skin of the general body surface. J Invest Dermatol 1947; 9: 329–332

Simons FER, Johnston L, Simons KJ. Clinical pharmacology of the H1-receptor antagonists cetirizine and loratadine in children. Pediatr Allergy Immunol 2000; 11: 116–119

Simons FER. Drug Therapy: Advances in H1-Antihistamines. N Engl J Med 2004; 351: 2203–2217

Skudlik C, Schöne D, Disch R. Klimatherapie. Allergologie 1999; 22: 12–14

Skudlik C, Weisshaar E, Wulfhorst B et al. Multi-Center-Studie „Medizinisch-Berufliches Rehabilitationsverfahren Haut – Optimierung und Qualitätssicherung des Heilverfahrens (ROQ)" – Konzeption und Einbindung in das Stufenverfahren Haut. J Dtsch Dermatol Ges 2009; 7: 122–126

Smith FJ, Irvine AD, Terron-Kwiatkowski A et al. Loss-of-function mutations in the gene encoding filaggrin cause ichthyosis vulgaris. Nat Genet 2006; 38: 337–342

Sokel B, Kent CA, Lansdown R et al. A comparison of hypnotherapy and biofeedback in the treatment of childhood atopic eczema. Contemp Hypnosis 1993; 10: 70–75

Sonkoly E, Muller A, Lauerma AI et al. IL-31: a new link between T cells and pruritus in atopic skin inflammation. J Allergy Clin Immunol 2006; 117: 411–417

Soumelis V, Liu YJ. Human thymic stromal lymphopoietin: a novel epithelial cell-derived cytokine and a potential key player in the induction of allergic inflammation. Springer Semin Immunopathol 2004; 25: 325–333

Staab D, Diepgen TL, Fartasch M et al. Age related, structured educational programmes for the management of atopic dermatitis in children and adolescents: multicentre, randomised controlled trial. BMJ 2006; 332: 933–938

Stachow R. Neurodermitis (atopische Dermatitis). Leitlinie der Fachgesellschaft Rehabilitation in der Kinder- und Jugendmedizin. AWMF-Leitlinie – Register Nr. 070/005; 2002

Stalder JF, Fleury M, Sourisse M et al. Comparative effects of two topical antiseptics (chlorhexidine vs KMn04) on bacterial skin flora in atopic dermatitis. Acta Derm Venereol Suppl 1992; 176: 132–134

Stalder JF, Sourisse M. La dermatite atopique et l'infection staphylococcique. Ann Dermatol Venereol 1989; 16: 341–345

Ständer M. Ein neuer Weg der Psoriasisbehandlung: Die Thermalsole Phototherapie (TSPT). Dtsch Derm 1976; 36: 149–153

Ständer S, Schmelz M. Chronic itch and pain – similarities and differences. Eur J Pain 2006; 10: 473–478

Stangier U, Gieler U, Ehlers A. Autogenes Training bei Neurodermitis. Z Allgemeinmed 1992; 68: 392–400

Stangier U, Gieler U, Ehlers A. Neurodermitis bewältigen. Verhaltenstherapie, dermatologische Schulung, autogenes Training. Berlin: Springer; 1996

Stauder A, Kovacs M. Anxiety symptoms in allergic patients: Identification and risk factors. Psychosom Med 2003; 65: 816–823

Staudt A, Ring J, Schäfer T. Deutsches Instrument zur Erfassung der Lebensqualität bei Hauterkrankungen (DIELH) – Analyse nach Erkrankungsgruppen und Domänen. Allergo J 2002; 11: 445–446

Steinhoff M, Neisius U, Ikoma A et al. Proteinase-activated receptor-2 mediates itch: a novel pathway for pruritus in human skin. J Neurosci 2003; 23: 6176–6180

Steinke M, Fiocchi A, Kirchlechner V et al. Perceived food allergy in children in 10 European nations. A randomized telephone survey. Int Arch Allergy Immunol 2007; 143: 290–295

Stickl H, Hochstein-Mintzel V, Mayr A et al. [MVA vaccination against smallpox: clinical tests with an attenuated live vaccinia virus strain (MVA)] (author's translation). Dtsch Med Wochenschr 1974; 99: 2386–2392

Stiftung Warentest, Hrsg. Handbuch Die andere Medizin. Nutzen und Risiken sanfter Heilmethoden Berlin: Stiftung Warentest; 1994

Stingl G, Katz SI, Klement L et al. Immunological functions of Ia bearing epidermal Langerhans cells. J Immunol 1978; 121: 2005–2013

Stingl G, Wolff-Schreiner EC, Pickler WJ et al. Epidermal Langerhans call bear Fc and C3 receptors. Nature 1977; 268: 245

Storm van Leeuwen W, Bien Z, Varekamp H. Über die Hautreaktion mit Extrakten menschlicher Kopfhautschuppen bei allergischen Krankheiten. Klin Wochenschr 1926; 5: 1023–1025

Storm van Leeuwen W. Allergische Krankheiten, Asthma bronchiale, Heufieber, Urticaria und Andere. Berlin: Springer; 1926

Strachan D, Sibbald B, Weiland S et al. Worldwide variations in prevalence of symptoms of allergic rhinoconjunctivitis in children: the International Study of Asthma and Allergies in Childhood (ISAAC). Pediatr Allergy Immunol 1997; 8: 161–176

Strachan DP. Allergy and family size: a riddle worth solving. Clin Exp Allergy 1997; 27: 235–236

Strachan DP. Hay fever, hygiene, and household size. BMJ 1989; 299: 1259–1260

Stuetz A, Grassberger M, Meingassner JG. Pimecrolimus (Elidel, SDZ ASM 981) preclinical pharmacologic profile and skin selectivity. Semin Cutan Med Surg 2001; 20: 233–241

Suetonius Gaius Tranquillus. De vita caesarum. Libri VIII. In: Ihm M, Hrsg. Editio minor. Stuttgart: Teubner; 1958

Sugiura H, Maeda T, Uehara M. Mast cell invasion of peripheral nerve in skin lesions of atopic dermatitis. Acta Derm Venereol 1992; 90: 613–622

Sulzberger MB, Witten VH. The effect of topically applied compound F in selected dermatoses. J Invest Dermatol 1952; 19: 101–102

Susitaival P, Hannuksela M. The 12-year prognosis of hand dermatosis in 896 Finnish farmers. Contact Dermatitis 1995; 32: 233–237

Szentivanyi A, Heim O, Schultze P et al. Adrenoceptor binding studies with 3 H (dihydroalprenolol) and 3 h (dihydroergocryptine) on membranes of lymphocytes from patients with atopic disease. Acta Derm Venerol 1980; 92: 19–21

Szentivanyi A. The beta adrenergic theory of the atopic abnormality in bronchial asthma. J Allergy 1968; 42: 203–232

Tada T, Kubo S, Nakayama T. Self-tolerance: multiple strategies for peripheral unresponsiveness of T cell. In: Ring J, Behrendt H, Vieluf D, eds. New Trends in Allergy IV. Berlin: Springer; 1997: 359–364

Tada T. Regulation of reaginic antibodies information in animals. Progr Allergy 1975; 19: 122

Taïeb A et al. In: Wallach D, Tilles G, eds. Histoire de la Dermatologie en France. Toulouse: Privat; 2002

Taïeb A. Hypothesis: from epidermal barrier dysfunction to atopic disorders. Contact Dermatitis 1999; 41: 177–180

Talbot FB. Eczema in childhood. Med Clinics North Am 1918; 1: 985–986

Tan BB, Weald D, Strickland I et al. Double-blind controlled trial of effect of housedust-mite allergen avoidance on atopic dermatitis. Lancet 1996; 347: 15–18

Tanaka Y, Anan S, Yoshida H. Immunohistochemical studies in mite antigen-induced patch test sites in atopic dermatitis. J Dermatol Sci 1990; 1: 361–368

Temime P, Oddoze L. La chéilite exfoliatrice et la pulpite digitale keratosique craquelée récidivante peuvent être des manifestations atopiques. Bull Soc fr Dermatol Syphiligr 1970; 77: 150–156

Tengvall Linder M, Johansson C, Scheynius A et al. Positive atopy patch test reactions to Pityrosporum orbiculare in atopic dermatitis patients. Clin Exp Allergy 2000; 30: 122–131

Terada N, Hamano N, Maesako KI et al. Diesel exhaust particulates upregulate histamine receptor mRNA and increase histamine-induced IL-8 and GM-CSF production in nasal epithelial cells and endothelial cells. Clin Exp Allergy 1999; 29: 52–59

Terhoorst D, Kalali BN, Ollert M et al. The role of toll-like receptors in host defenses and their relevance to dermatologic diseases. Am J Clin Dermatol 2010; 11: 1–10

Thoma K. Topical vehicles: composition, principles of application and action. In: Ruzicka T, Ring J, Przybilla B, eds. Handbook of atopic eczema. Berlin: Springer; 1991: 364–374

Thomas KS, Dean T, Gilbert C et al. and the SWET Trial Team. A randomized controlled trial of ion-exchange water softeners for the treatment of eczema in children (ISRCTN: 71423189). 2011; in press

Trautmann A, Akdis M, Kleemann D et al. T cell-mediated Fas-induced keratinocyte apoptosis plays a key pathogenetic role in eczematous dermatitis. J Clin Invest 2000; 106: 25–35

Tudhope SJ, Catley MC, Fenwick PS et al. The role of I[kappa] B kinase 2, but not activation of NF[kappa]B, in the release of CXCR3 ligands from IFN-[gamma]-stimulated human bronchial epithelial cells. J Immunol 2007; 179: 6237–6245

Tuft LA. Importance of inhalant allergen in atopic dermatitis. J Invest Dermatol 1949; 12: 211–219

Tupker RA, De Monchy JG, Coenraads PJ et al. Induction of atopic dermatitis by inhalation of house dust mite. J Allergy Clin Immunol 1996; 97: 1064–1070

Turpenen M. Absorption of hydrocortisone from the skin reservoir in atopic dermatitis. Br J Dermatol 1991; 124: 358–360

Überla K, Dirschedl P, Gries A et al. Die Innenraumbelastung mit SO_2 und NOx, allergische Symptome und die Keimbesiedelung der Gaumenmandeln bei 5-6-jährigen. Projektbericht der Arbeitsgruppe „Gesundheitsmonitoring in der Oberpfalz". München: Inst. f. Med. Informationsverarbeitung, Biometrie und Epidemiologie; 1988

Uehara M, Amemiya T, Arai M. Atopic cataracts in a Japanese population. Dermatologica 1995; 170: 180

Uehara M, Kimura C. Descendant family history of atopic dermatitis. Acta Derm Venereol 1993; 73: 62–63

Uehara M, Ofuji S. Patch test reaction to human dander in atopic dermatitis. Arch Dermatol 1976; 112: 151–154

Uehara M, Sawai T. A longitudinal study of contact sensitivity in patients with atopic dermatitis. Arch Dermatol 1989; 125: 366–368

Uehara M, Sugiura H, Omoto M. Paternal and maternal atopic dermatitis have the same influence on development of the disease in children. Acta Derm Venerol 1999; 79: 235

Uehara M. Clinical and histological features of dry skin in atopic dermatitis. Acta Derm Venereol 1985; 114: 82–86

Uehara M. Infraorbital fold in atopic dermatitis. Arch Dermatol 1981; 117: 627–629

Undre NA, Moloney FJ, Ahmadi S et al. Skin and systematic pharmacokinetics of tacrolimus following topical application of tacrolimus ointment in adults with moderate to severe atopic dermatitis. BJD 2009: 160; 665–669

Urbach E. Klinik und Therapie der allergischen Krankheiten. Wien: Maudrich; 1939

Valenta R, Seiberler S, Natter S et al. Autoallergy: a pathogenetic factor in atopic dermatitis? J Allergy Clin Immunol 2000; 105: 432–437

Van Bever HP, Docx M, Stevens WJ. Food and food additives in severe atopic dermatitis. Allergy 1989; 44: 588–594

Van Reijsen FC, Bruijnzeel-Koomen CA, Kalthoff FS et al. Skin-derived aeroallergen-specific T-cell clones of Th2 phenotype in patients with atopic dermatitis. J Allergy Clin Immunol 1992; 90: 184–193

Vandenplas Y, Hauser B, van den Borre C et al. The longterm effect of a partial whey hydrolysate formula on the prophylaxis of atopic disease. Eur J Pediatr 1995; 154: 488–494

Vanslow NA, Yamate M, Adams MS et al. The increased prevalence of atopic diseases in anhidrotic congenital ectodermal dysplasia. J Allergy 1970; 45: 302–309

Verbow J, Hart A. Severe varicella in a child with atopic eczema and ichthyosis. Practitioner 1986; 230: 15–16

Verbow J. Juvenile plantar dermatosis (JPD). Acta Derm Venereol Suppl 1989; 144: 153–154

Vercelli D. Discovering susceptibility genes for asthma and allergy. Nat Rev Immunol 2008; 8: 169–182

Verhagen J, Akdis M, Traidl-Hoffmann C et al. Absence of T-regulatory cell expression and function in atopic dermatitis skin. Allergy Clin Immunol 2006; 117: 1176–1183

Verhoef CM, van Roon JA, Vianen ME et al. Mutual antagonism of rheumatoid arthritis and hay fever; a role for type 1/type 2 T cell balance. Ann Rheum Dis 1998; 57: 275–280

Vickers CF. The natural history of atopic eczema. Its incidence and course. Acta Derm Venereol 1980; 92: 113–115

Vickers CFH. The natural history of atopic eczema. Acta Derm Venereol Suppl 1989; 92: 113–115

Vieluf D, Korting HC, Belohradsky BH et al. Eczematous skin lesions in X-linked immunodeficiency with hyper-IgM. Curr Probl Dermatol 1989; 18: 60–65

Vieluf D, Kunz B, Bieber T et al. "Atopy patch test" with aeroallergens in patients with atopic eczema. Allergo J 1993; 2: 9–12

Vieluf D, Wieben A, Ring J. Oral provocation tests with food additives in atopic eczema. Int Arch Allergy Immunol 1999; 118: 232–233

Vieths S, Holzhauser T, Erdmann S et al. Neue Deklarationspflicht für Nahrungsmittelallergene in Lebensmitteln – Stellungnahme der Arbeitsgruppe Nahrungsmittelallergie der Deutschen Gesellschaft für Allergologie und Klinische Immunologie und des Ärzteverbandes Deutscher Allergologen. Allergo J 2006; 15: 114–123

Vocks E, Borelli S, Busch R et al. Biometrische Studie zur Wetterabhängigkeit und Wetterempfindlichkeit beim atopischen Ekzem. Act Dermatol 2002; 28: 363–369

Vocks E, Borelli S, Rakoski J. Climatotherapy in atopic dermatitis. Allergologie 1994; 17: 208–213

von Berg A, Filipiak-Pittroff B, Krämer U et al. Preventive effect of hydrolyzed infant formula persists until age 6 years: Long-term results from the German Infant Nutritional Intervention Study (GINI). Allergy Clin Immuno 2008; 121: 1442–1447

von Berg A, Koletzko S, Gruebl A et al. The effect of hydrolysed cow's milk formula for allergy prevention in the first year of life: The German Infant Nutritional Intervention Study, a randomized double-blind trial. J Allergy Clin Immunol 2003; 111: 533–540

Von Bubnoff D, Bausinger H, Matz H et al. Human epidermal Langerhans cells express the immunoregulatory enzyme indoleamine 2,3-dioxygenase. J Invest Dermatol 2004; 123: 298

von Eiff AW. Psychologie und Klinikstress. Therapiewoche 1984; 34: S7192–S7196

Von Hertzen L, Haahtela T. Prevention of allergic diseases. In: Pawankar R, Holgate ST, Rosenwasser LJ, eds. Allergy Frontiers: Therapy and Prevention. Berlin: Springer; 2010: b.447–464

Von Kobyletzki G, Freitag M, Herde M et al. Phototherapy of atopic dermatitis: Comparison between conventional UVA1 phototherapy, UVA1 cold light phototherapy and combined UVA-UVB phototherapy. Hautarzt 1999; 50: 27–33

von Mutius E, Braun-Fahrländer C, Schierl R et al. Exposure to endotoxin or other bacterial components might protect against the development of atopy. Clin Exp Allergy 2000; 30: 1230–1234

von Mutius E, Martinez FD, Fritzsch C et al. Prevalence of asthma and atopy in two areas of West and East Germany. Am J Respir Crit Care Med 1994; 49: 358–364

von Mutius E, Weiland SK, Fritzsch C et al. Increasing prevalence of hay fever and atopy among children in Leipzig, East Germany. Lancet 1998; 351: 862–866

von Sonnenburg F, Perona P, Schunk M et al. Safety and immunogenicity of the third generation smallpox vaccine IMVAMUNE® (MVA-BN®) in atopic dermatitis patients. In prep.

Voorhoorst R, Spieksma-Boezeman MIA, Spieksma FTM. Is a mite (Dermatophagoides sp.) the producer of the house-dust allergen? Allergie Asthma 1964; 10: 329–334

Vourch-Jourdain M, Barbarot S, Taïeb A et al. Patient-oriented SCORAD: a self-assessment score in atopic dermatitis: Dermatology 2009; 218: 246–251

Waersted A, Hjorth N. Pityrosporum orbiculare – a pathogenic factor in atopic dermatitis of the face, scalp and neck? Acta Derm Venereol Suppl 1985; 114: 146–148

Wahlgren CF, Hagermark O, Bergstrom R. The antipruritic effect of a sedative and a non-sedative antihistamine in atopic dermatitis. Br J Dermatol 1990; 122: 545–551

Wahn U, Bos JD, Goodfield M et al. for the Flare Reduction in Ekzema with Elidel (Children) Multicenter Investigator Study Group. Efficacy and safety of pimecrolimus cream in the long-term management of atopic dermatitis in children. Pediatrics 2002; 110: pe2

Wahn U, von Mutius E. Childhood risk factors for atopy and the importance of early intervention. J Allergy Clin Immunol 2001; 107: 567–574

Wahn U, Wichmann HE. Spezialbericht Allergien: Gesundheitsberichterstattung des Bundes. Stuttgart: Statistisches Bundesamt; 2000: 1–147

Wallach D, Taïeb A, Tilles G, eds. Histoire de la dermatite atopique. Paris: Masson; 2004

Walzer M. Studies in absorption of undigested proteins in human beings: I. A simple direct method of studying the absorption of undigested protein. J Immunol 1927; 14: 143–174

Wandtke F, Stanek KW, Götz M et al. Bioresonanz-Allergietest versus Pricktest und RAST. Allergologie 1993; 16: 144–145

Wang B, Rieger A, Kilgus O et al. Epidermal Langerhans cells from normal human skin bind monomeric IgE via FceRI. J Exp Med 1992; 175: 1353–1365

Warndorff JA. The response of sweat gland to acetylcholine in atopic subjects. Br J Dermatol 1970; 83: 306–311

Warnecke J, Wendt A. Anti-inflammatory action of pale sulfonated shale oil (ICHTHYOL pale) in UVB erythema test. Inflamm Res 1998; 47: 75–78

Warner JO. Obesity and allergic disease: closely related epidemics of the 21st century. Pediatr Allergy Immunol 2009; 20: 305–306

Warschburger P, Buchholz HAT, Petermann F. Psychological adjustment in parents of young children with atopic dermatitis: which factors predict parental quality of life? Br J Dermatol 2004; 150: 304–311

Watkins CDB. Pityriasis alba: a form of atopic dermatitis. Arch Dermatol 1961; 83: 915–919

Weber A, Lau S, Wahn U. Möglichkeiten und Nutzen der Innenraumallergenanalyse. Allergo J 1997; 6: 139–144

Wedi B, Raap U, Lewrick H et al. Delayed eosinophil programmed cell death in vitro: a common feature of inhalant allergy and extrinsic and intrinsic atopic dermatitis, J Allergy Clin Immunol 1997; 100: 536–543

Weidinger S, Baurecht HJ, Naumann A et al. Genome-wide association studies on IgE regulation: are genetics of IgE also genetics of atopic disease? Curr Opin All Clin Immunol 2010; 10: 408–417

Weidinger S, Gieger C, Rodriguez E et el. Genome-wide scan on total serum IgE levels identifies FCER1A as novel susceptibility locus. PLoS genet 2008b; 4: e10001166. Epub 2008 Aug 22

Weidinger S, Klopp N, Rummler L et al. Association of NOD1 polymorphisms with atopic eczema and related phenotypes. J Allergy Clin Immunol 2005; 116: 177–184

Weidinger S, Klopp N, Wagenpfeil S et al. Association of a STAT 6 haplotype with elevated serum IgE levels in a population based cohort of white adults. J Med Genet 2004; 41: 658–663

Weidinger S, Mayerhofer A, Raemsch R et al. Prostate-specific antigen as allergen in human seminal plasma allergy. J Allergy Clin Immunol 2006; 117: 213–215

Weidinger S, O'Sullivan M, Illig T et al. Filaggrin mutations, atopic eczema, hay fever, and asthma in children. J Allergy Clin Immunol 2008a; 121: 1203–1209

Weidinger S, Rodriguez E, Stahl C et al. Filaggrin mutations strongly predispose to early-onset and extrinsic atopic dermatitis. J Invest Dermatol 2007; 127: 724–726

Weidinger S, Schäfer T, Malek B et al. Association between atopy and cryptorchidism. J Allergy Clin Immunol 2004; 114: 192–193

Weidinger S. Genetics. In: Bieber T, Leung D, eds. Atopic Dermatitis. London: Informa Healthcare; 2009

Weiland SK, von Mutius E, Hirsch T et al. Prevalence of respiratory and atopic disorders among children in East and West of Germany five years after unification. Eur Respir J 1999; 14: 862–870

Weinberg E, Fourie B, Allmann B et al. The use of cefadroxil in superinfected atopic dermatitis. Curr Ther Res Clin Exp 1992; 52: 671–676

Werfel T, Aberer W, Augustin M et al. Leitlinie Neurodermitis. AWMF reg. 013/027, 2008b. AWMF online: www.awmf.org

Werfel T, Aberer W, Augustin M et al. Neurodermitis S2-Leitlinie. J Dtsch Dermatol Ges 2009; 7: s1–s46

Werfel T, Ballmer-Weber B, Eigenmann PA et al. Eczematous reactions to food in atopic eczema: position paper of the EAACI and GA2LEN. Allergy 2007; 62: 723–728

Werfel T, Breuer K, Rueff F et al. Usefulness of specific immunotherapy in patients with atopic dermatitis and allergic sensitization to house dust mites: a multicentre, randomized, dose-response study. Allergy 2006; 61: 202–205

Werfel T, Breuer K. Role of food allergy in atopic dermatitis. Curr Opin Allergy Clin Immunol 2004; 4: 379–385

Werfel T, Erdmann S, Fuchs T et al. Vorgehen bei vermuteter Nahrungsmittelallergie bei atopischer Dermatitis. Allergo J 2008a; 17: 476–483 (AWMF Leitlinienregister Nr. 061/010, www.awmf.org).

Werfel T, Kapp A. T-cells in atopic dermatitis. In: Leung D, Bieber T, eds. Atopic dermatitis. St. Louis: Marcel Decker; 2002: 241–266

Werfel T, Lotte C, Scheewe S, Staab D, Hrsg. Manual Neurodermitisschulung. München: Dustri; 2008c

Werfel T, Morita A, Grewe M et al. Allergen specificity of skin-infiltrating T cells is not restricted to a type-2 cytokine pattern in chronic lesions of atopic dermatitis. J Invest Dermatol 1996; 107: 871–876

Werfel T. Allergenspezifische T-Zell-Antwort bei Ekzemkrankheiten. München: Dustri; 2000

Whitfield A. On the white reaction (white line) in dermatology. Br J Dermatol 1938; 50: 71–82

Whitlock A. Psychophysiologic aspects of skin disease. Toronto: Saunders; 1976

Wichmann HE, Schlipköter HW, Füllgraf G, Hrsg. Handbuch der Umweltmedizin, 3 Bände, 18. Ergänzungslieferung. Landsberg: Ecomed; 1995–2000

Wiesenauer M, Gaus W, Häussler S. Behandlung der Pollinosis mit Galphimia glauca. Allergologie 1990; 13: 359–363

Wilhelm KP, Scholermann A. Efficacy and tolerability of a topical preparation containing 10% urea in patients with atopic dermatitis. Akt Dermatol 1998; 24: 26–30

Wilkinson JD. Fusidic acid in dermatology. Br J Dermatol 1998; 139 (Suppl. 53): 37–40

Willan R. On cutaneous diseases. London: Johnson; 1808

Williams HC, Burney PG, Hay RJ et al. The U.K. Working Party's Diagnostic Criteria for Atopic Dermatitis. I. Derivation of a minimum set of discriminators for atopic dermatitis. Br J Dermatol 1994a; 131: 383–396

Williams HC, Burney PG, Hay RJ et al. The U.K. Working party's diagnostic criteria for atopic dermatitis. II. Observer variation of clinical diagnosis and signs of atopic dermatitis. Br J Dermatol 1994b; 131: 397–405

Williams HC, Burney PG, Pembroke AC et al. Validation of the U.K. diagnostic criteria for atopic dermatitis in a population setting. U.K. Diagnostic Criteria for Atopic Dermatitis Working Party. Br J Dermatol 1996; 135: 12–17

Williams HC, ed. Atopic Dermatitis. The epidemiology, causes and prevention of atopic eczema. Cambridge: Cambridge University Press; 2000

Williams HC, Pembroke AC, Forsdyke H et al. London-born black Caribbean children are at increased risk of atopic eczema. J Am Acad Dermatol 1995: 32: 212–217

Williams HC. Atopic dermatitis. N Engl J Med 2005; 352: 2314–2324

Wise F, Sulzberger MB. Editor's remarks. In: Yearbook of dermatology and syphilology. Chicago: Year Book Medical; 1933

Wistokat-Wülfing A, Schmidt P, Darsow U et al. Atopy patch test reactions are associated with T-lymphocyte mediated allergen-specific immune responses in atopic dermatitis. J Allergy Clin Immunol 1998; 101: 196–197

Wohlrab W. Neurodermitis und Harnstoff. Hautarzt 1992; 43 (Suppl XI): 1–4

Wollenberg A, Kraft S, Hanau D et al. Immunomorphological and ultrastructural characterization of Langerhans cells and a novel, inflammatory dendritic epidermal cell (IDEC) population in lesional skin of atopic ecyema. J Invest Dermatol 1996; 106: 446

Wollenberg A, Reitamo S, Atzori F et al. Proactive treatment of atopic dermatitis in adults with 0.1% tacrolimus ointment. Allergy 2008; 63: 742–750

Wollenberg A, Sharma S, von Bubnoff D et al. Topical tacrolimus (FK506) leads to profound phenotypic and functional alterations of epidermal antigen-presenting dendritic cells in atopic dermatitis. J Allergy Clin Immunol 2001; 107: 219–525

Wollenberg A, Wetzel S, Burgdorf WH et al. Viral infections in atopic dermatitis: pathogenic aspects and clinical management. J Allergy Clin Immunol 2003a; 112: 667–674

Wollenberg A, Zoch C, Wetzel S et al. Predisposing factors and clinical features of eczema herpeticum: a retrospective analysis of 100 cases. J Am Acad Dermatol 2003b; 49: 198–205

Wong RC, Fairley JA, Ellis CN. Dermographism: a review. J Am Acad Dermatol 1984; 11: 643–652

Woodfolk JA, Wheatley LM, Piyasena RV et al. Trichophyton antigens associated with IgE antibodies and delayed type hypersensitivity: Sequence homology to two families of serine proteinases. J Biol Chem 1998; 273: 29489–29496

Worm M, Ehlers I, Sterry W et al. Clinical relevance of food additives in adult patients with atopic dermatitis. Clin Exp Allergy 2000; 30: 407–414

Worm M, Forschner K, Lee HH et al. Frequency of atopic dermatitis and relevance of food allergy in adults in Germany. Acta Derm Venereol 2006; 86: 119–122

Wright RJ. Stress and atopic disorders. J Allergy Clin Immunol 2005; 116: 1301–1306

Wüthrich B, ed. The Atopy Syndrome in the Third Millennium. Basel: Karger; 1999a

Wüthrich B, Frei PC, Bircher A et al. Bioresonanz – diagnostischer und therapeutischer Unsinn. Allergologie 2006; 29: 244–249

Wüthrich B, Schmid-Grendelmeier P. The atopic eczema / dermatitis syndrome. Epidemiology, natural course, and immunology of the IgE-associated ("extrinsic") and the nonallergic ("intrinsic") AEDS. J Invest Allergol Clin Immunol 2003; 13: 1–5

Wüthrich B, Schnyder UW. Eine wenig bekannte Ausdrucksform der Neurodermitis atopica: Das patchy pityriasiform lichenoid eczema ("Kitamura-Takahashi-Sasagawa"). Akt Dermatol 1981; 7: 85–87

Wüthrich B. Clinical aspects, epidemiology, and prognosis of atopic dermatitis. Ann Allergy Asthma Immunol 1999b; 83: 464–470

Wüthrich B. Epidemiologie der Allergien in der Schweiz. Ther Umsch 2001; 58: 253–258

Wüthrich B. Neurodermitis atopica sive consitutionalis. Ein pathogenetisches Modell aus der Sicht des Allergologen. Aktuel Dermatol 1983; 9: 1–7

Wüthrich B. Neurodermitis atopica. Wien Med Wochenschr 1989; 139: 156–165

Wüthrich B. Zur Immunpathologie der Neurodermitis constitutionalis. Bern: Huber; 1975

Yanase DJ, David-Bajar K. The leukotriene antagonist montelukast as a therapeutic agent for atopic dermatitis. J Am Acad of Dermatol 2001; 44: 89–93

Yang Q. Acupuncture treatment of 139 cases of neurodermatitis. J Tradit Chin Med 1997; 17: 57–58

Young SH, Rubin JM, Daman HR, eds. Psychobiological aspects of allergic disorders. New York: Praeger; 1986

Zachariae H, Cramers M, Herlin T et al. Non-specific immunotherapy and specific hyposensitization in severe atopic dermatitis. Acta Derm Venereol Suppl 1985; 114: 48–54

Zuberbier T, Edenharter G, Worm M et al. Prevalence of adverse reactions to food in Germany – a population study. Allergy 2004; 59: 338–345

Zurbriggen B, Wüthrich B, Cachelin AB et al. Comparison of two formulations of cyclosporin A in the treatment of severe atopic dermatitis. A double-blind, single-centre, cross-over pilot study. Dermatology 1999; 198: 56–60

Sachverzeichnis

F

G

H

I